U0139871

珍版海外中医古籍善本丛书

内科百效全书 （校点本）

明·龚居中 编辑

张志斌 校点

人民卫生出版社
·北京·

版权所有，侵权必究！

图书在版编目（CIP）数据

内科百效全书：校点本 /（明）龚居中编辑；张志斌校点. —北京：人民卫生出版社，2023.11
（医典重光：珍版海外中医古籍善本丛书）
ISBN 978-7-117-35550-6

Ⅰ. ①内…　Ⅱ. ①龚…②张…　Ⅲ. ①中医内科学－中国－明代　Ⅳ. ①R25

中国国家版本馆 CIP 数据核字（2023）第 224643 号

医典重光——珍版海外中医古籍善本丛书
内科百效全书（校点本）

Yidian Chongguang——Zhenban Haiwai Zhongyi Guji Shanben Congshu
Neike Baixiao Quanshu（Jiaodian Ben）

编　　辑：明·龚居中
校　　点：张志斌
出版发行：人民卫生出版社（中继线 010-59780011）
地　　址：北京市朝阳区潘家园南里 19 号
邮　　编：100021
E - mail：pmph @ pmph.com
购书热线：010-59787592　010-59787584　010-65264830
印　　刷：北京雅昌艺术印刷有限公司
经　　销：新华书店
开　　本：889×1194　1/16　印张：21　插页：1
字　　数：333 千字
版　　次：2023 年 11 月第 1 版
印　　次：2024 年 3 月第 1 次印刷
标准书号：ISBN 978-7-117-35550-6
定　　价：109.00 元
打击盗版举报电话：010-59787491　E-mail：WQ @ pmph.com
质量问题联系电话：010-59787234　E-mail：zhiliang @ pmph.com
数字融合服务电话：4001118166　E-mail：zengzhi @ pmph.com

珍版海外中医古籍善本丛书

丛书顾问

王永炎

真柳诚 [日]

文树德 (Paul Ulrich Unschuld)[德]

丛书总主编

郑金生

张志斌

校点凡例

一、《内科百效全书》为明·龚居中编辑,8 卷,成书于明崇祯(1628—1644)末期。今以日本国立公文书馆内阁文库所藏明末藜光堂刻本(孤本)为底本校点此书。

二、本书采用横排、简体,现代标点。简体字以 2013 年版《通用规范汉字表》为准(该字表中如无此字,则按原书)。原书竖排时显示文字位置的"右""左"等字样一律保持原字,不作改动。原底本中的双行小字,今统一改为单行小字。

三、本书原目录甚简,惟有各卷篇名。为便检索,今新编目录(含方名)。原书目录作为资料保存于序言之后。

四、校点本对原书内容不删节、不改编,尽力保持原书面貌,因此原书可能存在的某些封建迷信内容,以及当今不合时宜的药物(如濒临灭绝的动植物等)及不合适的用量用法,不便删除,请读者注意甄别,切勿盲目袭用。但每卷后书名卷次重复(如"某某书卷第 × 终"之类)的文字,则径删不出注。

五、本书校勘凡底本不误而校本有误者,不出注。底本引文虽有化裁,但文理通顺、意义无实质性改变者,不改不注。惟引文改变原意时,方酌情修改,或仍存其旧,均加校记。

六、凡底本的异体字、古今字、俗写字,或笔画有差错残缺,或明显笔误,均径改作正体字,一般不出注,或于首见处出注。某些古籍中常见的极易混淆的形似字(如"已、己、巳""太、大"等),一概径改不注。而在某些人名、书名、方药名中,间有采用异体字者,则需酌情核定。或存或改,均在该字首次出现时予以注明。

七、原书的通假字，一般不予改动，或于首次出现时加注说明。避讳字一般不改。古医籍相关的中医术语中习惯用法（如藏府、臟腑；元气、原气；俞、腧、输；傍、旁；蓄、畜；惟、唯；夹、侠、挟；纹、文；辨、辩；症、证；消渴、痟渴；豆疮、痘疮；黏、粘；著、着；燥、躁；班、斑等），均各按原字，不予统一。

八、凡属难字、冷僻字、异读字，以及少量疑难术语，酌情加以注释。原稿漫漶不清、脱漏之文字，若能通过考证得以解决，则补加注。若难以考出，用方框"□"表示，首次出注，后同不另加注。若能揣测为某字，然依据不足，则在该字外加方框。

九、凡属错误的医药术语名词均改为规范正名，可在该名首次出现时加注说明。别名不改。异写、俗写名古今皆沿袭使用者，原则上各依底本，必要时在该名首次出现时加注说明。

十、原书中用"—"作为分隔符号的，一律改用圈号"○"。

目录

序 001

〔原目录〕 003

卷之一 007

　持脉节要 008

　药性纂要 015

　引经报使 025

　病机总略 030

卷之二 039

　伤寒 040

　　伤寒主方 043

　　九味羌活汤 043

　　升麻发表汤 043

　　疏邪安表汤 044

　　十神汤 044

　　芎芷藿苏散 044

　　加减藿香正气散 045

　　双解散 045

　　不换金正气散 045

　　小柴胡汤 046

　　柴胡双解散 046

　　加减小柴凉膈益元散 046

　　冲和灵宝饮 047

　　六一顺气汤 047

加味调中饮 ································· 047

加减续命汤 ································· 047

黄连解毒汤 ································· 048

白虎汤 ····································· 048

凉膈散 ····································· 048

五苓散 ····································· 049

茵陈汤 ····································· 049

桂苓甘露饮 ································· 049

消班青黛散 ································· 049

竹叶石膏汤 ································· 049

竹茹温胆汤 ································· 050

柴胡百合汤 ································· 050

竹叶麦门冬汤 ······························ 050

加味逍遥汤 ································· 050

益气养神汤 ································· 051

附　发散伤寒单方 ························· 051

伤风 ······································· 052

伤风主方 ··································· 052

人参败毒散 ································· 052

参苏饮 ····································· 053

加减消风百解散 ···························· 053

金沸草散 ··································· 053

华盖散 ····································· 053

苏沉九宝汤 ································· 054

附　初起发散伤风单方 ····················· 054

中寒 ······································· 054

五积散 ····································· 054

理中汤 ····································· 055

回阳救急汤 ································· 055

回阳返本汤 ································· 056

附子温中汤 …………………………………………… 056

万灵金枣丹 …………………………………………… 056

急救散 ………………………………………………… 056

附　中寒单方 ………………………………………… 056

中风 ……………………………………………………… 057

中风主方 ……………………………………………… 057

通关散 ………………………………………………… 059

加味导痰汤 …………………………………………… 059

小续命汤 ……………………………………………… 060

三化汤 ………………………………………………… 060

大秦艽汤 ……………………………………………… 060

羌活愈风汤 …………………………………………… 061

治半身不遂口眼歪斜神方 …………………………… 061

搜风顺气 ……………………………………………… 061

愈风膏 ………………………………………………… 062

大圣一粒丹 …………………………………………… 062

飞步丸 ………………………………………………… 062

八仙丹 ………………………………………………… 063

牛黄清心丸 …………………………………………… 063

龙蛇换骨丹 …………………………………………… 063

白花蛇酒 ……………………………………………… 064

四白丹 ………………………………………………… 064

万灵丹 ………………………………………………… 064

消风散 ………………………………………………… 065

清气宣风散 …………………………………………… 065

预防风痿药 …………………………………………… 066

附　中风单方 ………………………………………… 066

中暑 ……………………………………………………… 066

中暑主方 ……………………………………………… 067

胃苓汤 ………………………………………………… 067

清肺汤 …………………………………………………067

中暑汤 …………………………………………………068

中热汤 …………………………………………………068

益元散 …………………………………………………068

辰砂四苓散 ……………………………………………068

清暑益气汤 ……………………………………………069

参姜汤 …………………………………………………069

驱暑壮气汤 ……………………………………………069

附　中暑单方 …………………………………………070

中湿门 ……………………………………………………070

中湿主方 ………………………………………………070

五苓散 …………………………………………………071

除湿汤散 ………………………………………………071

羌活胜湿汤 ……………………………………………072

麻黄加术散饮 …………………………………………072

升阳除湿汤 ……………………………………………072

防己汤 …………………………………………………072

加味渗湿汤 ……………………………………………073

祛湿百应丸 ……………………………………………073

治湿肿方 ………………………………………………073

附　中湿单方 …………………………………………073

卷之三 ………………………………………………………075

瘟疫 ………………………………………………………076

瘟疫主方 ………………………………………………076

六神通解散 ……………………………………………076

升麻葛根汤 ……………………………………………077

牛蒡芩连汤 ……………………………………………077

二圣救苦丸 ……………………………………………078

阴阳二圣散 ……………………………………………078

神术散 ·· 078

附 瘟疫单方 ·································· 078

见证 ·· 079

内伤 ·· 079

内伤主方 ·· 079

青阳顺气汤 ······································ 080

生姜五苓汤 ······································ 080

半夏神曲汤 ······································ 081

神保丸 ·· 081

万病遇仙丹 ······································ 081

枳实橘丸 ·· 081

羌活汤 ·· 082

加减参苏饮 ······································ 082

附 内伤单方 ·································· 083

脾胃 ·· 083

脾胃主方 ·· 083

平胃散 ·· 084

枳实青皮汤 ······································ 084

葛根解醒散 ······································ 085

备急丸 ·· 085

香砂枳实丸 ······································ 085

健脾丸 ·· 085

保和丸 ·· 085

三因冲和丸 ······································ 086

木香和胃丸 ······································ 086

乌鸡润胃丸 ······································ 086

附 调理脾胃单方 ······················ 087

痛风 ·· 087

痛风主方 ·· 087

三和饮子 ·· 088

左金丹 ……………………………… 088

神应通灵散 ………………………… 088

腾空散 ……………………………… 089

擒龙捉虎丸 ………………………… 089

应效酒 ……………………………… 090

附　痛风单方 ……………………… 090

痹 …………………………………… 090

痹木主方 …………………………… 090

瓜蒂散 ……………………………… 091

禹功散 ……………………………… 091

防风汤 ……………………………… 091

茯苓汤 ……………………………… 091

茯苓川芎汤 ………………………… 091

附　麻木效方 ……………………… 092

咳嗽 ………………………………… 092

咳嗽主方 …………………………… 092

加减二陈汤 ………………………… 094

加减凉膈散 ………………………… 094

加减四物汤 ………………………… 094

加味四物二陈汤 …………………… 094

加味二陈凉膈散 …………………… 095

三拗汤 ……………………………… 095

生津散 ……………………………… 095

退潮散 ……………………………… 095

人参提金散 ………………………… 095

人参清肺汤 ………………………… 096

平肺汤 ……………………………… 096

泻白汤 ……………………………… 096

分气紫苏饮 ………………………… 096

紫苏子汤 …………………………… 096

杏苏散 …………………………………………… 097

苍陈汤 …………………………………………… 097

加味收敛散 ……………………………………… 097

宁嗽琼玉散 ……………………………………… 097

钱氏葶苈丸 ……………………………………… 097

琼玉膏 …………………………………………… 098

祖传神效化痰丸 ………………………………… 098

附 咳嗽单方 …………………………………… 098

霍乱 ……………………………………………… 099

霍乱主方 ………………………………………… 099

六和汤 …………………………………………… 099

理中调正汤 ……………………………………… 099

二香饮 …………………………………………… 100

冷香饮子 ………………………………………… 100

止渴汤 …………………………………………… 100

理中汤 …………………………………………… 100

苍术丸 …………………………………………… 101

附 霍乱单方 …………………………………… 101

疟 ………………………………………………… 102

疟疾主方 ………………………………………… 102

柴苓平胃汤 ……………………………………… 103

消脾饮 …………………………………………… 103

截疟饮 …………………………………………… 103

得宜饮 …………………………………………… 103

祛疟散 …………………………………………… 104

白虎加桂汤 ……………………………………… 104

柴胡姜桂汤 ……………………………………… 104

桂枝石膏汤 ……………………………………… 104

六合汤 …………………………………………… 104

抚芎汤 …………………………………………… 105

鬼哭饮 ……………………………………… 105

人参养胃汤 ………………………………… 105

鳖甲散丸 …………………………………… 105

销金散 ……………………………………… 105

散邪助土饮 ………………………………… 106

加味补中益气汤 …………………………… 106

附　治疟单方 ……………………………… 106

痢 ……………………………………………… 107

痢疾主方 …………………………………… 107

平胃导滞汤 ………………………………… 108

治痢神方 …………………………………… 108

二妙香连丸 ………………………………… 109

香连丸 ……………………………………… 109

草灵丹 ……………………………………… 109

三仙丸 ……………………………………… 110

神秘丹 ……………………………………… 110

升阳除湿防风汤 …………………………… 110

金华散 ……………………………………… 110

治噤口痢秘方 ……………………………… 111

治红白痢膏药 ……………………………… 111

调血养气汤 ………………………………… 111

附　痢疾单方 ……………………………… 111

卷之四 ………………………………………… 113

泄泻 …………………………………………… 114

泄泻主方 …………………………………… 114

加味五苓饮 ………………………………… 115

白术散 ……………………………………… 115

升阳散 ……………………………………… 115

升阳降湿汤 ………………………………… 115

加味胃苓汤 ……………………………………… 116

二香二仁汤 ……………………………………… 116

茵陈车前益元散 ………………………………… 116

加味治中汤 ……………………………………… 116

加味香砂枳术丸 ………………………………… 116

脾泻丸 …………………………………………… 117

铜门栓丸 ………………………………………… 117

养脾进食丸 ……………………………………… 117

参苓白术丸 ……………………………………… 117

附　泄泻单方 …………………………………… 118

痞满 …………………………………………………… 119

痞满主方 ………………………………………… 119

解郁和中汤 ……………………………………… 119

木香化滞汤 ……………………………………… 120

瓜蒌枳桔丸 ……………………………………… 120

枳实理中丸 ……………………………………… 120

木香槟榔丸 ……………………………………… 120

消痞丸 …………………………………………… 121

木香分气丸 ……………………………………… 121

附　痞满单方 …………………………………… 121

积块 …………………………………………………… 121

积块主方 ………………………………………… 122

四神消积丸 ……………………………………… 122

乌梅丸 …………………………………………… 122

加味枳实丸 ……………………………………… 123

阿魏丸 …………………………………………… 123

茶癖散 …………………………………………… 123

伏梁丸 …………………………………………… 123

肥气丸 …………………………………………… 123

痞气丸 …………………………………………… 124

息贲丸 ……………………………………… 124

奔豚丸 ……………………………………… 124

磨块丸 ……………………………………… 125

祛块丸 ……………………………………… 125

愈元丸 ……………………………………… 125

羊肝饼 ……………………………………… 125

通玄二八丹 ………………………………… 126

沉香消积丸 ………………………………… 126

琥珀鳖甲丸 ………………………………… 126

追虫丸 ……………………………………… 127

不猛效速膏 ………………………………… 127

蜀葵膏 ……………………………………… 127

化痞膏 ……………………………………… 127

附　积块单方 ……………………………… 127

黄疸 ………………………………………… 128

黄疸主方 …………………………………… 129

秦艽饮 ……………………………………… 129

当归白术汤 ………………………………… 129

茵陈散 ……………………………………… 129

茯苓渗湿汤 ………………………………… 130

茵陈茯苓汤 ………………………………… 130

三因白术汤 ………………………………… 130

茵陈橘皮汤 ………………………………… 130

茵陈龙胆汤 ………………………………… 130

茵陈犀角汤 ………………………………… 131

茵陈附子汤 ………………………………… 131

茵陈栀子汤 ………………………………… 131

茵陈丸 ……………………………………… 131

海金砂丸 …………………………………… 132

皂矾丸 ……………………………………… 132

大温中丸 ·· 132

茵陈栀黄汤 ······································ 132

附　黄胖奇方 ···································· 132

水肿 ·· 133

水肿主方 ·· 133

十皮五子饮 ······································ 134

疏凿饮子 ·· 134

木香散 ·· 135

槟榔散 ·· 135

麻黄石膏汤 ······································ 135

三花神佑丸 ······································ 135

分气补心汤 ······································ 135

通幽汤 ·· 136

磨积丸 ·· 136

消肿丸 ·· 136

紧皮丸 ·· 136

开盐散 ·· 137

附　水肿单方 ···································· 137

鼓胀 ·· 137

鼓胀主方 ·· 138

木香顺气散 ······································ 138

中满分消丸 ······································ 138

大正气散 ·· 139

中满分消汤 ······································ 139

四制枳壳丸 ······································ 139

调中健脾丸 ······································ 139

煅瓜蒌法 ·· 140

皂膏丸 ·· 140

三香愈蛊丸 ······································ 140

三消蛊肿丸 ······································ 140

　　附　蛊胀单方 ……………………………………… 141

　痰 ……………………………………………………… 141

　　治痰主方 …………………………………………… 141

　　枳实二陈汤 ………………………………………… 142

　　瓜蒂散 ……………………………………………… 142

　　加味四物汤 ………………………………………… 143

　　祛痰丸 ……………………………………………… 143

　　节斋化痰丸 ………………………………………… 143

　　清气化痰丸 ………………………………………… 144

　　竹沥导痰丸 ………………………………………… 144

　　沉香滚痰丸 ………………………………………… 144

　　养神丹 ……………………………………………… 144

　　川山甲散 …………………………………………… 145

　　苏子二冬汤 ………………………………………… 145

　　助气干姜汤 ………………………………………… 145

　　返魂汤 ……………………………………………… 145

　　附　痰证单方 ……………………………………… 146

卷之五 …………………………………………………… 147

　喘 ……………………………………………………… 148

　　喘主方 ……………………………………………… 148

　　取痰清喘汤 ………………………………………… 148

　　神秘汤 ……………………………………………… 148

　　杏苏饮 ……………………………………………… 149

　　定喘汤 ……………………………………………… 149

　　四磨饮 ……………………………………………… 149

　　九宝饮 ……………………………………………… 149

　　葶苈五皮汤 ………………………………………… 149

　　石膏青黛汤 ………………………………………… 150

　　哮喘断根方 ………………………………………… 150

玉液丸 …………………………………………… 150

火候丹 …………………………………………… 150

　附　喘单方 …………………………………… 151

哮 ………………………………………………… 151

哮主方 …………………………………………… 151

五虎二陈汤 ……………………………………… 152

三白丸 …………………………………………… 152

　附　哮单方 …………………………………… 152

呕吐 ……………………………………………… 153

呕吐主方 ………………………………………… 153

生姜橘皮汤 ……………………………………… 154

藿香安胃散 ……………………………………… 154

四君佐使汤 ……………………………………… 154

　附　呕吐单方 ………………………………… 154

膈噎翻胃 ………………………………………… 154

膈噎翻胃主方 …………………………………… 155

王道无忧散 ……………………………………… 155

四物陈术饮 ……………………………………… 156

膈气散 …………………………………………… 156

和中汤 …………………………………………… 156

五膈散 …………………………………………… 156

十圣开中汤 ……………………………………… 156

通关神效酒 ……………………………………… 157

养血助胃丸 ……………………………………… 157

　附　膈噎翻胃单方 …………………………… 157

不治证 …………………………………………… 158

嘈杂 ……………………………………………… 158

嘈杂主方 ………………………………………… 158

三圣白术散 ……………………………………… 158

化滞理胃汤 ……………………………………… 158

加味二陈汤 ………………………………………… 159

南星芩连饮 ………………………………………… 159

附　嘈杂单方 ……………………………………… 159

吞酸吐酸 ……………………………………………… 159

吞酸吐酸主方 ……………………………………… 159

人参安胃散 ………………………………………… 160

藿香治中汤 ………………………………………… 160

加味二陈汤 ………………………………………… 160

三因曲术丸 ………………………………………… 160

加味平胃散 ………………………………………… 160

二术饮 ……………………………………………… 161

茱萸丸 ……………………………………………… 161

附　吞酸吐酸单方 ………………………………… 161

嗳气 …………………………………………………… 161

嗳气主方 …………………………………………… 161

破郁丹 ……………………………………………… 162

匀气丸 ……………………………………………… 162

咳逆 …………………………………………………… 162

咳逆主方 …………………………………………… 162

丁香柿蒂汤 ………………………………………… 163

桂苓白术丸 ………………………………………… 163

附　咳逆单方 ……………………………………… 163

瘿瘤 …………………………………………………… 163

瘿气主方 …………………………………………… 163

海带丸 ……………………………………………… 164

八海散 ……………………………………………… 164

附　瘿瘤单方 ……………………………………… 164

结核 …………………………………………………… 165

结核主方 …………………………………………… 165

散核饮 ……………………………………………… 165

四神丸 ·································· 165

附 结核单方 ·························· 165

惊悸怔忡 ······························ 166

开郁散 ······························· 166

定心汤 ······························· 166

育神散 ······························· 166

益荣汤 ······························· 167

平补镇心丸 ··························· 167

安神丸 ······························· 167

定志丸 ······························· 167

温胆汤 ······························· 167

导痰汤 ······························· 167

金箔丸 ······························· 168

加味八物汤 ··························· 168

茯神散 ······························· 168

益气安神汤 ··························· 168

养血青火汤 ··························· 168

附 单方 ···························· 169

健忘 ································· 169

健忘主方 ···························· 169

归脾汤 ······························ 169

加减定志丸 ·························· 170

附 健忘单方 ······················· 170

痫 ·································· 170

痫主方 ······························ 171

五痫丸 ······························ 171

泻清丸 ······························ 171

安神丸 ······························ 171

断痫丹 ······························ 171

颠狂 ································· 172

颠狂主方 …………………………………………… 172

茯神汤 ……………………………………………… 172

牛黄泻心散 ………………………………………… 172

追风祛痰丸 ………………………………………… 172

附　颠狂单方 ……………………………………… 173

火证 …………………………………………………… 173

火证主方 …………………………………………… 173

升阳散火汤 ………………………………………… 174

滋阴降火汤 ………………………………………… 174

黄连汤 ……………………………………………… 174

柴胡汤 ……………………………………………… 175

黄芩汤 ……………………………………………… 175

芍药汤 ……………………………………………… 175

滋水制火饮 ………………………………………… 175

四物二皮饮 ………………………………………… 175

参芪汤 ……………………………………………… 176

加味左金丸 ………………………………………… 176

上清丸 ……………………………………………… 176

凉膈散 ……………………………………………… 176

附　火症单方 ……………………………………… 176

血症 …………………………………………………… 177

血症主方 …………………………………………… 177

加味犀角地黄汤 …………………………………… 178

归桃承气汤 ………………………………………… 178

消怒止血饮 ………………………………………… 178

三七止血饮 ………………………………………… 178

制炒清凉饮 ………………………………………… 178

止血饮 ……………………………………………… 179

制发灰法 …………………………………………… 179

十四味滋阴丸 ……………………………………… 179

化痰滋阴饮 …………………………………………… 180

新制脏连丸 …………………………………………… 180

滋润带补汤 …………………………………………… 180

滋阴抑阳汤 …………………………………………… 180

人参贝母汤 …………………………………………… 181

大阿胶丸 ……………………………………………… 181

加减四物汤 …………………………………………… 181

青连饮 ………………………………………………… 181

玄霜膏 ………………………………………………… 181

太平丸 ………………………………………………… 182

断红丹 ………………………………………………… 182

当归和血散 …………………………………………… 182

升麻蒲黄饮 …………………………………………… 183

槐角地榆汤 …………………………………………… 183

生地黄饮 ……………………………………………… 183

养血归源汤 …………………………………………… 183

附　失血单方 ………………………………………… 183

卷之六 …………………………………………………… 185

痔漏 ……………………………………………………… 186

痔漏主方 ……………………………………………… 186

加味脏连丸 …………………………………………… 186

胆槐丹 ………………………………………………… 186

治远痔漏仙方 ………………………………………… 187

附　痔漏单方 ………………………………………… 187

脱肛 ……………………………………………………… 188

脱肛主方 ……………………………………………… 188

加味四君汤 …………………………………………… 188

加味四物汤 …………………………………………… 188

加味八物汤 …………………………………………… 188

　　附　脱肛单方 …………………………………… 188

淋闭 ………………………………………………… 189

　　淋闭主方 ………………………………………… 189

　　车前子散 ………………………………………… 190

　　海金沙散 ………………………………………… 190

　　茯苓汤 …………………………………………… 190

　　鸡肠散 …………………………………………… 190

　　附　淋闭不禁单方 ……………………………… 190

白浊 ………………………………………………… 191

　　白浊主方 ………………………………………… 191

　　水火分清饮 ……………………………………… 191

　　滋肾饮 …………………………………………… 191

　　清火二连饮 ……………………………………… 191

　　血分饮 …………………………………………… 192

　　气分饮 …………………………………………… 192

　　清心莲子饮 ……………………………………… 192

　　山药桂皮汤 ……………………………………… 192

　　肤子车前饮 ……………………………………… 192

　　枸杞知母汤 ……………………………………… 193

　　淡竹叶汤 ………………………………………… 193

　　分清饮 …………………………………………… 193

　　芡实丸 …………………………………………… 193

　　十味附子汤 ……………………………………… 193

　　浊症单方 ………………………………………… 194

夜梦遗精 …………………………………………… 194

　　梦遗主方 ………………………………………… 194

　　治遗精方 ………………………………………… 194

　　固精丸 …………………………………………… 195

　　治精滑梦泄方 …………………………………… 195

　　制天元一气法 …………………………………… 195

猪肚丸 ……………………………………… 195

心肾丸 ……………………………………… 196

金樱煎丸 …………………………………… 196

菟丝子丸 …………………………………… 196

金锁匙丹 …………………………………… 196

九龙保真汤 ………………………………… 197

滋阴百补固精治病膏 ……………………… 197

附　梦遗单方 ……………………………… 197

眩运 …………………………………………… 198

眩运主方 …………………………………… 198

清阳除眩汤 ………………………………… 198

加味四君汤 ………………………………… 198

加味四物汤 ………………………………… 199

独活散 ……………………………………… 199

芎术汤 ……………………………………… 199

黑神丹 ……………………………………… 199

清头钩藤散 ………………………………… 199

附　眩运单方 ……………………………… 200

头痛 …………………………………………… 200

头痛主方 …………………………………… 200

清火止痛饮 ………………………………… 201

当归补血汤 ………………………………… 201

黄芪益气汤 ………………………………… 201

调中益气汤 ………………………………… 201

半夏白术天麻汤 …………………………… 201

清空膏 ……………………………………… 202

芎芷散 ……………………………………… 202

吹鼻散 ……………………………………… 202

顺气和中汤 ………………………………… 202

石膏散 ……………………………………… 203

防风散 …………………………………… 203

治头风痛 ………………………………… 203

治偏正头风 ……………………………… 203

一粒金搐鼻方 …………………………… 203

选奇方 …………………………………… 204

通气防风散 ……………………………… 204

都梁丸 …………………………………… 204

附　头痛单方 …………………………… 204

眼目 ………………………………………… 205

眼疾主方 ………………………………… 205

四物三黄汤 ……………………………… 206

石膏羌活散 ……………………………… 206

防风清热饮 ……………………………… 206

养血清热汤 ……………………………… 206

万选方 …………………………………… 206

祛风清火饮 ……………………………… 207

金花明目丸 ……………………………… 207

还睛妙丸 ………………………………… 207

地芝丸 …………………………………… 207

定志丸 …………………………………… 207

明目益肾还睛丸 ………………………… 208

加味羊肝丸 ……………………………… 208

育神夜光丸 ……………………………… 208

明目紫金膏 ……………………………… 208

拨云膏 …………………………………… 209

八宝膏 …………………………………… 209

三花散 …………………………………… 209

洗眼方 …………………………………… 209

扫云汤 …………………………………… 210

光明子 …………………………………… 210

二龙夺珠散 ………………………………………………… 210

附 眼疾单方 ………………………………………………… 210

耳聋耳鸣 ………………………………………………… 211

聋鸣主方 ………………………………………………… 212

加味凉膈散 ………………………………………………… 212

蔓荆子散 ………………………………………………… 212

龙胆汤 ………………………………………………… 212

滋阴汤 ………………………………………………… 212

犀角饮子 ………………………………………………… 213

治肾虚耳聋诀 ………………………………………………… 213

上清散 ………………………………………………… 213

苁蓉丸 ………………………………………………… 213

当归龙荟丸 ………………………………………………… 214

磁石羊肾丸 ………………………………………………… 214

通窍筒 ………………………………………………… 214

通灵丸 ………………………………………………… 214

附 耳疾单方 ………………………………………………… 214

鼻病 ………………………………………………… 215

鼻病主方 ………………………………………………… 216

御寒汤 ………………………………………………… 216

增损通圣散 ………………………………………………… 216

丽泽通气汤 ………………………………………………… 216

防风汤 ………………………………………………… 217

辛夷散 ………………………………………………… 217

苍耳丸 ………………………………………………… 217

加味四物汤 ………………………………………………… 217

石膏酒 ………………………………………………… 218

附 鼻证单方 ………………………………………………… 218

口舌 ………………………………………………… 218

凉心散 ………………………………………………… 218

加味小柴汤 …………………………………………… 218

二黄汤 ………………………………………………… 219

泻白散 ………………………………………………… 219

滋肾丸 ………………………………………………… 219

化痰清火饮 …………………………………………… 219

清热如圣散 …………………………………………… 219

泻黄饮子 ……………………………………………… 220

芎芷香甘丸 …………………………………………… 220

黑参丸 ………………………………………………… 220

砂水散 ………………………………………………… 220

阴阳汤 ………………………………………………… 220

滋肾养心丸 …………………………………………… 220

杏连散 ………………………………………………… 221

碧青散 ………………………………………………… 221

附　口舌单方 ………………………………………… 221

卷之七 …………………………………………………… 223

牙齿 ……………………………………………………… 224

牙齿主方 ……………………………………………… 224

擦牙止痛散 …………………………………………… 224

滋阴舒郁饮 …………………………………………… 224

祛风虫散 ……………………………………………… 225

白蒺藜散 ……………………………………………… 225

乌须固齿方 …………………………………………… 225

壮阳固齿散 …………………………………………… 225

滋阴清胃固齿丸 ……………………………………… 225

旱莲散 ………………………………………………… 226

七宝散 ………………………………………………… 226

人中散 ………………………………………………… 226

附　牙齿单方 ………………………………………… 226

喉痹 ·· 227
　喉痹主方 ···································· 227
　牛蒡子散 ···································· 227
　加味四物汤 ································ 227
　青龙胆 ······································ 227
　甘石散 ······································ 228
　开声丸 ······································ 228
　熏法 ·· 228
　附　华陀危病方 ·························· 228

消渴 ·· 229
　三消主方 ···································· 229
　黄连泻心汤 ································ 229
　二黄饮 ······································ 229
　滋阴汤 ······································ 230
　附　三消效方 ···························· 230

燥结 ·· 230
　燥结主方 ···································· 230
　东垣导滞通幽汤 ·························· 230
　生血润燥汤 ································ 231
　甘草芍药汤 ································ 231
　小麻仁丸 ···································· 231
　大麻仁丸 ···································· 232
　润肠丸 ······································ 232
　加味四物麻仁汤 ·························· 232
　附　燥结单方 ···························· 232

六郁 ·· 233
　六郁主方 ···································· 233
　六郁汤 ······································ 233
　开郁汤 ······································ 234
　火郁抑遏汤 ································ 234

铁瓮先生交感丹 ……………………… 234

加味越鞠丸 …………………………… 234

附　郁气单方 ………………………… 235

气 ……………………………………… 235

气症主方 ……………………………… 235

上下分消导气汤 ……………………… 236

苏子降气汤 …………………………… 236

加味四君子汤 ………………………… 237

正气天香散 …………………………… 237

五磨饮子 ……………………………… 237

十六味木香流气饮 …………………… 237

木香流气饮 …………………………… 237

沉香至珍丸 …………………………… 238

木香槟榔丸 …………………………… 238

附　气滞单方 ………………………… 238

心痛 …………………………………… 239

心痛主方 ……………………………… 239

姜桂汤 ………………………………… 239

通治饮 ………………………………… 239

失笑散 ………………………………… 240

玄桂丸 ………………………………… 240

仙方沉麝丸 …………………………… 240

沉香化滞定痛丸 ……………………… 240

妙香散 ………………………………… 240

大红丸 ………………………………… 241

降雪丹 ………………………………… 241

附　心痛单方 ………………………… 241

腹痛 …………………………………… 241

腹痛主方 ……………………………… 241

二姜汤 ………………………………… 242

散火汤 ·· 242

香砂平胃散 ·································· 242

活血汤 ·· 242

二陈合四苓汤 ······························ 242

椒梅汤 ·· 243

温中汤 ·· 243

枳实大黄汤 ·································· 243

调气散 ·· 243

通草汤 ·· 244

一捻金 ·· 244

附　腹痛单方 ······························ 244

肋痛 ·· 245

肋痛主方 ······································ 245

柴胡泻肝汤 ·································· 245

推气散 ·· 245

控涎散 ·· 246

加味桃仁承气汤 ·························· 246

附　肋痛单方 ······························ 246

腰痛 ·· 246

腰痛主方 ······································ 246

当归活血汤 ·································· 247

肾着汤 ·· 247

燥湿清热汤 ·································· 247

豁痰饮 ·· 247

逐瘀饮 ·· 248

复元通气散 ·································· 248

滋肾补阴丸 ·································· 248

青娥丸 ·· 248

杜仲散 ·· 249

秘传药酒 ······································ 249

　　附　腰痛单方 …………………………… 249

疝气 ……………………………………… 249

　　疝气主方 ………………………………… 250

　　青皮散 …………………………………… 250

　　二姜饮 …………………………………… 250

　　三味祛疝散 ……………………………… 250

　　神妙丸 …………………………………… 250

　　天真丸 …………………………………… 251

　　附　疝气单方 …………………………… 251

脚气 ……………………………………… 251

　　脚气主方 ………………………………… 252

　　五味绝胜饮 ……………………………… 252

　　独活寄生汤 ……………………………… 252

　　清燥汤 …………………………………… 252

　　蒌实汤 …………………………………… 252

　　治手脚风气如神 ………………………… 253

　　治鹤膝风方 ……………………………… 253

　　治鹤膝风方 ……………………………… 253

　　治鹤膝风 ………………………………… 253

　　附　脚气单方 …………………………… 253

出汗 ……………………………………… 254

　　自汗主方 ………………………………… 254

　　盗汗主方 ………………………………… 255

　　黄芪白术汤 ……………………………… 255

　　当归六黄汤 ……………………………… 255

　　黄芪汤 …………………………………… 255

　　牡蛎散 …………………………………… 255

　　清肺汤 …………………………………… 256

　　漏风汤 …………………………………… 256

　　白术散 …………………………………… 256

　附　汗症单方 ……………………………………………… 256
恶寒发热 ……………………………………………………… 256
　恶寒发热主方 ……………………………………………… 257
　黄芪建中汤 ………………………………………………… 258
　火郁汤 ……………………………………………………… 258
　地参散 ……………………………………………………… 258
　人参地骨皮散 ……………………………………………… 258
　防风当归饮子 ……………………………………………… 259
　附　恶寒发热单方 ………………………………………… 259

卷之八 ………………………………………………………… 261

痨瘵 …………………………………………………………… 262
　痨瘵主方 …………………………………………………… 262
　清热化痰汤 ………………………………………………… 263
　滋阴降火汤 ………………………………………………… 263
　保和固真汤 ………………………………………………… 263
　清金汤 ……………………………………………………… 263
　柴前乌梅连散 ……………………………………………… 264
　地仙散 ……………………………………………………… 264
　消化丸 ……………………………………………………… 264
　黄芪鳖甲散 ………………………………………………… 264
　秦艽鳖甲散 ………………………………………………… 264
　痨症仙方 …………………………………………………… 265
　转手断根仙方 ……………………………………………… 265
　地肤子汤 …………………………………………………… 265
　玄参栀子汤 ………………………………………………… 265
　十二味柴胡汤 ……………………………………………… 266
　十一味附子汤 ……………………………………………… 266
　人参茯神汤 ………………………………………………… 266
　附　痨瘵单方 ……………………………………………… 266

虚损 …………………………………………… 267

虚损主方 …………………………………… 267

人参饮 ……………………………………… 267

当归饮 ……………………………………… 268

四君子汤 …………………………………… 268

十全大补汤 ………………………………… 268

补中益气汤 ………………………………… 269

十四味建中汤 ……………………………… 269

固真饮子 …………………………………… 269

六味地黄丸 ………………………………… 269

人参固本丸 ………………………………… 270

固本肾气丸 ………………………………… 270

加味坎离丸 ………………………………… 270

安神定志丸 ………………………………… 271

滋肾丸 ……………………………………… 271

大补阴丸 …………………………………… 271

班龙百补丸 ………………………………… 272

保真丸 ……………………………………… 272

山精丸 ……………………………………… 272

十精丸 ……………………………………… 273

启阳固精丸 ………………………………… 273

增损黑锡丹 ………………………………… 273

八宝丹 ……………………………………… 273

十珍膏 ……………………………………… 274

八仙早朝糕 ………………………………… 274

仙灵酒 ……………………………………… 275

中进炁 ……………………………………… 275

口诀云 ……………………………………… 275

金丹说 ……………………………………… 276

附　虚损单方 ……………………………… 277

养老 ··· 277
  养老主方 ··· 277
  三子养亲汤 ····································· 278
  调老饮 ··· 278
  养老散 ··· 278
  补肾旺气丹 ····································· 279
  还元丹 ··· 279
  经验何首乌丸 ································· 279
  四制黄柏丸 ····································· 280
  一秤金 ··· 280
  却病延寿丹 ····································· 280
  任太史秘传延寿方 ························· 280
  乌须养老丹 ····································· 281
  仙方点白还玄丹 ····························· 281
  补脾羹 ··· 282
  牛髓膏 ··· 282
  猪肚羹 ··· 282
  猪腰子粥 ··· 282
  羊肉粥 ··· 282
  羊脊髓粥 ··· 283
  莲肉粥 ··· 283
  薏苡仁粥 ··· 283
  鸡头实粥 ··· 283
  固本酒 ··· 283
  菊花酒 ··· 284
  菖蒲酒 ··· 284
  紫苏子酒 ··· 284
求嗣 ··· 284
  求嗣主方 ··· 285
  壮阳种子方 ····································· 285

长春广嗣丹 ………………………………………… 285

还少丹 ……………………………………………… 286

巨胜子丸 …………………………………………… 286

壮阳丹 ……………………………………………… 286

补阴丸 ……………………………………………… 287

螽斯丸 ……………………………………………… 287

延龄育子丸 ………………………………………… 287

秘传六神丸 ………………………………………… 288

三子二香丸 ………………………………………… 288

大补丸 ……………………………………………… 288

龟鹿二仙胶 ………………………………………… 289

益阳广嗣丹 ………………………………………… 289

补阴广嗣丹 ………………………………………… 290

附　种子单方 ……………………………………… 290

校后记 …………………………………………………… 293

序

家国之病，在外者易御，而在内者难制。人身亦然。精耗而未明，神弛而未觉，气坏而不自知其然。迨其即坏矣，发之形，动之脉，然后从而惊之、诧之，任人而理之。曰"此病时也"，而不知病非此时也，所致之则旧矣。是心理身者，非病之为患，而所以致之之患，又非外者之呕拒，而内者之预闲。则内科之病源，与其方若效，不可不熟究也。且夫上医医未病之先，而先则莫先于内。使内者尽能先弗丧，而外者为难入矣。虽然，使内者尽能先不丧，亦安所事医？夫惟弗丧之甚难，而入之则最易也。是以就一家中，任举一人身，悉身病也；就一国中，任举一人家，悉家病也。就天地中，任举一人国，悉国病也。其悉然病者，悉然而内也。旷而观之天地病也，阴阳寒暑晦明迭运，而亢伏乘焉；五行百谷庶汇杂生，而疵疠伏焉。亦内也。惟虚空中，无内无所病之天地。故天地之心，不能不托命于萃中和、宣化育之圣人。惟天地中无内无所病之。若国、若家、若尽人之身，故尽此世之人，不能不托命于明刚柔，洞表里，知先务，续脉杂根，起弊还生之善士。此予友应圆龚先生《内科百效》之书所为作也。先生抚人，与陆子静先生同里，得山川之灵异而生。故于学有窥，善涉世，罔人不可相善，尤笃友谊。爵利艳煽，不入于心。惟读书，尤耽医家。始攻儒术未遂，则以此道旋乎物我之间，而尽调燮阴阳，裁成天地之略，并归此道，于是乎着而为书。

先生之书，前后数十万言。布之海内，已户诵家传之。此书则近以新得成。讫成，委文子序之。文子曰：余梦生在太古之时，其世遂遂，其物油油，其民容容。无甚寒太暑，无富贫贵贱，无冻饿匮乏，无甚劳苦，无物有病。居数十年，乐莫极焉。忽念斯等世界，医人安所得用？自问之际，欠伸而寤。复自答：斯等世界，又安得有医？哑然大笑。岂非所谓内无所丧，外无所入者耶？噫！梦耳。使天地得如余梦，则此书可无事，并无事先生。如余梦之为果梦，而天地必不能如，则必不能无病，乃必不可无医，乃必不可不先知乎内病之防。而《内科百效》之书必不可不读。且先生者，必不可不用于斯世也。今国家方有大病，圣明旰宵。先生方抱忠悃，熟民故，学兵法，行将以医人之心医国，而寓意于此者。孰谓先生医隐而已哉！

南州盟弟喻文子顿首拜撰

〔原目录〕

一卷

持脉节要　　　　　　　　　引经报使
药性纂要　　　　　　　　　病机总略

二卷

伤寒　　　　　　　　　　　中风
伤风　　　　　　　　　　　中暑
中寒　　　　　　　　　　　中湿

三卷

瘟疫　　　　　　　　　　　咳嗽
内伤　　　　　　　　　　　霍乱
脾胃　　　　　　　　　　　疟
痛风　　　　　　　　　　　痢
痹

四卷

泄泻　　　　　　　　　　　水肿
痞满　　　　　　　　　　　鼓胀
积块　　　　　　　　　　　痰
黄疸

五卷

喘	瘿瘤[1]
哮	结核[2]
呕吐	惊悸怔忡
膈噎翻胃	健忘
嘈杂	痫
吞酸	颠狂
吐酸	火证[3]
嗳气	血症
咳逆	

六卷

痔漏	头痛
脱肛	眼目
淋闭	耳聋耳鸣
白浊	鼻病
夜梦遗精	口舌
眩运	

---

1 瘿瘤：原二字漫漶。据正文补正。
2 核：原作"挟"。据正文改。
3 火证：原二字漫漶。据正文补正。

七卷

牙齿	腹痛
喉痹	胁痛
消渴	腰痛
燥结	疝气
六郁	脚气
诸气	出汗
心痛	恶寒发热

八卷

痨瘵	养老
虚损	求嗣

卷之一

金溪　龚居中　应圆父编辑
潭阳　刘孔敦　若朴父参订

持 脉 节 要

　　夫诊脉之法，先须诚意正心，绝虑忘情，调和自己气息，伺病人气息亦定，先将病人男左女右手，以中指定于关部，却齐下二指按寸尺二部。次手皆然。长人疏[1]下指，矮人密下指。却以三指初候皮肤之上，次候肌肉之间，又次候肌肉之下，见在何处。如见肌肉间者，不浮不沉，不虚不实，大小左右尺寸相等，应于四时，合于五至，有自然委和之气，此乃平人之脉。倘一不和则为病。却将浮沉迟数、弦缓滑涩[2]、长短促结、代散洪微、虚实等脉，逐一诊候明白。何者？盖脉无单见，若有一二样兼见者，不可以一二样断之。如见浮沉之脉，则表里分矣。却再寻他脉，俱仿前推之。推之已尽，仍将左上手大小之脉，定其内出外入之病。又以寸关尺盛衰，决其上中下三部之病。如浮，主表；沉，主里。虚，乃元气不足；实，乃邪气有余。数，则为热；迟，则为寒。弦，而气血不舒；缓，为气血不敛。滑为血滞，涩为气滞，长为邪气盛，短为正气虚。促实，乃热盛而有滞；结实，乃寒盛而有聚。如病后元气极虚，不能接续，若见结脉为可治，若见促脉为难痊，代者元气已绝，散者真阳已散。凡察诸脉，必先以虚实为本，浮沉为标，余脉定其寒热、气血、疼痛、积聚等证。如寸脉不和，主上部之病；关脉不和，主中部之病；尺脉不和，主下部之病。左脉不和，主左，主血；右脉不和，主上，主气。男子寸脉虚而不及于尺，主气不足。寸脉太过于尺，主气有余。女子尺脉虚而不及于寸，主血不足。尺脉太过于寸，主血有余。凡诊三部之中，浮沉之间脉不见者，则当委曲求之。若有若无，此为阴阳伏匿，必以形气神色相参看之。如形色神气不惫，有无之脉不脱于中而滞涩，此为邪气伏藏。若形气神色已惫，中脉已离，浮沉微有，此乃天真绝矣。大凡外入之病，外入，谓风寒、暑湿、劳役、饮食、跌蹼[3]也。其脉左大于右，寸盛于尺。惟劳役饮食跌蹼所伤者，虽为外入，亦属内伤，故右手气口大于人迎也。然劳役伤者，两寸俱虚；饮食伤者，右关微盛；跌扑伤者，气血皆滞，脉弦涩滑为异，左脉不和伤其左，右脉不和伤其右。病如内出者，内出者，喜怒忧思悲恐惊也。则右脉大于左。先天荣气病者，其脉

1　疏：原作"踈"。同"疏"，据改。后同径改。
2　涩：原作"濇"。同"涩"，据改。后同径改。
3　蹼：通"扑"。后同此者，不另注。

弦小而数，尺盛于寸。后天卫气病者，其脉滑大而数，两寸微盛，右寸大于左。外入有余之病，见阳脉则为易治；内出不足之病，见阴脉则为可治。反者，则不救矣。如浮沉之间，中有脉者可生，无脉者必死。盖中者，脾胃之候也，岂惟饮食赖其克化，有病服药，亦赖胃气施布。胃气即失，其死决矣。再观形色神气病证，有余不足，合脉察其表里、虚实、寒热、气血之病，如此则可以为诊脉规绳矣。

四言脉要

脉乃血脉，气血之先。血之隧道，气息应焉。

其象法地，血之府也。心之合也，皮之部也。

资始于肾，资生于胃。阳中之阴，本乎营卫。

营者阴血，卫者阳气。营行脉中，卫行脉外。

脉不自行，随气而至。气动脉应，阴阳之谊。

气如橐籥，血如波澜。血脉气息，上下循环。

十二经中，皆有动脉。惟手太阳，寸口取决。

此经属肺，上下吭嗌。脉之大会，息之出入。

一呼一吸，四至为息，日夜一万三千五百。

一呼一吸，脉行六寸，日夜八百十丈为准。

初持脉时，令仰其掌。掌后高骨，是谓关上。

关前为阳，关后为阴。阳寸阴尺，先后推寻。

心肝居左，肺脾居右。肾与命门，居两尺部。

魂魄谷神，皆见寸口。左主司官，右主司府。

左大顺男，右大顺女。本命扶命，男左女右。

关前一分，人命之主。左为人迎，右为气口。

神门决断，两在关后。人无二脉，病死不愈。

男女脉同，惟尺则异。阳弱阴盛，反此病至。

脉有七诊，曰浮中沉，上下左上，消息求寻。

又见九候，举按轻重，三部浮沉，各候五动。

寸候胸上，关候膈下，尺候于脐，下至跟踝。

左脉候左，右脉候右，病随所在，不病者否。

浮为心肺，沉为肾肝，脾胃中州，浮沉之间。
心脉之浮，浮大而散。肺脉之浮，浮涩而短。
肝脉之沉，沉而弦长。肾脉之沉，沉实而濡。
脾胃属土，脉宜和缓。命为相火，左寸同断。
春弦夏洪，秋毛冬石。四季和缓，是谓平脉。
太过实强，病生于外。不及虚微，病生于内。
春得秋脉，死在金日。五脏准此，推之不失。
四时百病，胃气为本。脉贵有神，不可不审。
调停自气，呼吸定息。四至五至，平和之则。
三至为迟，迟则为冷。六至为数，数即热证。
转迟转冷，转数转热。迟数既明，浮沉当别。
浮沉迟数，辨内外因。外因于天，内因于人。
天有阴阳、风雨晦冥。人喜怒忧，思悲恐惊。
外因之浮，则为表证，沉里迟阴，数则阳盛。
内因之浮，虚风所为，沉气迟冷，数热何疑。
浮数表热，沉数里热。浮迟表虚，沉迟冷结。
表里阴阳，风气冷热，辨内外因，脉证参别。

脉理浩繁，总[1]括于四。既得提纲，引申触类。
浮脉法天，轻手可得，泛[2]泛在上，如水漂木。
有力洪大，来盛去悠。无力虚大，迟而且柔。
虚甚则散，涣漫不收。有边无中，其名曰芤。
浮小为濡，绵浮水面，濡甚则微，不任寻按。
沉脉法地，近于筋骨，深深在下，沉极为伏。
有力为牢，实大弦长，牢甚则实，愊愊而强。
无力为弱，柔小如绵，弱甚则细，如蛛丝然。
迟脉属阴，一息三至。小快[3]于迟，缓不及四。

---

1 总：原作"揔"。同"总"，据改。后同径改。
2 泛：原作"汜"。同"泛"，据改。后同径改。
3 快：原作"駃"。同"快"，据改。后同径改。

二损一败,病不可治。两息夺精,脉已无气。
浮大虚散,或见芤革。浮小濡微,沉小细弱。
迟小为涩,往来极难,易散一止,止而复还。
结则来缓,止而复来。代则来缓,止不能回。
数脉属阳,六至一息。七疾八极,九至为脱。
浮大者洪,沉大牢实。往来流利,是谓之滑。
有力为紧,弹如转索。数见寸口,有止为促。
数见关中,动脉可候。厥厥动摇,状如小豆。
长则气治,过于本位,长而端直,弦脉应指。
短则气病,不能满部,不见于关,惟尺寸候。

一脉一形,各有主病。数脉相兼,则见诸证。
浮脉主表,表必不足,有力风热,无力血弱。
浮迟风虚,浮数风热,浮紧风寒,浮缓风湿。
浮虚伤暑,浮芤失血,浮洪虚大,浮微劳极。
浮濡阴虚,浮散虚剧,浮弦痰饮,浮滑痰热。
沉脉主里,主寒主积。有力痰食,无力气郁。
沉迟虚寒,沉数热伏。沉紧冷痛,沉缓水畜。
沉牢痼冷,沉实热极。沉弱阴虚,沉细痹湿。
沉弦饮痛,沉滑宿食。沉伏吐利,阴毒聚积。
迟脉主脏,阳气伏潜,有力为痛,无力虚寒。
数脉主腑,主吐主狂,有力为热,无力为疮。
滑脉主痰,或伤于食,下为畜血,上为吐逆。
涩脉少血,或中寒热,反胃结肠,自汗厥逆。
弦脉主饮,病属胆肝。弦数多热,弦迟多寒。
浮弦支饮,沉弦悬痛,阳弦头痛,阴弦腹痛。
紧脉主寒,又主诸痛。浮紧表寒,沉紧里痛。
长脉气平,短脉气病。细则气少,大则病进。
浮长风痫,沉短宿食,血虚脉虚,气实脉实。
洪脉为热,其阴则虚。细脉为湿,其血则虚。

缓大者风，缓细者湿，缓涩血少，缓滑内热。
濡小阴虚，弱小阳竭。阳竭恶寒，阴虚发热。
阳微恶寒，阴微发热。男微虚损，女微泻血。
阳动汗出，阴动发热。为痛为惊，崩中失血。
虚寒相抟，其名为革，男子失精，女子失血。
阳盛则促，肺痈阳毒。阴盛则结，疝瘕积郁。
代则气衰，或泄脓血，伤寒心悸，女胎三月。

脉之主病，有宜不宜，阴阳顺逆，凶吉可推。
中风浮缓，急实则忌。浮滑中痰，沉迟中气。
尸厥沉滑，卒不知人。入脏身冷，入脏身温。
风伤于卫，浮缓有汗。寒伤于营，浮紧无汗。
暑伤于气，脉虚身热。湿伤于血，脉缓细涩。
伤寒热病，脉喜浮洪，沉微涩小，证反必凶。
汗后脉静，身凉则安；汗后脉躁，热甚必难。
阳病见阴，病必危殆。阴病见阳，虽困无害。
上不至关，阴气已绝。下不至关，阳气已竭。
代脉止歇，脏绝倾危。散脉无根，形损难医。
饮食内伤，气口急滑。劳倦内伤，脾脉太弱。
欲知是气，下手脉沉。沉极则伏，涩弱久深。
大郁多沉，滑痰坚食，气涩血芤，数火细湿。
滑主多痰，弦主留饮。热则滑数，寒则弦紧。
浮滑兼风，沉滑兼气。食伤短疾，湿留濡细。
疟脉自弦，弦数者热，弦迟者寒，代散者折。
泄泻下痢，沉小滑弱，实大浮洪，发热则恶。
呕吐反胃，浮滑者昌；弦数紧涩，结肠者亡。
霍乱之候，脉代勿讶；厥逆迟微，是则可怕。
咳嗽多浮，聚肺关胃。沉紧小危，浮濡易治。
喘急息肩，浮滑者顺，沉涩肢寒，散脉逆证。
病热有火，洪数可医，沉微无火，无根者危。

骨蒸发热，脉数而虚。热而涩小，必殂其躯。

劳极诸虚，浮软微弱。土败双弦，火炎急数。

诸病失血，脉必见芤，缓小可喜，数大可忧。

瘀血内畜，却宜牢大，沉小涩微，反成其害。

遗精白浊，微涩而弱，火盛阴虚，芤濡洪数。

三消之脉，浮大者生，细小微涩，形脱可惊。

小便淋闭[1]，鼻头色黄，涩小无血，数大何妨。

大便燥结，须分气血，阳数而实，阴迟而涩。

癫乃重阴，狂乃重阳，浮洪吉兆，沉急凶殃。

痫脉宜虚，实急者恶，浮阳沉阴，滑痰数热。

喉痹之脉，数热迟寒，缠喉走马，微伏则难。

诸风眩运，有火有痰，左涩死血，上大虚看。

头痛多弦，浮风紧寒，热洪[2]湿细，缓滑厥痰。

气虚弦软，血虚微涩。肾厥弦坚，真痛短涩。

心腹之痛，其类有九。细迟从吉，浮大延久。

疝气弦急，积聚在里，牢急者生，弱急者死。

腰痛之脉，多沉而弦，兼浮者风，兼紧者寒。

弦滑痰饮，濡细肾着，大乃暨虚，沉实闪朒。

脚气有四，迟寒数热，浮滑者风，濡细者湿。

痿病肺虚，脉多微缓，或涩或紧，或细或濡。

风寒湿气，合而为痹，浮涩而紧，三脉乃备。

五疸实热，脉必洪数，涩微属虚，切忌发渴。

脉得诸沉，责其有水。浮气与风，沉石或里。

沉数为阳，沉迟为阴。浮大出厄，虚小可惊。

胀满脉弦，土制于木。湿热数洪，阴寒迟弱。

浮为虚满，紧则中实。浮大可治，虚小危极。

五脏为积，六腑为聚。实强者生，沉细者死。

---

1 闭：原作"閟"。此处同"闭"，据改。后同径改。

2 洪：原作"烘"，不通。据本篇上文"洪脉为热"之意改。

中恶腹胀，紧细者生。脉若浮大，邪气已深。
痈疽浮数，恶寒发热，若有痛处，痈疽所发。
脉数发热，而痛者阳。不数不热，不疼阴疮。
未溃痈疽，不怕洪大。已溃痈疽，洪大可怕。
肺痈已成，寸数而实。肺痿之形，数而无力。
肺痈色白，脉宜短涩，不宜浮大，唾糊呕血。
肠痈实热，滑数可知。数而不热，关脉芤虚。
微涩而紧，未脓当下。紧数脓成，切不可下。

妇人之脉，以血为本。血旺易胎，气旺难孕。
少阴动甚，谓之有子。尺脉滑利，妊娠可喜。
滑疾不散，胎必三月。但疾不散，五月可别。
左疾为男，右疾为女，女腹如箕，男腹如斧。
欲产之脉，六至离经，水下乃产，未下勿惊。
新产之脉，缓滑为吉，实大弦牢，有证则逆。

小儿之脉，七至为平，更察色证，与虎口文。
奇经八脉，其诊又别。直上直小，浮则为督。
牢则为冲，紧则任脉。寸左右弹，阳跷可决。
尺左右弹，阴跷可别。关左右弹，带脉当决。
尺外斜上，至寸阴维。尺内斜上，至寸阳维。
督脉为病，脊强癫痫。任脉为病，七疝瘕坚。
冲脉为病，逆气里急。带主带下，脐痛精失。
阳维寒热，目眩僵仆。阴维心痛，胸胁刺筑。
阳跷为病，阳缓阴急。阴跷为病，阴缓阳急。
癫痫瘛疭，寒热恍惚。八脉脉证，各有所属。
平人无脉，移于外络，兄位弟乘，阳溪列缺。

病脉既明，吉凶当别。经脉之外，又有真脉。
肝绝之脉，循刀责责。心绝之脉，转豆躁疾。

脾则雀啄,如屋之漏,如水之流,如杯之覆。

肺绝如毛,无根萧索,麻子动摇,浮波之合。

肾脉将绝,至如雀啄,来如弹石,去如解索。

命脉将绝,虾游鱼翔,至如涌泉,绝在膀胱。

真脉既形,胃已无气。参察色证,断之以臆。

本草五味

酸为木化气本温,能收能涩味肝经。

若因火化气终热,能燥能坚心藏丁。

甘始土生气化湿,能开缓渗泛脾行。

辛自金生气带燥,能散润濡通肺窍。

咸从水化气生寒,下走软坚足肾导。

淡之其为五行本,运用须知造化要。

药 性 纂 要

人参味甘,大补元气,止渴生津,调荣养卫。肺中实热,并阴虚火动,劳嗽吐血勿用。肺虚气短,少气虚喘,烦热,去芦用之。反蒴藜[1]

黄芪性温,收汗固表,托疮生肌,气虚莫少。得防风其功愈大。用绵软箭干者,蜜水浸,炒用之。

白术甘温,健脾强胃,止泻除湿,兼驱[2]痰痞。去芦、油。

茯苓味淡,渗湿利窍。白化痰涎,赤通水道。去皮。

甘草甘温,调和诸药。炙则温中,生则泻火。解百药毒。反甘遂、海藻、大戟、芫花。梢去尿管涩痛;节消痈疽、㿗肿[3];子除胸热;身生炙随用。

当归性温,生血补心,扶虚益损,逐瘀生新。头止血上行,身养血中守,尾破血

---

1 蒴藜:当为"藜芦"之误。据《证类本草》卷二《序例下·草药上部》云:"人参:茯苓为使,恶溲疏,反藜芦。"

2 驱:原作"欧"。本书多处将"驱"误作"欧"或"驱",据文义改。后同径改。

3 肿:原作"瘇"。瘇,与"肿"同音,本义为足肿。古医籍常用作"肿"字异写,因改。后同径改。

下流,全活血不走。酒浸洗净。体肥痰盛,姜汁渍,晒干用。

川芎味温,能止头痛,养新生血,开郁上行。不宜单服,久服令人暴亡。

白芍酸寒,能收能补。泻痢腹疼,虚寒勿与。下痢用炒,后重用生。

赤芍酸寒,能泻能散。破血通经,产后勿犯。

生地微寒,能清湿热。骨蒸烦劳,兼消瘀血。勿犯铁器,忌三白,姜汁浸炒,不泥膈痰。

熟地微温,滋肾补血,益髓填精,乌髭黑发。酒浸蒸用,勿犯铁器,忌三白。

麦门甘寒,解渴祛烦,补心清肺,虚热自安。温水渍,去心,不令人心烦。

天门甘寒,肺痿肺痈,消痰止嗽,喘热有功。温水渍,去心、皮。

黄连味苦,泻心除痞,清热明眸,厚肠止痢。去须生用,泻心清热。酒炒厚肠胃,姜制止呕吐。

黄芩苦寒,枯泻肝火,子清大肠,湿热皆可。去皮、屑。枯飘者治上焦,条实者治下焦。

黄柏苦寒,降火滋阴,骨蒸湿热,下血堪任。去粗皮,切片。蜜炒、酒炒、人乳炒、童便炒,或生用,随病用之。

栀子性寒,解郁除烦,吐衄胃痛,火降小便。清上焦郁热。用慢火炒黑,清三焦实火;生用,能清曲屈之火。

连翘寒苦,能消痈毒。气聚血凝,湿热堪逐。去心。

石膏大寒,能泻胃火,发渴头疼,解肌立妥。

知母味苦,热渴能除,骨蒸有汗,痰咳皆舒。去皮毛,忌铁器。生用泻胃火,酒炒泻肾火。

贝母微寒,止嗽化痰。肺痈肺痿,开郁除烦。去心。

大黄苦寒,破血消瘀,快膈通肠,破除积聚。酒炒,上达巅顶;酒洗,中至胃脘[1];生用下行。

芒硝苦寒,实热积聚,蠲痰润燥,疏通便闭。即朴硝用水煎炼,倾入盆内,结成芒硝也。

柴胡味苦,能泻肝火,寒热往来,疟疾均可。去芦。

---

1 脘:原作"腕"。此乃"脘"字之音讹。胃脘,为常用中医解剖名词,不作"胃腕",因改。后同径改。

前胡微寒，宁嗽消痰，寒热头疼，痞闷能安。去芦、毛，软者佳。

升麻性寒，清胃解毒，升提下陷，牙疼可逐。

桔梗味苦，疗咽痛肿，载药上升，开胸利壅。去芦。

紫苏味辛，风寒发表，梗下诸气，消除胀满。

麻黄味辛，解表出汗，身热头疼，风寒发散。止汗用根。

葛根味甘，伤寒发表，温疟往来，止渴解酒。

薄荷味辛，最清头目，祛风化痰，骨蒸宜服。

防风甘温，能除头晕，骨节痹痛，诸风口噤。去芦。

荆芥味辛，能清头目，表汗祛风，治疮消瘀。

滑石沉寒，滑能利窍，解渴除烦，湿热可疗。白色者佳，杂色者有毒。

细辛辛温，少阴头痛，利窍通关，风湿 皆[1] 用。去上叶。

羌活微温，祛风除湿，身痛头疼，舒筋 治[2] 骨。

独活甘苦，颈项难舒，两足湿痹，诸风能除。

白芷辛温，阳明头痛，风热瘙痒，排脓通用。

藁本气温，除痛巅顶，寒湿可除，风邪可屏。

香附味甘，快气开郁，止痛调经，更消宿食。忌铁器，桩去毛。

乌药辛温，心腹胀痛，小便滑数，顺气通用。

枳实味苦，消食除痞，破积化痰，冲墙倒壁。水渍软，切片，面炒。

枳壳微温，快气宽肠，胸中气结，胀满堪尝。水渍软，去穰，麸炒。气血弱者勿与枳壳，损气也。

白蔻辛温，能却瘴[3]翳，益气调元，止呕翻胃。

陈皮甘温，顺气宽膈。留白和脾，消痰去白。用温水略洗净，不可用水久泡，则滋味尽去。

苍术甘温，健脾燥湿，发汗宽中，更祛瘴疫。米泔水浸二宿，搓去黑皮，切片。

青皮苦寒，能攻气滞，消坚平肝，安脾下食。少用热水浸透，去穰晒干。

厚朴苦温，消胀除满，痰气泻痢，其功不缓。去粗皮，姜汁浸炒，亦有生用者。

---

1 皆：原字阙损。据《证类本草》卷六"细辛"引《神农本草经》主"风湿痹痛"意，补出此字。

2 治：原字阙损。据《证类本草》卷六"独活"引《日华子本草》羌活治"筋骨拳挛"及"骨节酸疼"意，兼参残余笔画，补出此字。

3 瘴：当为"障"字音讹。

南星性热，能治风痰，破伤跌打，风疾皆安。生姜汤泡透，切片，姜汁浸炒。用一两研末，腊月黑牯牛胆，将末入搅匀，背风处阴干，名牛胆[1]南星。

半夏味辛，健脾燥湿，痰瘰头疼，嗽吐堪入。生姜汤泡透，切片，再用姜汁浸炒用。如治风痰，用牙皂白矾、生姜煎汤泡透，炒干用。

藿香辛温，能止呕吐，发散风寒，霍乱为主。

槟榔辛温，破气杀虫，逐水去痰，专除后重。

腹皮微温，能下膈气，安胃健脾，浮肿消去。此有鸩粪毒，用黑豆汁洗净，晒干。

香薷味辛，伤暑便涩，霍乱水肿，除烦解热。

扁豆微凉，转筋吐泻，下气和中，酒毒能化。

猪苓味淡，利水通淋，消肿除湿，多服损肾。去砂石。

泽泻苦寒，消肿止渴，除湿通淋，阴汗自遏。

木通性寒，小肠热闭，利窍通经，最能导滞。去皮。

车前气寒，溺涩眼赤，小便能通，大便能实。

地骨皮寒，解肌退热，有汗骨蒸，强阴凉血。

木瓜味酸，湿肿脚气，霍乱转筋，足膝无力。

威灵苦温，腰膝冷痛，积痰痃癖，风湿通用。

牡丹苦寒，破血通经，血分有热，无汗骨蒸。

玄参苦寒，清无根火，滑肿骨蒸，补肾亦可。肉坚黑者佳。

沙参味苦，消肿排脓，补肝益肺，退热除风。

丹参味苦，破积调经，生新去恶，祛除带崩。

苦参味苦，痈肿疮疥，下血肠风，眉脱赤癞。

龙胆苦寒，疗眼赤疼，下焦湿肿，肝经热烦。

五加皮寒，祛痛风痹，健步坚筋，益精止沥。

防己气寒，风湿脚痛，热积膀胱，消痈散肿。去皮，酒浸洗。

地榆沉寒，血热堪用，血痢带崩，金疮止痛。胃弱者少用。

茯神补心，善镇惊悸，恍惚健忘，除怒恚心。去皮、木。

远志气温，能驱惊悸，安神镇心，令人多记。用甘草汤渍一宿，透，去骨，晒干用。

酸枣味酸，敛汗祛烦，多眠用生，不眠用炒。去壳。

1　胆：原作"胆"。同"胆"，据改。后同径改。

菖蒲性温，开心通窍，去痹除风，出声至妙。

柏子味甘，补心益气，敛汗扶阳，更除惊悸。

益智辛温，安神益气，遗溺遗精，呕逆皆治。去壳。

甘松味香，善除恶气，浴体香肌，心腹痛已。

小茴性温，能除疝气，腹痛腰疼，调中暖胃。盐汤浸炒。

大茴味辛，疝气脚气，肿痛膀胱，止呕开胃。

干姜味辛，表解风寒，炮苦逐冷，虚热尤堪。

附子辛热，性走不守，四肢厥逆，回阳功有。厥冷回阳用生，引诸药行经用面裹火煨，去皮、脐，切四片，用童便浸透，烧干。

川乌大热，搜风入骨，湿痹寒疼，破积之物。

木香微温，散滞和胃，诸气能调，行肝泻肺。

沉香降气，暖胃追邪，通天彻地，卫气堪夸。

丁香辛热，能除寒呕，心腹疼痛，温胃可晓。气血胜者勿与丁香，以其益气也。

砂仁性温，养胃进食，止痛安胎，通经破滞。

莲肉味甘，健脾理胃，止泻涩精，清心养气。

肉桂辛热，善通血脉，腹痛虚寒，温补可得。

桂枝小梗，横行手臂，止汗舒筋，治手足痹。

吴茱辛热，能调疝气，脐腹寒疼，酸水通治。去梗砂[1]。

延胡气温，心腹卒痛，通经活血，跌蹼血崩。

薏苡味甘，专除湿痹，筋节拘挛，肺痈肺痿。去壳净。

肉蔻辛温，脾胃虚冷，泻利不休，功可立等。面裹煨熟，切碎；纸包，捶[2]去油。

草蔻辛温，治寒犯胃，作痛呕吐，不食能治。

诃子味苦，涩肠止痢，痰嗽喘急，降火敛肺。

草果味辛，消食除胀，截疟逐痰，解温辟瘴。

常山苦寒，截疟损痰，解伤寒热，水胀能宽。酒浸，切片。

良姜性热，下气温中，转筋霍乱，酒食能攻。

山查味甘，磨消肉食，疗疝催疮，消膨健胃。炒，用温水润透，去子取肉。

---

1 砂：当为"炒"字之形讹。

2 捶：原作"搥"。同"捶"，据改。

神曲味甘，开胃消食，破结逐痰，调中下气。炒。

麦芽甘温，能消宿食，心腹膨胀，行血散滞。用大麦生芽，炒用。

苏子味辛，驱痰降气，止咳定喘，更润心肺。炒。

白芥子辛，专化胁痰，疟蒸痞块，服之能安。炒。

甘遂苦寒，破癥消痰，面浮蛊胀，利水能安。反甘草。

大戟甘苦，消水利便，肿胀癥坚，其功瞑眩。反甘草、海藻。

芫花寒苦，能消胀蛊，利水泻湿，止咳痰吐。反甘草。

商陆辛甘，赤白各异，赤者消肿，白利水气。

海藻咸寒，消瘿散疬，除胀破癥，利水通闭。反甘草。

牵牛苦寒，利水消肿，蛊胀疝癖，散滞除壅。妊娠忌服。黑者属水，力速。白者属金，效迟。研烂，取头末用。

葶苈苦辛，利水消肿，痰咳癥瘕，治喘肺痈。

瞿麦辛寒，专除淋病，且能堕胎，通经立应。

三棱味苦，利血消癖，气滞作疼，虚者当忌。醋浸透，炒。

莪术温苦，善破疝癖，止痛消瘀，通经最宜。醋浸炒。

五灵味甘，血痢腹疼，止血用炒，行血用生。

干漆辛温，通经破瘕，追积杀蛊，效如奔马。炒。

蒲黄味甘，逐瘀止崩，补用须炒，破血宜生。

苏木甘咸，能行积血，产后月经，兼医扑跌。

桃仁甘寒，能润大肠，通经破瘀，血瘕堪尝。水泡，去皮、尖。

红花辛温，最消瘀热，多则通经，少则养血。

姜黄味辛，消痈破血，心腹瘀痛，下气最捷。大者为姜黄。

郁金味苦，破血生肌，血淋溺血，郁结能舒。小者为郁金。

金银花甘，疗痈无对。未成则散，已成则溃。

漏芦性寒，祛恶疮毒，补血排脓，生肌长肉。

蒺藜味苦，疗疮瘙痒，白癜头疮，翳除目朗。

白及味苦，攻专收敛，肿毒疮疡，外科最善。

蛇床辛苦，下气温中，恶疮疥癞，逐瘀祛风。

天麻辛味，能驱头眩，小儿惊痫，拘挛瘫痪。

白附辛温，治面百病，血痹风疮，中风诸证。

全蝎味辛,却风痰毒,口眼㖞斜,风痫发搐。

蝉蜕甘平,消风定惊,杀疳除热,退翳侵明。

僵蚕味咸,诸风惊痫,湿痰喉痹,疮毒瘢痕。

木鳖甘温,能追疮毒,乳痈腰疼,消肿最速。　去壳。

蜂房咸苦,惊痫瘛疭,牙疼肿毒,瘰疬肠痈。

花蛇温毒,瘫痪㖞斜,大风疥癞,诸毒弥佳。

槐花味苦,痔漏肠风,大肠热痢,更杀蛔[1]虫。

鼠粘子辛,能消疮毒,瘾疹风热,咽疼可逐。　一名牛蒡子,一名大力子。

茵陈味苦,退疸除黄,泻湿利水,清热为凉。

蔓荆味苦,头痛能医,拘挛湿痹,泪眼堪除。

兜铃苦寒,能熏痔漏,定喘消痰,肺热久嗽。

百合味甘,安心定胆,止嗽消浮,痈疽可啖。

秦艽微寒,除湿荣筋,肢节风痛,下血骨蒸。

紫菀苦辛,痰喘咳逆,肺痈吐脓,寒热并济。　酒洗。

款花甘温,理肺消痰,肺痈喘咳,补劳除烦。

金沸草寒,消痰止嗽,明目祛风,逐水尤妙。

桑皮甘辛,止嗽定喘,泻肺火邪,其功不浅。

杏仁温苦,风痰喘嗽,大肠气闭,便难切要。　水泡,去皮、尖、双仁,有毒勿用。

乌梅酸温,收敛肺气,止渴生津,能安泻痢。

天花粉寒,止渴祛烦,排脓消毒,善除热痰。　即栝蒌根。

密蒙花甘,主能明目,虚翳青盲,服之效速。

菊花味甘,除热祛风,头眩目赤,收泪有功。　家园内黄菊小花甘甜者佳。酒浸,晒干用。

木贼味甘,益肝退翳,能止月经,更消积聚。

决明子甘,能除肝热,目疼收泪,仍止鼻血。

羚羊角寒,明目清肝,却热解毒,补智能安。

龟甲味甘,滋阴补肾,逐瘀续筋,更医颅颥。

鳖甲酸平,劳嗽骨蒸,散瘀消肿,去痞除崩。

1　蛔:原作"蚘"。同"蛔",据改。后同径改。

海螵蛸咸，破血除癥，通经水肿，目翳心疼。

犀角酸寒，化毒辟邪，解热止血，消肿毒蛇。

火麻味甘，下乳催生，润肠通结，小水能行。

山豆根苦，疗咽肿痛，敷蛇虫伤，可救急用。一名金锁匙，用根，口嚼汁吞，止咽喉肿痛。

益母草甘，女科为主，产后胎前，生新去瘀。忌犯铁器。

紫草苦寒，能通九窍，利水消膨，痘疹最要。

地肤子寒，去膀胱热，皮肤瘙痒，除热甚捷。

楝[1]根性寒，能追诸虫，疼痛一止，积聚立通。

樗根味苦，泻痢带崩，肠风痔漏，燥湿涩精。

泽兰甘苦，痈肿能消，打扑伤损，肢体虚浮。

瓜蒂苦寒，善能吐痰，消身浮肿，并治黄疸。

巴豆热辛，除胃寒积，破癥消痰，大能通利。去皮、心、膜，或生或熟，听用。

牙皂味辛，通利关窍，敷肿痛消，吐风痰妙。

班猫有毒，破血通经，诸疮瘰疬，水道能行。

胡黄连苦，治劳骨蒸，小儿疳痢，盗汗虚惊。

史君甘温，消疳清浊，泻痢诸虫，总能除却。去壳取肉。

赤石脂温，保固肠胃，溃疡生肌，涩止泻痢。

青黛酸寒，能平肝木，惊痫疳痢，兼除热毒。

阿胶甘温，止咳脓血，吐衄胎崩，虚羸可啜。粉炒成珠。

白矾味酸，善解诸毒，治证多能，难以尽述。

五倍苦酸，疗齿疳蜃，痔癣疮脓，兼除风热。

玄明味辛，能蠲宿垢，化积活痰，诸热可疗。用朴硝一斤、萝卜一斤同煮，萝卜熟为度；绵纸滤过，瓷[2]盆内露一宿，收之。宜冬月制。

通草丸甘，善治膀胱，消痈散肿，能通乳房。

枸杞甘温，添精固髓，明目祛风，阴与阳起。酒洗。

黄精味甘，能安脏腑，五劳七伤，此药大补。洗净，九蒸九晒用之。钩吻略同，切勿误用。

---

1 楝：原作"练"。虽通"楝"，此为药名，改用正字。后同径改。
2 瓷：原作"磁"。此处同"瓷"，据改。后同径改。

何首乌甘，添精种子，黑发悦颜，长生不死。忌犯铁器。九蒸九晒用之。

五味酸温，生津止渴，久嗽虚劳，金木枯竭。此酸味敛束，不宜多。多用闭其邪，恐致虚热。

山茱性温，涩精益髓，肾虚耳鸣，腰膝痛止。名石枣，酒浸蒸熟，取肉去核。而核反能泄精。

石斛味甘，却精定志，壮骨补虚，善驱冷闭。去根，酒洗。

破故纸温，腰膝酸痛，兴阳固精，盐酒炒用。即补骨脂。

薯蓣甘温，理脾止泻，益肾补中，诸虚何怕。即干山药。

苁蓉味甘，峻补精血。若骤服之，反动便滑。忌犯铁器。洗去净甲。

菟丝甘平，梦遗滑精，腰疼膝冷，添髓强筋。水淘净用，同入砂罐内煮烂，捣成饵，晒，入药用。

牛膝味苦，除湿痹痿，腰膝酸疼，益阴补髓。去芦，酒洗用。

杜仲辛温，强筋壮骨，足痛腰疼，小便淋沥。去皮，酒和姜汁炒，去丝。

巴戟辛甘，大补虚损，精滑梦遗，强筋固本。酒浸，捶去骨，晒干用。

龙骨味甘，梦遗精泄，崩带肠痈，惊痫风热。

虎骨味辛，专治脚膝，定痛追风，能壮筋骨。

胡巴温暖，补肾脏虚，膀胱诸疝，胀痛皆除。

鹿茸甘温，益气滋阴，泄精溺血，崩带堪任。

牡蛎微寒，涩精止汗，崩带胁疼，老痰祛散。左顾者佳。

楝子味苦，膀胱疝气，中湿伤寒，利水之剂。

萆薢甘苦，风寒湿痹，腰背冷疼，添精益气。

寄生甘苦，腰痛顽麻，续筋壮骨，风湿尤佳。

续断味辛，接骨续筋，跌扑折损，且固遗精。

麝香辛暖，善通关窍，伐鬼安惊，解毒甚妙。

乳香辛苦，疗诸恶疮，生肌止痛，心腹尤良。

没药温平，治疮止痛，跌打损伤，破血通用。

阿魏性温，除癥破结，却鬼杀虫，传尸可灭。

水银性寒，治疥杀虫，断绝胎孕，催生立通。

灵砂性温，能通血脉，杀鬼辟邪，安魂定魄。

砒霜有毒，风痰可吐，截疟除哮，能消沉痼。

雄黄甘辛，辟邪解毒，更治蛇虺，喉风瘜肉。

珍珠气寒，镇惊除痫，开聋磨翳，止渴坠痰。

牛黄味苦，大治疯痰，安魂定魄，惊痫灵丹。

琥珀味甘，安魂定魄，破瘀消癥，利水利塞。

血竭味咸，跌扑伤损，恶毒疮痈，破血有準。

硫黄性熟，扫除疥疮，壮阳逐冷，寒邪敢当。

龙脑味辛，目痛喉痹，狂燥[1]妄语，真为良剂。

芦荟气寒，杀虫消疮，癫痫惊搐，服之立安。

硇砂有毒，溃痈烂肉，除翳生肌，破癥消毒。

硼砂味辛，疗喉肿痛，膈上热痰，噙化立中。

朱砂味甘，镇心养神，驱邪杀鬼，定魄安魂。

竹茹止呕，能除寒痰，胃热咳哕，不寐安歇。用青皮，刮下用。

竹叶味甘，退热安眠，化痰定喘，止渴消烦。

竹沥味甘，能虚痰火，汗热烦渴，效如开锁。

灯草味甘，通利小水，癃闭成淋，湿肿为最。

艾叶温平，驱邪逐鬼，漏血安胎，心疼即愈。

川椒辛热，祛邪逐冷，明目杀虫，温而不猛。

胡椒味辛，心腹冷痛，下气温中，跌扑堪用。

石蜜甘平，入药炼熟，益气补中，润燥解毒。

葱白辛温，发表出汗，伤寒头痛，肿痛皆散。

韭味辛温，祛除胃热，汗清血瘀，子医梦泄。

大蒜辛温，化肉消谷，解毒散痈，多用伤目。

食盐味咸，能吐中痰，心腹卒痛，过多损颜。

茶茗味苦，热渴能济，上清头目，下消食气。

酒通血脉，消愁遣兴。少饮壮神，过则损命。

醋消肿毒，积瘕可去，产后金疮，血晕皆治。

淡豆豉寒，能除懊恼，伤寒头疼，兼理瘴气。

紫河车甘，疗诸虚损，劳瘵骨蒸，培植根本。

---

1 燥：通躁。《素问·至真要大论篇》："诸燥狂越皆属于火。"后同不注。

天灵盖咸，传尸劳瘵，瘟疟血崩，投之立瘥。

人乳味甘，补阴益阳，悦颜明目，赢瘦仙方。

童便气凉，扑损瘀血，虚劳骨蒸，热嗽尤捷。

生姜性温，通畅神明，痰嗽呕吐，开胃极灵。

引 经 报 使

太阳经引上藁本、羌活，引下黄柏。

少阳经引上柴胡；引下黄柏。

太阴肺经引上升麻、白芷、葱，引下桑白皮。

少阴心经引上石菖蒲，引下羌活。

阳明经引上白芷并升麻，引下石菖蒲。

厥阴经引同上。

太阴脾经引上升麻，引下芍药。

少阴肾经引上大附子，引下肉桂。

歌曰：

小肠膀胱属太阳，藁本羌活是本乡。

三焦胆与肝包络，少阳厥阴柴胡强。

大肠阳明并足胃，葛根白芷升麻当。

太阴肺脉中焦起，白芷升麻葱白将。

脾经少与肺部异，升麻兼之白芍详。

少阴心经独活至，肾经独活加桂良。

通经用此药为使，更有何病在膏肓。

六陈

枳壳陈皮并半夏，茱萸狼毒及麻黄。

六般之药宜陈久，入用方知功效良。

十八反

本草明言十八反，逐一从头说与君。

人参芍药与沙参，细辛玄参及紫参，苦参丹参并前药，一见藜芦便杀人。

白及白敛并半夏，瓜蒌贝母五般真，莫见乌头与乌喙，逢之一反疾如神。

大戟芫花并海藻，甘遂已上反甘草，若还吐蛊用翻肠，寻常犯之都不好。

蜜蜡莫与葱相睹[1]，石决明休见云母。藜芦莫使酒来浸，人若犯之都是苦。

十九畏

雄黄元是火之精，朴硝一见便相争。水银莫与砒霜见，狼毒最怕密陀僧。
巴豆性烈最为上，便与牵牛不顺情。丁香莫与郁金见，牙硝难合京三棱。
川乌草乌不顺犀，人参又忌五灵脂。官桂善能调冷气，石脂相见便跷蹊。
大抵修合着顺逆，炮爁炙煿要精微。

妊娠服药

蚖斑水蛭及虻虫，乌头附子配天雄。葛根水银并巴豆，牛膝薏苡与蜈蚣。
三棱代赭芫花麝，大戟蛇蜕黄雌雄。牙硝芒硝牡丹桂，槐花牵牛皂角同。
半夏南星与通草，瞿麦干姜桃仁通。硇砂干漆蟹甲爪，地胆茅根都不中。

服药禁忌

服柴胡，忌牛肉。服茯苓，忌醋。服黄连、桔梗，忌猪肉。服乳石，忌参、术，犯者死。服丹石，不可食蛤蜊，腹中结痛。服大黄，巴豆同剂，反不泻人。服皂矾，忌荞麦面。服天门冬，忌鲤鱼。服牡丹皮，忌胡荽。服常山，忌葱。服半夏、菖蒲，忌饴糖、羊肉。服白术、苍术，忌雀肉、胡荽、大蒜。服鳖甲，忌苋菜。服商陆，忌犬肉。服地黄，忌萝卜。服细辛，忌生菜。服甘草，忌菘菜。服粟壳，忌醋。服芫花、甘遂，忌盐，忌甘草。服荆芥，忌驴马肉、黄颡鱼。服柿蒂，忌蟹，犯者木香汤能解。服巴豆，忌芦笋。服诸药未消化，不可食河豚鱼，食鱼后服药者，口鼻流血而死《医说》。服蜜及蜜煎果食，忌鱼鲊。服藜芦，忌狐狸肉。若疮毒未愈，不可食生姜、鸡子，犯之则长肉突出作块而白。

当禁不禁　犯禁必死

张子和云，病肿胀既平，当节饮食，忌盐、血、房室。犯禁者病再作，乃死不救。

病痨嗽，忌房室、膏粱，犯者死。

1　睹：原作"观"。同"睹"，据改。后同径改。

子和案云，一小儿病痢，用车载数十里，就某寺调理，入门而则死。痢疾下坠病也，以车载之，筑筑而又下坠也。所谓落井而又下石，安得不死乎。

病人远行，不宜以车载马驮。病已扰矣，甚者多死不救。

一人为犬所啮，大痛不可忍，偏痒燥。自云载至家二十里，一夕而死。时人皆不知车之误也，扰动则邪气益盛，是以死也。

伤寒之后，忌荤肉、房事，犯之者不救。

水肿之后，忌油盐。

病脾胃伤寒者，节饮食。

滑泻之后，忌油腻。此数者决不可轻犯也。

时病新差，食蒜鲙者病发，必致大困。

时病新愈，食犬、羊肉者，必作骨蒸热。

时病新愈，食生枣及羊肉，必作膈上热蒸。

时病新愈，食生菜，令人颜色终身不平复。

病人新愈，饮酒食韭，病必复作。

不必忌而忌之过

张子和曰：脏毒、酒毒、下血、呕血等症，如妇人三十已下血闭，及六七月间血痢，妇初得孕择食者，已上皆不禁口。

凡久病之人，胃气虚弱者，忽思荤茹，亦当少少与之，图引浆水，谷气入胃，此权变之道也。若专以淡粥责之，则病不悦而食减不进，胃气斯所以难复，病所以难痊。此忌之之过也，智者通之。

煎药则例

凡煎汤剂，必先以主治之为君药，先煮数沸，然后余药，文火缓缓熬之得所，勿揭盖，连罐[1]取起，坐凉水中，候温热服之，庶气味不泄。若据成热揭封倾出，则气泄而性不全矣。煎时不宜烈火，其汤腾沸耗蚀而速涸，药性未尽出，而气味不纯。人家多有此病，而反责药不效，咎将谁归。

发汗药，先煎麻黄二三沸，后入余药同煎。

1　罐：原作"罐"。同"罐"，据改。后同径改。

止汗药，先煎桂枝二三沸，后下众药同煎。

和解药，先煎柴胡，后下众药。至于温药，先煎干姜。行血药，先煎桃仁。利水药，先煎猪苓。止泻药，先煎白术、茯苓。止渴药，先煎天花粉、干葛。去湿药，先煎苍术、防己。去黄药，先煎茵陈。呕吐药，先煎半夏、生姜。风药，先煎防风、羌活。暑药，先煎香薷。热药，先煎黄连。凡主治济必有主治为君之药，俱宜先煎，则效自奏也。

凡汤用麻黄，去节令通理，碎剉如豆大，先另煮二三沸，掠去上沫，更益水如本数，乃内余剂，不尔令人烦。

凡用大黄，不须细剉，先以酒浸令淹浃，密覆一宿，明旦煮汤，临熟乃内汤中，煮二三沸便起，则势力猛，易得快利。丸药中微蒸之，恐寒伤胃也。

凡汤中用阿胶、饴糖、芒硝，皆须待汤熟起去渣，只内净汁中煮二三沸，熔化尽，仍倾盏内服。

凡用干枣、莲子、乌梅仁、决明子，皆劈破研碎，入药煎。

凡用砂仁、豆蔻、丁香之类，皆须打碎，迟后入药，煎数沸则起。不尔，久久煎之，其香气消散也，是以效少。

凡汤中用犀角、羚羊角，一概末如粉，临服内汤中。然入药法，生磨汁煮亦通。

凡诸药子仁，皆用汤泡，去皮、尖及双仁者，亦有炒令黄色者、生用者。并捣碎入剂煎，方得汁出。

凡用沉香、木香、乳、没一切香末药味，须研极细，待汤熟，先倾汁小盏调香末，服讫，然后尽饮汤药。

凡煎汤药，初欲微火，令小沸，其水数依方多少，大略药二十两，用水一斗，煮四升，以此为准。然利汤，欲生，少水而多取汁。补汤欲熟，多水而少取汁。服汤宜小沸，热则易下，冷则呕涌。

服药序次

病在胸膈已上者，先食后服药。病在心腹已下者，先服药而后食。病在四肢血脉及下部者，宜空腹而在旦。病在头目骨髓者，宜饱满而在夜。虽食前食后，亦停少须，然后服药，药气稍消，则进食。所谓食先食后，盖有义在其中也。又有酒服者，饮服者，冷服者。服汤有疏有数者，煮汤有生熟者，各有次第，并宜详审而勿略焉。

清热汤，宜凉服，如三黄汤之类；消暑药，宜冷服，如香薷饮之类；散寒药，宜热服，如麻黄汤之类。温中药宜熟而热，补中药皆然。利下药宜生而温，如承气汤之类。

病在上者，不厌频而少；病在下者，不厌顿而多。少服则滋荣于上，多服则峻补于下。

凡云分再服、三服者，要令势力相及；并视人之强弱羸瘦，病之轻重，为之进退增减，不必局于方说，则活泼泼地也。又云晬时，周时也，从今旦至明旦；亦有止一宿者。

因时用药例

《内经》曰：必先岁气，无伐天和。又曰：升降浮沉则顺之，寒热温凉则逆之。凡用药须看时令，如常用调理药，春加川芎，夏加黄芩，秋加茯苓，冬加干姜。

如解肌发表，春温月用辛凉药，川芎、防风、荆芥、柴胡、紫苏、薄荷之类；夏暑月用甘辛寒药，干葛、石膏、甘草、薄荷、升麻、柴胡之类；秋凉月用辛温药，羌活、防风、苍术、荆芥之类；冬寒月用辛热药，麻黄、桂枝、干姜、附子之类。若病与时违，勿拘此例。

如温暑月，治热病、疫疬病，不可用辛温热药，宜温凉辛甘苦寒之药，升麻、柴胡、干葛、薄荷、石膏、黄芩、黄连、甘草、芍药之类。

治咳嗽，春多上升之气，用川芎、芍药、半夏、黄芩之类；夏多火炎逼肺，用黄芩、山栀、桑白皮、石膏、知母之类；秋多湿热伤肺，用苍术、桑白皮、黄芩、防风之类；冬多风寒外束，用麻黄、桂枝、干姜、半夏、防风、羌活之类。若病与时违，不拘此例。

如治泄泻，冬寒月用辛苦温药，干姜、砂仁、陈皮、厚朴之类；夏暑月暴注水泻，用苦寒酸寒药，黄连、山栀、茵陈、芍药之类。若病与时违，不拘此例。

如伤冷食腹痛，或霍乱吐泻，虽夏暑月，可用辛热温中药，干姜、茱萸、砂仁、厚朴之类。

如酒客病，或素有热证，虽在寒凉月，可用清凉药，芩、连、干葛之类。

凡用药若不本四时，以顺为逆。四时者，是春升、夏浮、秋收、冬沉，乃天地之升降浮沉。五化者，脾土中造化也。是为四时之宜。但言补之以辛甘温热之剂，及味之薄者，诸风药皆是也，此助春夏之升浮者也，此便是泻秋收冬藏之药也，在人之身乃肝心也。但言之以酸苦寒凉之剂，并淡味渗泻之药，此助秋冬之沉降者也，在人之身乃肺肾也。用药者，因此法度则生，逆之则死。其不死之者，必危困矣。

病 机 总 略

病体十形，风寒暑热燥火，二分内伤外伤、内积外积。六气四因，病机以明。气固形实，形虚中风。或为寒热，或为热中，或为寒中，或为属风，或为偏枯。半身不遂，此率多痰，或属血虚。在左死血，在右属痰。痰壅盛者，口眼㖞斜，不能言语，皆用吐法。气虚卒倒，降痰益气。火热而甚，燥热潮热，随经治之。阴虚补虚，勿骤凉治。轻可降散，实则可泻。重者难疗，从治可施。中寒感寒，阴毒阴逆，四肢厥冷，腹痛唇青，退阴正阳，急可温中。伤寒所致，痉病有一，发热恶寒，手足挛搐，头颈项强，腰脊反张，口噤面赤，瘛疭如痫。有汗名柔，无汗名刚。

春伤于风，夏生飧泄；夏伤于暑，秋必痎疟；秋伤于湿，冬生咳嗽；冬伤于寒，春必病瘟。夏月身热，汗出恶寒，身重脉微，渴乃中暍。春时病温，瘟疫瘟毒，瘟疟风瘟，脉症分异，五种疾因。中湿风湿，暑成湿疟，三种可别，湿热可分。寒痰脚气，食积劳烦，要知四症，乃似伤寒。

伤寒之病，见中风脉；中风之病，得伤寒脉。大小青龙，治例必识。调卫调荣，斯须两得。

疟本伤暑，或痰或食，老疟疟母，久则羸疲。三日一发，病经一岁；间日发者，受病半年；一日一发，新病所以；连二日发，住一日者，气血俱病。或用截住，或随经治。

嗽多感寒，当分六气。六本一标，病机所秘。风热与寒，随证治之。暑燥清金，湿则利水。有声无痰，有痰咳少，痰可降蠲，咳随本治。喘有气虚，或有痰壅，或因气逆，或倚息使。

痢本湿热，或因食致，腹痛下血，后重不利。治可通散，勿便涩注。湿热未消，成休息痢。泄泻多湿，热食气虚，如本脾泄，胀而呕吐，洞泄不禁，肠泄则疼。瘕泄则便，后重茎痛，胃泄色黄，食饮不化。太素分五，溏泄鹜泄，飧濡滑泄。渗秘阑门，涩实对症。

疸乃湿热，合曲相似，消渴热因，水肿气致。自汗阳虚，盗汗阴虚，东垣有法，对症可施。头风头痛，有痰者多，血虚与热，分经治可。头眩眩运，火积其痰，或本气虚，治痰为先。腰痛湿热，或本肾虚，或兼瘀血。胁痛多气，或肝火盛，或有死血，或痰流注。痨瘵阴虚，颠狂阳炽。呕吐咯衄，气虚脉洪，火载血上，错经妄行。溺血便血，病同所因。梦遗精滑，湿热之乘。便浊本热，有痰或虚。白浊属卫，赤浊属荣。热极成淋，气滞不通。血虚惊悸，气虚耳聋。哕因胃病，疝本肝经。痿为湿热，气弱少荣。厥多痰气，虚热所乘。手麻气虚，手木湿痰，或死血病。霍乱吐泻，感风湿暍，心痛脾痛，阴寒之设。气热烦劳，令人煎厥；气逆太甚，使人薄厥。浊气在上，即生䐜胀；清气在下，即生飧泄。阴火之动，发而喉痹；阳水变病，飧泄乃是。

三阳病结，乃发寒热，下生痈肿，及为痿厥；二阳之病，以发心脾，男子少精，女人不月；一阳发病，少气善泄，心火不宁，其动若掣。三阴俱寒，结气化水，委阳不足，四肢不举；二阴一阳，胀满善气；二阳一阴，病发风厥。结阳肢肿，结阴便血。

荣虚卫寒，病乃肉苛。肾虚身冷，名为骨痹。肉苛不仁，骨痹腰痛。寒客在上，胃寒肠热，水谷不化，痞满而泄；热气居下，肠寒胃热，消谷善饥，腹胀便涩。蕴热拂郁，乃生诸风。风寒与湿，合而成痹。膏粱之变，饶生大疔。荣气不从，逆于肉理，乃生痈肿，凭脉而治。身重脉缓，湿胜除湿。身热脉大，热燥退热。眩运脉弦，降痰去风。气涩卫滞，燥渴脉涩，补血泻气。食少恶寒，脉来紧细，宜泄寒水。辨经分部，详审为治。湿热生虫，水积痰饮。目痛赤肿，散火凉荣。牙痛断宣，寒热亦别。

五藏本病，热争重瘒[1]。六府不和，留结为痈；五藏不和，九窍不通。府藏相移，传变为病。不可胜纪，间藏者存。传其所生，七传者死。传其所制，五藏有积。肝积肥气，在左胁下，大如覆杯，或有头足。久则变病，咳逆咳疟，连岁不已。心积伏梁，病起脐上，其大如臂，上至心下。如久不愈，令人烦心。脾积痞气，其在胃脘，覆如大盘。久而不愈，四肢不举，乃发黄疸，虽食而瘦。

---

1 瘒：huáng，病。

肺积息贲，在右胁下，覆下如杯。久而不愈，令人喘息，骨痿气少，膨胀发蛊，中满郁痞。开提其气，升降是宜。

人身之本，脾胃为主。头痛耳鸣，九窍不利，肠胃所主，胃气之虚，虚极受病，五乱五作。东垣所论，王道所学，一虚一实，五实五虚。五劳七伤，六气乃痿。五郁七情，九气所为。怒则气上，喜则气缓，悲则气消，恐则气下。寒则气收，热则气泄，惊则气乱，劳则气耗，思则气结，已上九气。忧愁思虑，甚则伤心。形寒饮冷，过则伤脾。志怒气逆，逆则伤肝。饮食劳倦，甚则伤脾。坐卧湿地，强力入水，故乃伤肾。已上七情，此乃气动。

形神自病，喜怒不节，劳形厥气。气血偏盛，阴阳相乘。阴胜阳病，阳胜阴病。阳胜则热，阴胜则寒。重寒则热，重热则寒。寒则伤形，热则伤气。气伤则痛，形伤则肿。先痛后肿，气伤形也；先肿后痛，形伤气也。阴阳变病，标本寒热。如大寒甚，热之不热，是无火也。热来复去，昼见夜伏，夜发昼见，时节而动，是无火也，当助其心。如热而甚，寒之不寒，是无水也。寒动复止，倏忽往来，时动时止，是无水也，当助其肾。内格呕逆，食不得入，是有火也。病呕而吐，食入反出，是无火也。暴逆注下，食不及化，是有水也。溏泄而久，止发无常，是无水也。心盛生热，肾盛生寒。又热不寒，是无火也。寒不得热，是无水也。寒之不寒，责其无水；热之不热，责其无火。热之不久，责心之虚。寒之不久，责肾之少。审察病机，无失气宜。纪于水火，余气可知。

妇室病多，带下赤白。癥瘕癫疝，气血为病。经闭不行，或漏不止。经通作痛，虚中有热。行而痛者，血实之设。如不及期，血热乃结。过期血少，闭或血枯。淡者痰多，紫者热故，热极则黑，调荣降火。调理妊娠，清热养血，一当产后，始无恶阻，大补气血。虽有杂症，以末治之。

又凡小儿，过暖生热，热极生风；血多有余，气多不足。其中玄奥，钱氏方论。

男女病情，饮食居处，暴乐暴苦，始乐后苦，皆伤精气。先贫后富，病曰失精。先贵后贫，虽不中邪，病从内生，名曰脱营。身体且减，气虚无精。良工勿失，脉病证治，知微可已。举腹痛经，阴证治例，伤寒门载，玄机之秘。

诊百病死生脉诀

诊伤寒热盛，脉浮大者生，沉小者死。伤寒已得汗，脉沉小者生，脉大者死。

温病三四日已下不得汗，脉大疾者生，脉细小难得者，死不治。

温病穰穰大热，其脉细小者死。《千金》"穰穰"作"特行"。

温病下痢，腹中痛甚者，死不治。

温病汗不出，出不至足者死。厥逆汗出，脉坚强急者生，虚缓者死。

病二三日，身体热，腹满头痛，食如故，脉直而疾者，八日死。四五日，头痛腹痛而吐，脉来细强，十二日死。八九日头不疼，身不痛，目不变，色不变，而反利，脉来喋喋，按之不弹手，时时心下坚，十七日死。热病七八日，脉不软一作喘不散一作数者，当有喑[1]，喑后三日温，汗不出者死。

热病七八日，其脉微细，小便不利，加暴口燥，脉代，舌焦干，黑者死。

热病未得汗，脉盛躁疾，得汗者生，不得汗者难瘥。

热病已得汗，脉静安者生，脉躁者难治。

热病已得汗，大热不去者亦死。

热病已得汗，热未去，脉微躁者，慎不得刺治。

热病发热，热甚者其脉阴阳皆竭，慎勿刺。不汗出，必下利。

诊人被风不仁痿蹶，其脉虚者生，紧急疾者死。

诊癫病，虚则可治，实则死。

诊癫病，脉实坚者生，脉沉细者死。

又癫疾，脉得大滑者，久而自已。其脉沉小急实，不可疗；小坚息，亦不可疗也。

诊头痛目痛，久视无所见者死。

诊人心腹积聚，其脉坚强急者生，虚弱者死。又实强者生，沉者死。其脉大，腹大胀，四肢逆冷，其人脉形长者死。腹胀满，便血，脉大时绝，极下血，小疾者死。

肠澼便血，身热则死，寒则生。

肠澼下白沫，脉沉则生，浮则死。

肠澼下脓血，脉悬绝则死，滑大则生。

肠澼之属，身热脉不悬绝，滑大者生；悬涩者死。以脏期之。

肠澼下脓血，脉沉小留连者生；数疾且大，有热者死。

1　喑：原作"瘖"。同"喑"。

肠澼筋挛，其脉小细安静者生，浮大紧者死。

洞泄，食不化，不得留，下脓血，脉微小连者生[1]，紧急者死。

泄注，脉缓，时小结者生，浮大数者死。

蚕蚀阴注，其脉虚小者生，紧急者死。

咳嗽，脉沉紧者死，浮直者、浮软者生，小沉伏匿者死。

咳嗽羸瘦，脉形坚大者死。

咳，脱形发热，脉小坚急者死，肌瘦下脱，形热不去者必死。

咳而呕，腹胀且泄，其脉弦急欲绝者死。

吐血、衄血，脉滑小弱者生，实大者死。

汗若衄，其脉小滑者生，大躁者死。

吐血，脉紧强者死，滑者生。

吐血而咳，上气，其脉数有热，不得卧者死。

上气，脉数者死，谓损形故也。

上气，喘息低昂，其脉滑，手足温者生；脉涩，四肢寒者必死。

上气，面浮肿，肩息，其脉大不可治，加利必死。

上气注液，其脉虚宁伏匿者生，坚强者死。

寒气上攻，其脉实而顺滑者生，实而则逆者死。《太素》云：寒气在上，脉满实何如？曰：实而滑则生，实而逆则死矣。其形尽满何如？曰：举[2]形尽满者脉急大坚，尽满而不应，如是者顺则生，逆则死。何谓"顺则生，逆则死"？所谓顺者，手足温也；逆者，手足寒也。

病瘅脉实大，病久可治。脉弦小坚急，病久不可治。

消渴，脉数大者生，细小浮短者死。

消渴，脉沉小者生，实坚大者死。

水病，脉洪大者可治，微细不可治。

水病，胀闭，其脉浮大软者生，沉细虚小者死。

水病，腹大如鼓，脉实者生，虚则死。

卒中恶，咯血数升，脉沉数细者死，浮大疾快者生。

卒中恶，腹大四肢满，脉大而缓者生，紧大而浮者死，紧细而微亦生。

---

1 生：原脱，据《脉经》卷四"诊百病死生诀"补。

2 举：原作"孛"。同"举"，据改。

疮,腰脊强急,痿疢,皆不可治。

寒热痿疢,其脉代绝者死。

发疮,血出太多,其脉虚细者生,数实大者死。

金疮出血,脉沉小者生,浮大者死。

斫疮出血一二升,脉来大,二十日死。

斫刺俱有病多少,血出不自止者,其脉来大者,七日死;滑细者生。

从头顿仆,内有血,腹胀满,其脉坚强者生,小弱者死。

人为百药所中伤,脉涩而疾者生,微细者死,大而迟者生。《千金》迟作速。

人病甚而脉不调者难治,脉洪大者易瘥。

人内外俱虚,身体冷而汗出,微呕而烦扰,手足厥逆,体不得安静者死;脉实满,手足寒,头热,春秋生,冬夏必死矣。

老人脉微,阳羸阴强者生,脉大而加,加者死;阴弱阳强,脉至而代,期[1]月而死。

尺脉涩而坚,为血实气虚也,其发痛腹痛,逆满气上行,此为妇人胞中绝伤,有恶血久成结瘕得病,以冬时黍当赤而死。

尺脉细而微者,血气俱不足,细而来有力者,是谷气不克,病得即辄动,枣叶生而死。此病秋时得之,左手寸口脉偏动,乍大乍小,不齐,从寸至关,关至尺,三部之位,其脉动,各异不同,其人病。仲夏得之此脉,桃花落而死。

右手寸口脉偏沉伏,乍小乍大,朝浮大而暮沉伏,浮大即太过,上出鱼际,沉伏即下不止关中,往来无常,时复来者,榆华枯而死。

右手尺部,脉三十动一止,有须臾还二十动止,乍动乍疏,连连相因,因不与息数相应,其人虽食谷犹不愈,蘩草生而死。

右手尺部,脉四十动而一止,止而复来,来逆如[2]循张弓弦缒缒然,如两人共一索,至立冬死。

察声色定死生要诀

病人五脏已夺,神明不守声嘶者,死。

---

1 期:《脉经》卷四"诊百病死生诀"作"奇"。

2 如:原作"知"。据《脉经》卷四"诊百病死生诀"改。

病人循衣缝，谵语者，不可治。

病人阴阳俱绝，掣衣撮空妄言者，死。

病人妄语错乱及不能言者不治，热病者可治。

病人阴阳俱绝，失音不能言者，三日半死。

病人两目皆有黄色起者，其病方愈。

病人面黄目青者，至期而死。重出在下文。

病人面黄目赤不死，赤如衃血者死。

病人面黄目白者不死，白如枯骨者死。

病人面黄目黑者不死，黑如苔死。

病人面黑目青者不死。

病人面目俱黄者不死。

病人面青目白者死。

病人面黑目白者不死。

病人面赤目青者，六日死。

病人面黄目青者，九日必死。是谓乱经。饮酒当风，邪入胃经，胆气妄泄，目则为青，虽天赦，亦不可生。

病人面赤目白者，十日死。忧恚思，心气内索，面色反好，急棺椁。

病人面白目黑者死，此谓荣华已去，血脉空索。

病人面黑目白，八日死。肾气内伤，病因留损。

病人面青目白，五日死。

病人着床，心痛短气，脾气内竭，后百日复愈能起，彷徨因坐于地，其立倚床，能治此者[1]也。

病人耳目鼻口有黑色起，入于[2]口者，必死。

病人目无精光，若土色，不受饮食者，四日死。

病人目精光及牙齿黑色者，不治。

病人耳目及颧颊赤者，死在五日中。

病人黑色出于额上发际，直鼻脊两颧上者，亦死在五日中矣。

1　者：《脉经》卷五"扁鹊华佗察声色要诀"此后有"可谓良神"。

2　入于：原作"于入"。据《脉经》卷五"扁鹊华佗察声色要诀"乙正。

病人黑色出于天中,下至上颧,上者死。

病人及健人黑色,若白色起入目及鼻口者,死在三日中矣。

病人及健人面忽如马肝色,望之如青,近之如黑者,必死矣。

病人面黑直视恶风者,死。

病人面黑唇青者,死。

病人面青唇黑者,死。

病人面黑,两胁下满,有能自转反者,死。

病人目不回,直视者,一日死。

病人头目久痛,卒视无所见者,死。

病人阴结阳绝,目睛脱,恍惚者,死。

病人阴阳竭绝,目眶陷者,死。

病人眉系倾者,七日死。

病人口如鱼口,不能复闭,而气出多不反[1]者,死。

病人卧,遗尿不觉者,死。

病人尸臭者,不可治。

肝病脾黑,肺之日庚辛死。

心病目黑,肾之日壬癸死。

脾病唇青,肝之日甲乙死。

1　反:原作"及"。据《脉经》卷五"扁鹊华佗察声色要诀"改。"反"通"返"。

卷 之 二

金溪　龚居中　应圆父编辑
潭阳　刘孔敦　若朴父参订

伤　寒

脉洪大者生，沉细者死。洪大者，阳证见阳脉，所以得生。沉细者，阳证见阴脉，所以为死。阴证见阳脉亦生。

伤寒一日，太阳受之，故病人发热，头痛，项背拘急，腰脊痛，憎寒。二日阳明受之，身热，目痛鼻干，不得眠。三日少阳受之，胸胁痛而耳聋。前三日，三阳病在表，宜汗之，连进双解散数服，必愈。如不愈，病已变传。四日太阴受之，腹满而咽干。五日少阴受之，口燥舌干而渴。六日厥阴受之，烦满囊缩。后三日在里，宜和解之，小柴胡、凉膈、益元散三药合服，和解表里，通和得大汗而愈。若半在表半在里，以小柴胡合凉膈服之。七八日之间，胸膈痞满，大便不通，大实大满，急以六一顺气合黄连解毒汤以下之。下后以五苓散去桂，合益元散，加竹叶、灯心以分利之。若下之太早，谓之误下，遂成结胸，虚痞懊憹、班疹发黄等证。轻者必危，危者必死。但当以平和之药，宣散其表，和解其里，或有汗而愈，或无汗气和而愈也。至七八日之间，有可下之证而不下，谓之失下。里热益甚，阳厥极深，致身冷脉微，昏乱将死。切不可以热药下之，误下即死。庸医以为阴厥，用玄武汤、四逆汤，温热之药，下咽立死。殊不知阳耗阴竭，阴气极弱，谓之耗阳，厥极深谓之渴畜。热怫郁将欲绝者，当以凉膈解毒汤服之。养阴退阳，宣散畜热，脉气渐生，得汗而愈。如或不愈，解毒合六一顺气汤以下之。次以解毒、凉膈、益元合服，调和阴阳，洗涤脏腑，则证自不生矣。有大下之后而热不退，再三下之而热愈盛，脉气微弱，似无可生之理。医者到此，亦难措手。经云：三下而热不退必死。后人有四五次下而得生者，此乃偶中耳，不可以为法。当依前解毒、凉膈合服，使阳热徐退，脉气渐生，庶不失人性命。若留饮过度，温热内生，自利不止，其热未退，解毒汤以治之，合五苓散去桂尤妙。或有阳毒生班者，凉膈加当归、滑石、生姜煎服；或用人参白虎汤，名曰化斑汤。或有温热在里，不能发于外，相搏而成发黄之证，茵陈、五苓散合服；甚者茵陈、五苓、六一顺气以下之。或误下早者，胸膈痞闷，以凉膈加枳壳、桔梗服之。或有刚柔二痓，谵语发狂，逾垣赴井，皆阳热极盛，用解毒、六一顺气以下之。若汗下之后，烦渴饮水，或凉膈、五苓、益元、桂苓甘露饮，选而用之。小水不通，五苓、益元泄之。大便不通，六一顺气下之。其余证候，随证施治。妇人治证亦然，惟孕妇三四个月、七八月不用硝黄，其余月份用之无妨。若小儿，减剂服之。

阳毒伤寒，六脉洪大，宜发汗以解之。当汗不汗，邪热传于脏，致使烦燥，面红发班，狂言如见鬼神，下痢瘀血危极之证。又加之遍身自汗，口如鱼口开张者死。过七日之后，阳热退而阴生，方有可救之理。

阴毒伤寒，六脉沉细而疾，身体沉重，背强眼痛，小腹急痛，口青黑，毒气冲心，四肢厥冷，咽喉不利，危极之证也。急灸丹田、关元二穴。换回阳气，阴气自散。过六日之后，阴极阳生，有可喜之兆。

两感伤寒，乃阴阳双传也。膀胱与肾为表里，一日传之，头痛身热，烦满而渴，其脉沉而大。胃与脾为表里，二日传之，身热鼻干，妄言不食，中满不睡，其脉沉而长。肝与胆为表里，三日传之，耳聋囊缩，厥逆，水浆不入口，其脉沉而弦，三日而死。再传止于六日矣，故仲景无治法，但云下利清谷，身体疼痛，急当救里，宜服四逆汤。若身体疼痛，便清自调，急当救表，宜服桂枝汤。所以治有先后，先救里，后救表，庶有可生之理也。

痰证类伤寒，中脘有痰，令人憎寒壮热，胸膈满闷，但头不痛，项不强为异耳。食积类伤寒，脾胃有伏热，食在上脘，不得消化，发热呕吐，头疼，但身不痛，人迎脉平和为异耳。虚烦类伤寒，表里俱虚，烦热，不可汗，不可下，内外不可攻，若攻恐寒起而有害，宜以竹叶石膏汤加粳米百粒以和之，但头身不痛，不恶寒，脉不数为异耳。脚气类伤寒，因人坐履湿地，遂成此疾。所以头身热，大便闭，肢体痛，脚肿为异耳。

续伤寒退证。七日太阳病衰，头项少愈。八日阳明病衰，身热少愈。九日少阳病衰，耳能微闻。十日太阴病衰，身热少愈，腹满如故。十一日少阴病衰，渴止，腹不满，舌不干，已而嚏嚏出焉。十二日厥阴病衰，囊纵，少腹微下，病势去而疾愈矣。若过经不愈，随经调治，不可拘于伤寒病也。可见伤寒之证，与他证不同。投药一差，生死之判。李子建《伤寒十劝》，不可不知，知此则不至有误，所益非轻，今附具于后。

一伤寒头痛及身热，便是阳证，不可服热药。伤寒传三阴三阳共六经，内太阴病，头不疼，身不热。少阴病，有发热而无头疼。厥阴病，有头疼而无发热。故知头疼身热，即是阳证。若妄投热药，决致死亡。

二伤寒必须直攻毒气，不可补益，邪气住经络中，若随证早攻之，只三四月日痊安。若妄谓先须平气，却行补益，使毒气流炽，多致杀人。

三伤寒不思饮食，不可服温脾胃药。伤寒不思饮食，自是常事，终无饿死之理。如理中丸之类，不可轻服。若阳病服之，致热气增重，或致不救。丁香、巴豆之药，尤不可服。

四伤寒腹疼，亦有热证，不可轻服温暖药。经云，疼为实。故仲景论腹满时痛之证，有曰疼甚者加大黄。其意可见也。惟身冷厥逆而腹痛者，方是阴证，须消息之。每见腹疼，便投热药，多致杀人。

五伤寒自利，当看阴阳证，不可例服补药、暖药、止泻药。自利，惟身不热，手足温者，属太阴；身冷四逆者，属少阴；其余身热下利皆属阳，当随证依仲景法治之。每见下利，便投暖药及止泻药者，多致死亡。

六伤寒胸胁疼及腹胀满，不可妄用艾灸。常见村落间，有此证无药，便用艾灸为多，致毒气随火而盛，膨胀发喘以死。不知胸胁疼自属少阳，腹胀虽属太阴，仲景以为当下之病。此外惟阴证可灸。

七伤寒手足厥冷，当看阴阳，不可例作阴证，有阴厥，有阳厥，医者不能分辨阳厥而投热药，杀人速于用刃。盖阳病不致于极热不能发厥，仲景谓热深厥亦深。热深更与热药，宁复得活？但看初得病而身热，至三四日后，热气已浓，大便秘，小便赤，或谵语昏愦，及别有热证而发厥，必是阳厥，宜急用承气汤以下之。若初得病，身不热，大便不秘，自引衣盖身，或下利，或小便数，不见热证而厥逆，即是阴厥，方可用四逆汤之类。二厥所以使人疑者，缘为其脉皆沉。然阳厥脉沉而滑，阴厥脉沉而弱。又阳厥时复指爪却温，或有时发热，阴厥则常冷，此为可别。

八伤寒病已在里，不可用药发汗。伤寒证须看表里，如发热恶寒，即是在表，正宜发汗。如不恶寒，反恶热，即是在里证。若一例发汗，则所出之汗，不是邪气，是真气。邪气未除而真气易润，死期必矣。又别有半在表在里之证，又无表里之证，不惟皆不可下，亦皆不可汗，但随证治之。

九伤寒饮水为欲愈，不可令病人恣饮过度。病人大渴，当与之水以消热，故仲景以饮水为欲愈。人见此说，便令病人纵饮，因而为呕，为喘，为咳逆，为下利，为肿，为悸，为水结胸，为小便不利者多矣。且如病人欲饮一碗，只可与半碗，尚令不足为善。

十伤寒初安，不可过饱及劳动，或食羊肉，行房，及食诸骨汁，并饮酒。病方愈，不须再服药，兼脾胃尚弱，食饱不能消化，病即再来，谓之食复。病方好,血尚虚,劳动太早,病即再来,谓之劳复。又食羊肉,行房,并死。食诸骨汁,并饮酒者,再病必重。

伤寒主方

川芎　紫苏　干葛　桔梗　柴胡　茯苓　半夏　甘草

右生姜三片、水二钟并服。此初起可用。○如发热头痛,加细辛、石膏。○咳嗽,加桑皮、杏仁。○喘息,加贝母、知母。○如胸膈膨胀,加枳壳、香附。○潮热,加麦门冬、黄芩。○如腹痛,加白芍、香附。○大便闭,加大黄、芒硝。○呕吐,加陈皮、藿香。○泄泻,加白术。○疟疾,加草果、乌梅。○痢疾,加枳壳、黄连。○口渴,加木瓜、天花粉。○鼻衄,加蒲黄、地骨皮、茅根。○小便不利,加木通、泽泻。○烦热加地骨皮、麦门冬。

九味羌活汤[1]

解利春夏秋伤寒之症,发热恶寒,或无汗、或自汗,头痛项强。或伤风见寒脉,伤寒见风脉,并宜服之。或用香苏散,紫苏、香附、陈皮、甘草、生姜、葱头,煎服亦可。

羌活　防风　川芎　黄芩　白芷各一钱　细辛　甘草各五分　生地黄一钱,不用亦可

右[2]用姜三片,葱白一根,水二钟,煎一钟热服,以汗为度,无汗再服。○汗原多,去苍术,加白术一钱。○渴,加石膏一钱。热甚,加柴胡、小栀各一钱。胸膈胀满,加枳壳、桔梗各七分。

升麻发表汤[3]

治冬月正伤寒,头疼发热,恶寒脊强,脉浮紧,无汗,为表证,此足太阳膀胱经受邪,当发汗。

麻黄　杏仁　桂枝　川芎　白芷　防风　甘草　羌活　升麻

右剉剂,生姜三片,葱白三根,豆豉一撮,水煎服。以被盖出汗。

---

1 九味羌活汤:方中只提到八味药,据方后注有云:去苍术,当脱"苍术"一味。

2 右:此前原有"○",示意分隔省行。今已换行,故删。后同径删。

3 升麻发表汤:此方原书未出各药剂量。

疏邪安表汤[1]

治冬月正伤寒，头痛发热，恶寒脊强，脉浮缓，自汗，为表证。此足太阳[2]膀胱经受邪，当实表散邪。无汗者，不可服。

桂枝　芍药　防风　羌活　川芎　白术　甘草

右剉剂，生姜三片，大枣一枚，水煎温服。

十神汤

治时令不正之气，冬寒春温，不问阴阳二证，及内外两感风寒，腰脚疼痛，湿痹头疼，咳嗽，并皆治之。

陈皮一钱　麻黄去节一钱　川芎　苏叶　香附子　白芷　升麻　干葛　赤芍药各一钱　甘草五分

右水二钟，姜五片，枣一枚，煎八分，不拘时候服。○潮热，加黄芩、柴胡。○咳嗽，加五味子、桔梗。○头痛，加细辛、石膏。○心胸胀满，加枳实、半夏。○饮食不进，加砂仁、白术。○呕吐，加丁香、半夏。○鼻衄不止，加乌梅、山栀仁。○腹胀疼痛，加白术、炮姜。○冷气痛，加良姜、玄胡索。○大便闭涩，加大黄、芒硝。○有痢，加枳壳、当归、黄连。○泄泻，加藿香、泽泻。○疹毒，加人参、茯苓，去麻黄、香附子。

芎芷藿苏散

治春秋因人事劳扰，饥饱失节，或解衣沐浴，触冒风寒，致成内伤；挟外感头疼，发热呕吐，眩闷，胸膈胀痛，恶食或鼻流清涕，咳嗽生痰，鼻塞声重，并宜服一二剂，即愈。仍忌荤腥三五日。

川芎　干葛　苏叶　半夏　苍术麸炒　陈皮各一钱　白芷　藿香各八分　细辛五分，去叶　枳壳　桔梗各七分　甘草三分　淡豆豉八分，不用亦可

右用姜三片，葱白一根，水一钟半，煎八分。食后热服。有汗不用葱白。○头痛不止，加藁本八分。○呕吐不止，加干姜炒、砂仁炒，各七分。○发热或潮热不退，加黄芩、柴胡各一分。○胸膈胀闷，加山查、枳实各一钱。○发而汗不

---

1 疏邪安表汤：此方原书未出各药剂量。

2 阳：原作"阴"。膀胱经为足太阳经，据上一条主治改。

出，热不退，加麻黄一钱五分、葱白二根。○咳嗽生痰，加杏仁、前胡、金沸花各八分、南五味五分。

加减藿香正气散

治非时伤寒，头疼憎寒，壮热，痞闷，呕吐，时行疫疠，山岚瘴疟，不服水土等症。

藿香一钱五分　白芷　川芎　苏叶　半夏　苍术各一钱　白术　白苓　陈皮　厚朴姜制，各八分　甘草三分

右用姜三片，枣一枚，水二钟，煎一钟，食远热服。

双解散[1]

治四时伤寒、热病及治饥饱劳役，内外诸邪所传，发为汗病，往来寒热，痫痉惊悸等症。

防风　当归　川芎　芍药　大黄　芒硝　连翘　麻黄　滑石　黄芩　桔梗　栀子　甘草　荆芥　薄荷　石膏　白术

右生姜三片，葱白一根，煎服。自汗去麻黄，自利去硝、大黄。

不换金正气散

治饮食内伤，劳役，四时感冒，头疼，发热恶寒，身体痛，潮热往来，咳嗽痰逆，呕哕恶心，及山岚瘴气，时用之以调理，最是王道之方。

苍术米泔浸　陈皮去白，二钱　藿香一钱　半夏泡七次，一钱　甘草一钱　厚朴姜炒，二钱

右水二钟，姜三片，葱白一根，煎七分，不时温服。○头痛，加川芎、白芷。○潮热，加黄芩、柴胡。○口燥心烦，加干葛、麦门冬。○冷泻不止，加诃子、木香、豆蔻。○疟疾，加槟榔、草果。○咳嗽，加杏仁、五味子、桔梗。○喘急加苏子、桑白皮。○身疼，加桂皮、芍药、羌活。○感冒腹疼，加军姜、官桂。○呕逆，加丁香、砂仁。○小水不利，加茯苓、泽泻。○气块，加枳实、槟榔。○胸胁膈胀满，加枳实、砂仁。○痢疾，加黄连、枳壳。○足浮肿，加

1　双解散：此方原书未出各药剂量。

大腹皮、木瓜、五加皮。○热极，大腑不通，加厚朴、大黄。

小柴胡汤 清而和之也

治内伤外感，伤寒中风，半表半里，少阳经身热恶寒，项强体疼，喘急痛，胸胁满痛，呕吐恶心，咳嗽，烦渴不止，寒热往来，身面黄疸，小便不利，大便秘涩，或汗下后过经不解，余热不除，及妇人产后劳役发热，身疼头痛，男妇久咳成劳，或疟疾，或时发热，一切治之。

人参七分　半夏七分　黄芩一钱五分　柴胡二钱　甘草五分

右水二钟、姜二片，枣一枚，煎八分，不拘时服。加山栀尤妙。○疟疾，加乌梅、草果。○心下痞满，加黄连、枳实。○劳热，加茯苓、麦门冬、五味子。○口渴，加干葛、麦冬门，或加石膏、知母。○心中饱满，加桔梗、枳壳。○鼻衄，加蒲黄、山栀仁、茅根。○小便不利，加木通、猪苓、泽泻。○大便不利，加大黄、枳壳。○咳嗽，加五味子、桔梗、杏仁。○五心热，加前胡、地骨、麦门冬。○头痛，加细辛、石膏。○喘嗽，加知母、贝母。○极热过多，六脉洪数，加柴胡、干葛。○内热甚，错语心烦，不得眠，加黄柏、黄连、栀子。○妇人产后，加当归、牡丹皮。○痰多，加陈皮、贝母。○有痨的，加百合、赤芍药、地骨皮、知母。

柴胡双解散[1]

治表证未罢，或寒热呕，口苦耳聋，胁痛，脉来弦数，此足少阳胆经受邪，属半表半里之症。

柴胡　半夏　小参　黄芩　甘草　陈皮　芍药

右用生姜、枣子煎。

加减小柴凉膈益元散

治伤寒发热等证，极稳。

柴胡　黄芩　人参　半夏　甘草　栀子　连翘　薄荷　滑石各等分

---

1 柴胡双解散：此方原书未出各药剂量。本书未出药物剂量的方子较多，此后不再标注。凡无剂量，均为原书未出。

右用姜三片,煎服。

冲和灵宝饮

治两感伤寒,或有头痛,恶寒发热,口燥舌干,以阳先受病多者。

石膏　川芎　羌活　生黄　干葛　白芷　甘草　细辛　柴胡　黄芩　防风右用生姜三片,枣二枚,煎服。

六一顺气汤　此方以代大小承气、大柴胡等汤

治伤寒热邪传里,鼻干不眠,大便结实,口燥咽干,脉洪实者,及怕热谵语,揭衣狂妄,扬手掷足,斑黄阳厥,潮热自汗,胸腹满硬,绕[1]脐疼痛,脉沉有力。

柴胡　黄芩　赤芍　大黄　芒硝　厚朴　枳实　甘草

剉剂,水煎,临服入铁锈水三匙调服,取其铁性沉重,最能坠热开结故也。○如老弱之人或孕妇,去芒硝,加黄柏、栀子之类。○如下后余热未解,口渴烦燥,宜栀子、豆豉煎汤服。

加味调中饮

治食积类伤寒,头痛,发热恶寒,但身不痛为异,轻则消化,重则吐下。

苍术　白术　干姜　草果　厚朴　黄连　山查　神曲　陈皮　枳实　甘草

右用生姜引,煎服。○如腹痛,加桃仁。○痛甚,加大黄。○实热,去山查、神曲、草果、干姜。

加减续命汤

治脚气类伤寒,头痛,身热恶寒,肢节痛,便秘呕逆,脚软屈弱,不能转动,切禁淋洗。

防风　麻黄　羌活　川芎　防己　桂枝　苍术　白术　芍药　甘草

右用姜、枣、灯草引,煎服。

---

1 绕:原作"遶"。同"绕",据改。后同径改。

黄连解毒汤

治伤寒杂病，热毒烦闷，干呕口燥，呻吟喘满，阳厥极深，畜热于内，传于阴毒，下肚[1]后热未解，饮酒复剧，谵语，不得眠，及发诸疮未退，一切热毒、脏毒，并皆治之。

黄连　黄芩　黄柏　山栀各一钱

右水二钟，煎八分，姜三片，枣一枚，不拘时候服。○烦渴，加麦门冬、干葛。○汗多，加酸枣仁、黄芪。○小水不通，加木通、泽泻。○头痛，加天麻、荆芥穗[2]。○咽痛加玄参、桔梗。○大便秘甚，加大黄、朴硝。○心神不宁，加茯神、小草。○血虚加当归、生地黄。○咳嗽加桔梗、桑白皮。○喘急加萝卜子、杏仁。○身表热，加黄芩、柴胡。○痰中有红，加山栀、牡丹皮。○咳嗽甚者，加瓜蒌仁、杏仁、桔梗。

白虎汤

治伤寒脉浮滑者，表里有热。若汗下吐后，七八日不解，热结在里，胸烦大渴，舌上干燥，甚欲饮水，并自汗，不恶寒，反恶热，大便不闭等症。

知母二钱　石膏四钱　甘草七分　粳米半合

右水二钟，煎八分，食远服。○虚烦燥热，加人参、麦门冬。○口渴，加麦门冬、五味子、干葛。○有汗，加黄芪、黄连。○血虚，加当归、地黄。○卧不宁，加小草、酸枣仁。○小水不利，加泽泻。○大便结燥，加桃仁。○午后发热，加黄柏。○泄泻，加木瓜、茯苓、白扁豆。○膈满，加枳实、厚朴、白术。○恶心呕哕，加半夏、生姜。○脚转筋，加木瓜、吴茱萸。○有痰，加橘红、贝母、神曲。

凉膈散

治伤寒之症，燥热郁结于内，心烦懊恼不得眠，脏腑积热，烦渴头昏，唇焦咽燥，目赤口疮，咳唾稠粘，谵语狂妄，胸胃燥涩，便溺闭结，风热壅滞，发斑惊风等证。

1　肚：此字疑衍。
2　穗：原作"蕙"。无此药名。《本草衍义》卷十九"假苏"条："假苏，荆芥也，只用穗"，据改。

黄芩　栀子　连翘　薄荷　大黄　甘草　朴硝　淡竹叶

煎服。但此方有硝、黄，宜斟酌用之。

五苓散

治伤寒中暑，大汗后烦燥，不得眠，小便不利，微热烦渴，及表里俱热，饮水反吐，或攻表不解，当汗而反下之，利不止等症。

白术　茯苓　猪苓　泽泻　官桂各等分

右剉剂，水煎服。○如小水不通，加竹叶。○但阳症烦燥不用桂。

茵陈汤

治伤寒温热在里，而成发黄之症。

茵陈一两　大黄五钱　栀子十枚

右用水煎服，以利为度。

桂苓甘露饮

治伤寒中暑、冒风、饮食，中外一切所伤传受，湿热内甚，头痛，口干吐泻，烦渴不利，小便赤涩，大便急痛。

茯苓　泽泻　甘草　石膏　寒水石　白术　桂枝　猪苓　滑石

右为末。每用三钱，水调服，姜汤调尤妙。

消班青黛散

治伤寒发班，如疹子，大如绵纹，重甚则斑烂者，不可过汗，重令开泄，其或拂郁气短，大便热燥。凡汗下不解，足冷耳聋，烦咳呕逆，便是发班之候。

青黛　黄连　甘草　石膏　知母　柴胡　玄参　人参　生地　山栀　犀角

右剉剂，加姜三片，枣二枚，水煎。出，入酒一匙服。○如大便实者，去人参，加大黄。

竹叶石膏汤

治伤寒已经汗下，表里俱虚，津液枯竭，心烦发热，气逆欲吐，及诸烦热。

石膏二钱　麦门冬去心，一钱　半夏一钱　人参一钱　甘草一钱右剉剂，用青竹叶、生姜各五片，粳米百余粒，水煎温服。

竹茹温胆汤

治伤寒日数过多，其热不退，梦寐不宁，心惊恍惚，烦燥多痰，不眠者。

柴胡二钱　竹茹　桔梗　枳实麸炒　陈皮　半夏　茯苓各一钱　黄连　人参各五分　香附八分　甘草三分

右剉剂，姜、枣煎，温服。

柴胡百合汤

治伤寒瘥后，昏沉发热，渴而错语，失神，及百合、劳复等证。

柴胡　百合　人参　白茯苓　生地黄　知母　陈皮　甘草

右水煎。○如口渴，加天花粉。○胸中烦燥，加山栀仁。○饱闷，加枳壳。○呕吐，加姜汁。○头微痛，加羌活、川芎。○食复，加枳实、黄连。○大便实不解，加大黄。○虚烦，加竹茹、竹叶。○错语沉吟不安者，加黄连、犀角。○嗽喘，加杏仁。○惊悸血少，加当归、茯神、远志。○虚汗，加黄耆。○脾倦，加白术。○劳复，加葶苈、艾汁、乌梅。

竹叶麦门冬汤

治病后虚烦懊恼，口干舌燥，坐卧不宁，小水不利，不可遽用凉热之药，宜此剂以清之。

竹叶三十片　麦门冬三钱　知母二钱　甘草一钱　山栀子一钱

右水钟半，粳米一撮，煎七分，温服。○烦渴，加石膏。○心虚不宁，加茯神。○虚弱甚，加人参。名化班汤。○血虚，加当归。○有汗，加酸枣仁、五味子。○有痰，加陈皮、半夏。○咳嗽，加桔梗、桑白皮。○不思食，加白术、茯苓。○腹胀，加淡豆豉。○腹痛，加炒芍药。○头痛，加川芎、荆芥穗。○恶寒，加黄芪、桂枝。○潮热，加柴胡、黄芩。○口渴，加天花粉。○五心烦热，加地骨皮。○小水不利，加木通。

加味逍遥汤

治伤寒瘥后，血气未平，因行房事而发者，名曰阴易。盖常见，治迟则舌出数寸而死。

犀角　知母　柴胡　生地　滑石　黄连　甘草　人参　竹青

○腹痛，后下韭根。○右剉剂，煎服。○如阳物缩，腹痛，倍加黄连，临服，入当阴处裤布，剪一块烧灰，一钱，调服，以出汗为效。再服以小水利，阴痛肿则愈矣。

益气养神汤

治伤寒新瘥方起，劳动应事，或多言劳神，而微复发热者，曰劳复。

人参　麦门冬去心　白芍酒炒　知母　炒栀子　前胡　白茯神　陈皮各五分　升麻　甘草各二分半

右剉剂，用枣一枚，同煎服。

附　发散伤寒单方

凡遇伤寒，仓卒无药，不问阴阳二症，只用生姜一两，葱白十茎，好酒二大钟，煎一大钟，去渣热服，被盖周身，汗透即解。勿令汗太过，忌大荤五七日。春秋依此本方，夏月姜葱减半，冬月倍用。若加黑豆二合炒，同姜、葱煎服，冬月尤妙。

一方

治伤寒初起，不问阴阳。用肥皂角一梃，烧令赤，为末。以水五合和，顿服或以酒和服，亦可。

一方

治四时伤寒，及时气潮热。用棉花子炒熟，捣为细末，每服一钱或钱半，温酒调下，出汗。未传经者，即发散；已传经者，即轻。当汗不汗者，一服汗出即愈。

一方

治伤寒初起，发热头痛。急用淡白水尽力饮之，俟头上汗出即解。不可便用汗下之药，以致传变多端也。

一方

治伤寒口齿不开。将生姜擦齿，三七三钱为末，姜汤调服。

伤风 脉浮而缓

伤风者，人被风寒所感，头目不清，鼻流清涕，咳嗽声重，鼻塞恶风者，当以发散为主，九味羌活汤换白术及参苏饮、人参败毒散、百解散之类。至于遇寒暄时发喘嗽者，内热外寒者，寒包热也，宜以九宝汤为主。如不愈，泻白散尤妙。

○伤风主方

川芎　白芷　苏叶　香附各一钱　陈皮　防风　羌活各八分　甘草五分

右用姜三片，葱白三寸，水一钟半，煎八分，食后热服。○有痰，加半夏一钱。咳嗽，加杏仁、桑白皮各八分、五味子十粒。此方春月伤风尤妙。

人参败毒散

治感冒风寒，憎寒壮热，恶风，口干，头疼体痛，咳嗽，鼻塞声重，并瘟疫、热毒等证。

柴胡　桔梗　羌活　独活　茯苓　川芎　前胡　枳壳各一钱　人参五分　甘草三分　薄荷少许

右剉剂，生姜煎服。○伤寒头痛身痛，项强壮热，恶寒口干，心中蕴热，加黄芩。○伤寒鼻塞声重，咳嗽吐痰，加半夏、杏仁。○四时瘟疫，众人病一般者，加葛根。○一切火热之症，加连翘、栀子、枯芩、黄连、玄参、天花粉、玄明粉。○因酒毒发热作渴，加黄连、干葛。○头目肿痛，因风寒所感者，加防风、荆芥、归尾、赤芍，去参、芩。○脚气流注，踝上焮热赤肿，寒热如疟，自汗恶风，加大黄、苍术。○乳痈便毒，憎寒壮热，或头痛者，加姜蚕[1]、金银花、贝母、青皮、天花粉、白芷、归尾。○小儿痘疹初起，发热头疼，疑似之间，加天麻、防风、荆芥、地骨皮，去茯苓。○痈疽发背，一切无名肿毒，发热头痛，状似伤寒，加防风、荆芥、连翘、银花。

---

1 姜蚕：原作"姜虫"。僵蚕别名作"天虫"，不作僵虫。而古代僵蚕有用姜制者，故不改"姜"字，改"虫"为"蚕"。后同径改。

参苏饮

治四时感冒，头痛发热，鼻塞声重，唾涕稠粘，咳嗽吐痰，中脘痞满，呕吐痰饮。保和脾胃，一切内外所感，小儿、室女并皆治之。

人参五分　紫苏叶[1]一钱　陈皮去白　半夏　茯苓　桔梗　前胡　枳壳麸炒　干葛各八分　炙甘草五分

右水二钟，生姜五片，大枣二枚，煎八分，食远服。加木香尤妙。○肺燥，去陈皮、半夏，加瓜蒌、杏仁。○咳嗽加五味、杏仁。○久嗽有肺火，去人参，加桑白皮、杏仁。○热甚，加黄芩、柴胡。○头痛甚者，加川芎、细辛。○呕逆，加砂仁。○泄泻，加莲肉、干山药、或加芪、术、扁豆。○汗多，加黄芪、桂枝。○胃脘痛，加广木香。○心悸健忘，加茯神、石菖蒲。○烦燥不寐，加山栀、酸枣仁。○鼻衄，加山栀、茅根。○不思饮食，加白术、砂仁。

加减消风百解散

治冬月伤感风寒，头痛项强，肚热恶寒，身体烦痛，四肢倦怠，痰壅喘嗽，涕唾稠粘，自汗恶风，并宜服。

川芎　白芷　陈皮各一钱　苍术一钱五分　紫苏一钱　麻黄一钱　桂枝八分　甘草五分

右用姜三片，葱白三根，乌豆一撮，水一钟半，煎一钟，温服。以汗为度，无汗再服。

金沸草散

治胃风咳嗽，鼻塞声重，头痛发热。

旋覆花　前胡　半夏姜制　细辛各一钱　甘草二分　白茯苓一钱　荆芥　桑白皮　杏仁去皮、尖　紫苏　桔梗各八分

右用姜三片，白水煎，热服。

华盖散

治伤风之症，肺感寒邪，咳嗽声重，膈满，头目昏眩。

1　叶：此字下原衍"各"字，据文义删。

紫苏　陈皮　桑白皮　赤茯苓　麻黄　杏仁　甘草

右水煎服。

苏沉九宝汤

治伤风寒，喘嗽神效。

麻黄　杏仁去皮、尖　大腹皮　紫苏叶　甘草　薄荷　桑白皮　陈皮　乌梅一个

右姜三片，煎服。

附　初起发散伤风单方

用紫苏叶二钱　油核桃五个　生姜三片　葱白二根

水二钟，煎一钟，热服，微汗即解。夏月不用葱，此方极效，甚便出路荒僻无医之处用。

一方

治伤风咽喉痒痛，失声不语。用杏仁、桂心各一两，同研匀，用半熟蜜和如樱桃大，新绵裹，不时含之，咽津大效。

一方

治伤风鼻塞，用麻鞋烧灰，吹鼻立通。

中寒 脉沉细，手足厥冷

夫寒者，人身受寒气，口食寒物，致使胃气大虚，肤转疏豁，病此寒者，身倦气微，身上发热，口中不渴。有中之轻者，霍乱吐泻，脐腹疼痛；有中之重者，口噤失音，四肢强直，昏不知人，挛急疼痛。以温剂投之，不可错投发表之剂。

五积散

治内伤生冷，外感风寒，头疼身痛，发热恶寒，拘急，四肢浮肿，腰膝疼痛，胸膈停塞，脐腹胀满，脾胃宿食不消，痰饮不行，呕逆恶心，饮聚膈上。可以探吐。及妇人经水不调，产后潮热等症。

橘皮　干姜　半夏　茯苓　枳壳　麻黄去根节　桔梗　官桂各一钱　厚朴　苍术各八分　白芷　川芎各七分　当归　芍药各八分　炙甘草五分

右水二钟，姜三片，葱白三根，枣一枚，煎八分，热服。○咳嗽，加杏仁、桑白皮。○身体痛，加羌活、柴胡。○手足风缓，加乌药、防风。○腰疼，加杜仲、小茴香。○手足拘挛，加秦艽、牛膝。○大便秘甚者，加大黄。○小便不利，加木通、滑石。○两胁肋胀痛，加青皮、柴胡。○呕逆作酸，加吴茱萸、黄连。○表虚自汗，去麻黄，加桂枝。○口燥渴，去干姜、半夏，加干葛、天花粉。○胃寒，用煨姜。○挟气，加吴茱萸。○妇人调经催生，入艾醋。○产后，去麻黄。

理中汤

温以散寒，助阳气不足也。治五脏中寒，口噤失音，四肢强直，兼治胃脘停痰，冷气刺痛。

人参二钱五分　白术二钱，土炒　干姜炮，一钱半　甘草炙，一钱

右水二钟，姜三片，枣一枚，煎七分，不时温服。○有痰，加陈皮、半夏。○有汗，加黄芪、桂枝。○气喘，加麦门冬、五味子。○呕吐，加姜汁二匙。○小腹痛，加吴茱萸、小茴香、肉桂。○房劳内伤，寒邪中阴，面青腹痛，四肢厥冷，六脉沉微，无头痛，无大热者，加生附子二钱，名附子理中汤。○加附子，倍甘草，去参、术，名四逆汤。○加川乌、鹿茸、附子各一钱半，名三建汤。○加芍药、茯苓、附子，去参、姜，名玄武汤。此加减诸方，若阳厥并阳症似阴，腹不甚痛者，误服必致夭，人慎之。若在疑似，只以灸法、熨法更妙。

回阳救急汤

治表里俱虚，寒邪直中于里也。初病起，无身热，无头疼，止恶寒，四肢厥冷，腹痛蜷卧，脉沉细而迟，或伏，并皆治之。

白术　附子　干姜　肉桂　陈皮　五味子　人参　茯苓　半夏　甘草

本证无脉者，加猪胆汁[1]一匙。○口吐涎沫，或小腹作痛，加盐炒茱萸。

---

1 猪胆汁：原作"猪汁"，文义不明。据《伤寒论·辨少阴病脉证并治》"厥逆无脉……加猪胆汁"改。

○泄不止，加升麻、黄芪。○吐不止，加生姜汁，临服入麝香三厘。病略愈，手足温，不可多服，宜用理中调治。

回阳返本汤

治阴极发燥，微渴面赤，脉无力或脉全无。

麦门冬　五味子　附子　干姜　人参　陈皮　甘草　腊茶

右水煎服。○如本症面带红者，下虚也。加葱七根、黄连少许，用清泥浆水一钟，临服入蜜五匙，冷服取汗为效。

附子温中汤

治中寒腹痛，自利，米谷不化，脾胃虚弱，不喜饮食，懒言，困倦嗜卧。

附子炮，七分　干姜炮，七分　人参五分　甘草炙，三分　白芍五分　白茯苓五分
白术炒，五分　厚朴姜汁炒，三分　豆蔻面煨，三分　陈皮三分

右水一钟半，姜三片，煎一钟，食前温服。

万灵金枣丹

治男子遗精白浊，脐腹疼痛，下元久冷，五劳七伤，盗汗，妇人白带淫津，子宫久冷，毛孔鸡皮等症。

广木香　沉香　白豆蔻　砂仁　草果　胡桃　官桂　人参　薄荷　香附子炒　五味子去枝，焙干　良姜　桔梗　三棱　川芎　细辛　白茯苓　白芷　甘草　陈皮　槟榔　丁香各一两

右为细末，炼蜜为丸如小枣大，金箔为衣。每服一丸，热酒或盐汤送下。

急救散

治急慢阴症。

川乌七厘　雄黄三厘

右用葱头二段，药为末，入葱内细嚼，热酒尽量饮下，被盖出汗，立愈。

附　中寒单方

人有寒疾肚痛，急无药者，用葱白连须一把，捣烂，布包一薄饼，放在脐

上，用热砖放上烙，或熨斗烙葱饼，热气入脐，其痛即止。甚则更服四逆汤。或盐置脐中，艾灸数十壮。或用胡椒三十六粒，核桃肉七个，葱五根，同捣为泥，好酒煎滚，尽量吃醉睡着，出汗即愈。

一方

治中寒。用连须葱白二十一茎，捣烂，用酒五升煎至二升，作二次灌之。如无葱白，以姜十四片代之。此症如阳气少回，即用炒盐熨脐下气海，勿令气冷。

又方

用橘皮二两，好酒二升，煎至一升，作二次灌之。

中　风

脉浮大而迟者吉，实大洪数急疾者死。治则总以活血利气为主。

中风者，有真中风、有类中风之分。真中风者，中时卒倒，皆因体气虚弱，荣卫失调，或喜怒忧思悲惊恐，或酒色劳力所伤，以致真气耗散，腠理不密，风邪乘虚而入，乃其中也。有中腑、中脏、中血脉、气虚、血虚之不同，因而治法亦有异也。大抵中腑者可治，中脏者难医。有不治之病，凡口开手撒，眼合，尿遗，吐沫直视，喉如鼾睡，肉脱，筋骨痛，发直，摇头上撺，面赤如妆，汗缀如珠，痰喘作声，皆不治也。若动止筋痛，是无血滋筋，故痛，曰筋枯不治。凡卒中昏倒，不省人事，牙关紧急者，此中风痰也，先宜开关导痰正气，然后详视所中某症，则当以某方治之。慎勿胶柱而鼓瑟也。

中风主方

白术去芦，一钱　陈皮一钱　白苓一钱　半夏姜汁泡，一钱　羌活五分　川芎六分　天麻八分　甘草五分

右剉剂，随证施引煎服。

风者，即中腑、中脏、中经之类证见后。加人参八分、防风八分、秦艽八分。

痰者，动作便有痰声，气塞壅盛，脉浮而滑也。加枳实八分、桔梗八分、贝母去心，一钱、瓜蒌仁去壳，一钱、竹沥一盏、姜汁一盏，或盐汤探吐。又因痰四肢不收，心神恍惚，不省人事，加人参、竹沥、姜汁，去羌活、川芎，加生地黄姜汁

炒,一钱、枯黄芩酒炒,八分、川黄连去毛,酒炒,八分、当归八分、白芍一钱、竹沥一盏、姜汁少许,或盐汤吐之。

风湿痰兼者,倏然仆地,目直视,口张不能言,四肢瘫痪,六脉滑缓也。去白术、川芎,加荆、防、白附、柴胡、石菖蒲,水煎,热灌之。必随吐痰一升。候醒,再用主方加白芍、牛膝、荆、防,去苍术、羌活调理。

气虚者,僵仆卒倒,倍加人参、黄芪、竹沥、姜汁,去羌、芎、天麻,或人参、黄芪各四两,顿服。如鼾者,亦属气虚。遗尿者,虚风,治同。

血虚者卒中,用当归、川芎、芍药、熟地黄,俱用姜汁炒制,有痰仍加竹沥。如筋枯,举动便痛,是无血,不能养筋,治同。○血虚,手足木强,难举动者,加当归八分、生地黄姜汁炒,八分、竹沥一盏、白芍八分、桃仁去皮尖,杵,五分、红花酒洗,一分、姜汁少许,或单用四物加竹沥、姜汁。

气虚右痪,手足软弱而无力者,加人参八分、竹沥一盏、姜汁少许。○若气实而能食者,用荆沥。○自汗,加黄芪,去羌、芎、天麻。

气血两虚,左右俱瘫痪者,加黄芪蜜炙,一钱、人参五分、当归一钱、白芍八分、地黄八分、大附子去皮脐,面裹煨,三分、木香三分、沉香三分、牛膝八分、杜仲一钱、防风八分、独活一钱、薏苡八分、肉桂五分、甘草三分。

如左瘫右痪,兼口眼歪斜,麻痹不仁,加青皮、当归、防风、荆芥穗、白芍、桔梗、天台乌、南星、白芷、木香、枳壳、生姜各七分、人参五分。

瘦人中风,属阴虚火热也。加当归八分、白芍八分、地黄八分、牛膝五分、黄柏童便炒,八分、黄芩八分,去羌活、白术、天麻。

肥人中风,属气虚与痰也,加黄芪、人参各一钱、贝母、南星、黄芩、防风、威灵仙、天花粉各八分、附子便制、薄桂各五分、竹沥一盏、姜汁少许。如兼有湿,单用参、芪,加附子。行经用附子,必以童便煮过。如单痰,去参、芪,加瓜蒌仁,少入酒以行经。如肥人善饮,舌木强硬,语言不清,口眼㖞斜,痰气涌盛,肢体不遂,此属脾虚湿热也。加煨葛根、山栀、神曲、人参,去羌活、川芎、天麻。

有因好酒色患中风,四肢麻木无力,半身不遂,加当归八分、芍药一钱、熟地八分、人参八分、黄芪七分、黄柏酒炒,六分、知母六分、姜蚕五分、麦门冬一钱。

如单瘫不遂,无麻木证,去知、柏、姜蚕、天麻,加姜汁、竹沥,多服。

有中风,面目十指俱麻,加人参五分、黄芪蜜炙,八分、升麻五分、柴胡五分、归身八分、木香八分、附子五分、防风八分、乌药八分、麦门冬八分。

如单手麻木，去羌活、川芎、天麻，加桃仁、红花、苍术。

有患中风，卒暴涎流，气闭牙紧，加白芷、南星、甜葶苈、竹沥、姜汁，去羌活、白术、天麻、川芎。

有患中风偏枯，四肢不遂，手足挛拳，去白术、羌活、川芎，加防风、虎胫骨、当归、杜仲、牛膝、续断、金毛狗脊、巴戟、石斛各一钱。

有中风半身不遂，皆如角弓反张，加麦门冬去心，八分、当归一钱、黄连姜汁炒，八分、黄芩七分、荆芥五分、乌药五分。

有因好酒及勤工作，患中风，头目眩晕，加防风八分、人参五分、当归八分、芍药八分、熟地姜汁制，八分、黄连五分、甘蔗汁半盏。

有因好色患中风，四肢麻木无力，半身不遂，加归、芍、地黄、苦参、黄柏、知母、麦冬、参、芪、僵蚕、全蝎、地龙，去羌活。

有患中风攻注四肢，骨节疼痛，遍身麻木，语言蹇涩，加姜蚕八分、枳壳八分、麻黄去节，五分、乌药八分。

有患中风，四肢不知痛痒，麻木，加参、芪、麦冬、归身，去羌活。

有患中风，并小肠疝气，去白术、羌活，加吴茱萸一钱、胡芦巴八分、小茴一钱、熟地八分。

通关散
治中暴风[1]厥，昏迷，卒倒不省人事，欲绝者。
辽细辛去叶、土　猪牙皂角去弦子，炙赤，各一两　藜芦生用，五钱
右为细末，用少许吹入鼻孔中，得嚏为效。

加味导痰汤
治中风痰涎壅盛，不能言语，牙关紧急有热者，宜此。
制南星　制半夏　白茯苓　陈皮去白　枳实浸炒　瓜蒌仁去壳　桔梗　黄连姜汁炒，三分　白术各一钱　人参　当归　木香各五分　甘草三分
右剉剂，生姜三片，水煎。临服，入竹沥、姜汁同服。

1　暴风：原字阙损。据《世医得效方》卷十三"通关散"治"卒暴中风"及残留字迹补。

小续命汤

治真中风邪。中腑者，脉浮而弦，面见五色有表，恶风寒，拘急不仁，四肢风痹。

麻黄去节　人参　黄芩　芍药　防己　川芎　杏仁　甘草　桂枝各一两　防风一两五钱　附子五钱

右剉剂，食前温服。

中风，无汗恶寒，本方麻、防、杏各加一倍，宜针至阴穴出血、昆仑穴、阳跷穴。

中风，有汗恶风，本方桂、芍、杏各加一倍，宜针风府。上二证皆太阳经中风也。

中风，有汗，身热不恶寒，本方甘草加一倍，外加石膏、知母各二两。

中风，有汗，身热不[1]恶风，本方桂、芩各加一倍，外加葛根二两。宜针陷谷穴、厉兑穴。上二证皆阳明经中风也。

中风，无汗身凉，本方附子加一倍，甘草加三两，外加干姜二两，宜刺隐白穴。此太阴经中风也。

中风，有汗，无热，本方桂、附、草各加一倍，宜刺太溪穴。此少阴经中风也。

中风，六证混淆，系之于少阳、厥阴，或肢节挛痛，或麻木不仁，宜本方八两，加羌活四两、连翘六两。

三化汤

治真中风，邪中脏者，脉浮而洪，唇缓失音，鼻塞耳聋，眼瞀便闭，九窍不利。

厚朴姜　大黄酒浸，焙干　枳实麦麸炒　羌活各等分

右剉剂，每服一两，水二盏，生姜三片煎服。

大秦艽汤

治中经者，脉浮弦而涩，外无六经形症，内无便溺阻隔，血弱不能养筋，故

1　不：此字疑衍。不然，"身热不恶寒"与"身热不恶风"症状无不同，无法区分。

手足不能运动,舌强不语等症。

秦艽　石膏各二钱　甘草　川芎　当归　芍药　羌活　独活　防风　黄芩　白芷　生地黄　熟地黄　白茯苓　白术各一钱　细辛五分

右剉,水煎服。如天阴雨,加生姜七片。如心下痞,加枳实一钱,春夏加知母二钱。

羌活愈风汤

治手足战掉,语言蹇涩,神昏气乱。

羌活　甘草炙　防风　蔓荆子　川芎　熟地黄酒洗　细辛　枳壳去穰,麸炒　人参　麻黄去节　甘菊　薄荷　枸杞　当归酒洗　知母　地骨皮　黄芪　独活　白芷　杜仲姜汁炒,去丝　秦艽去芦　柴胡去芦　半夏汤泡　前胡去芦　厚朴姜汁炒　防风各二分半　白茯苓　黄芩　芍药各三分　石膏　苍术米泔浸　生地黄　桂枝各一分半

右咀,水一钟半,煎至一钟,去渣温服。如欲汗,加制麻黄三分。如欲利,加大黄三分。如天阴雨,加生姜一钱。

治半身不遂口眼歪斜神方

人参一钱五分[1]　黄芪一钱　当归二钱　白术一钱五分　干葛八分　甘草四分　红花四分　桂枝五分

右水二钟,姜三片,枣一枚,煎服。此症□多用风气药治之,殊不奏效。此方调理气血,故获速效,分两量可加减。

搜风顺气

治三十六风通用。

车前子水淘洗净,二两五钱　白槟榔二两　火麻子微炒,去壳取仁,二两　郁李仁去皮,二两　川牛膝去芦酒浸,二两　菟丝子酒煮,二两　干山药净,二两　枳壳去穰,麸炒,一两　防风一两　独活净,一两　山茱萸肉一两　大黄五钱,酒蒸

右为细末,炼蜜为丸如梧桐子大。每服二三十丸,酒送下,或米饮亦可。

1　一钱五分:原作"一□五□",作为剂量,据文义补。

气壮者五十丸，常服更妙。

愈风膏

此方养血清热，疏风化痰，通畅经络圣药。

白芍药六两　当归酒洗，六两　黄连七钱　川芎六两　何首乌黑豆蒸过，一两　甘草炙，四两　黄芩三两　生地黄二两五钱　秦艽去芦净肉，三两　羌活一两　荆芥三两　菖蒲九节者，一两　防风三两　大黄酒蒸，一两　南星如半夏制，三两用　滑石水飞，三两　连翘去心，三两　石膏火煅，研，一两　白僵蚕炒，去丝、嘴，一两　山栀炒，一两五钱　蝉蜕一两，去土　海桐皮一两五钱　麻黄去节，三两　白术炒，二两　桔梗一两五钱，炒　红花一两五钱　玄明粉八钱　薄荷三两

右除石膏、滑石、玄明粉三味，另碾极细，余俱为末。同一处，炼蜜为丸如梧桐子大。每服五七十丸，食前白滚汤送下。

大圣一粒丹

治中风不语，左瘫右痪，手足瘫痪，口眼㖞斜，诸般疯症。

大附子炮，去皮、脐　川乌炮[1]，去皮、尖　白附子炮，去皮、尖，各二两　白蒺藜炒，去刺　白僵蚕炒　五灵脂各一两，炒　没药　白矾枯　朱砂各五钱　麝香二钱　京墨一两　金箔二百为衣

右前六味同为细末，后四味研烂，合和，用井花水一盏，研墨尽为度，将墨汁搜和，杵臼内捣五百余下，如[2]弹子大，金箔为衣。每食后临卧用生姜自然汁磨化一丸，同热酒调服，再以热酒随意多少饮之。就无风处卧，衣被厚盖取汗，即愈。切忌食发风毒之物。

飞步丸

治中风瘫痪，手足不能动止，身体不能转侧，及三十六种疯症。

麝香三钱，另研　乳香　没药　虎胫骨醋煮焦　白胶香各一两　自然铜醋淬七次　真京墨烧净烟，各三钱　草乌去皮、尖制，二两　五灵脂二两　地龙去土　当

---

1 炮：原作"泡"。据《证类本草》卷十一"白附子"引《日华子本草》"入药炮用"改。后同径改。
2 如：此前似脱"丸"字。

归　番木鳖去毛,油炙,一两

右如制法,糯米打糊为丸如龙眼大。每用无灰酒磨化一丸,甚者磨化二丸,不可多服。

八仙丹
治左瘫右痪。

酥油五两　虎骨油炙,三两　龟板油炙　芍药二两　白茯苓二两　当归二两,酒浸　人参五钱　乳香五钱　没药五钱　木香五钱

右共为细末,好酒送下一钱。如重加五分。

牛黄清心丸
治中风痰久郁于内,正气虚,邪气盛,一时暴作,卒倒不知人事之症。

胆南星　白附子煨　半夏用皮硝滚汤泡五次,又用皂角易泡一次,又用明矾泡一次,共七次,取晒干,捣粗末听用　川乌用面包煨熟,去面不用,已上四味俱各一两　蝉肚郁金五钱

右五味为粗末,腊月黄牛胆三个,取汁和前药匀,仍入胆内,扎口悬于风檐下,至次年可用合药,再加制过净芒硝一钱、辰砂一钱、雄黄一钱、南硼砂一钱、片脑、麝香各少许

右取胆,内药一两,共一两四钱,研细,稀糊丸大豆大,金箔为衣。每用一丸,姜汤化下。

龙蛇换骨丹
专治男妇左瘫右痪,三十六风。七日见效,如神。

人参　川芎　白芷　蔓荆子　乳香煅　木香　没药煅　何首乌　沉香　防风　天台乌　川乌炮　南星制　天麻　细辛　白附子　黑附子　五味子各五钱　朱砂　麝香各一钱

下锅七味:乌药　桑白皮　苦参　苍术　槐角子　威灵仙各八两　麻黄三斤半

用河水一大桶,将以上七味入锅内水熬。下二分,去渣,再熬成膏汁。和煎二十味药末,搅匀,捣千余下,每丸重一钱五分。每服一丸,用好酒浸,封

固瓷器内，煮一炷香，热服，出汗为度。

白花蛇酒

治一切风症，屡有速效。

白花蛇四两　没药五分，煅　广木香一两　人参一两　川芎五钱　南星牛胆者，六钱当归五钱　细辛五钱　川乌炮，去皮、尖，一两　香白芷五钱　麻黄去节，五钱　白茯苓一两　生地黄一两　熟地黄一两　大黄三钱　防风五钱　川椒五钱　天麻五钱　苍术一两　藁本一两　青皮去穰，三钱　陈皮去白，三钱　真麝香一钱　缩砂仁三钱　朱砂三钱　苍耳草熬膏，四两

右各为咀片，用生绢袋盛之，以无灰好酒二十二斤，将药袋放酒坛内，竹箸扎紧，面封头，入锅内重汤煮三个时辰，取出，埋土七日，出火气。每服一钟。病在下，食前；病在上，食后。其效不可尽述。煮酒时，忌妇人、鸡、犬。

四白丹

此丹清肺气，养魄。中风者，多昏愦[1]，胃气不清利，此药主之。

白芷一两　白檀一钱五分　白茯苓　白术　缩砂仁　人参　防风　川芎　香附子炒　甘草炙，已上各半两　羌活　独活　藿香各一钱半　知母去毛　细辛去灰土，各二钱　甜竹叶二两　薄荷三钱半　麝香二分半，另研　牛黄五分，另研　片脑五分，另研

右为细末，炼蜜为丸，一钱重一丸。临卧嚼一丸，每丸分五七次嚼，以愈风汤送下。

万灵丹

治男妇左瘫右痪，口眼歪斜，半身不遂，失音不语，涎潮闷乱，手足顽麻，骨髓枯燥，遍身疼痛，行步艰难。

川乌以童便浸一宿，去皮、尖，炒干　草乌以生姜汁煮透，去皮、尖，炒黄　石斛去根　苍术米泔水浸，去皮焙干，各二两　何首乌酒蒸过，焙干　香白芷　甘草　当归

1　愦：原作"溃"。虽通"愦"，此为中医术语，为免歧义，改用正字。后同径改。

身酒洗,去垢　天麻　防风　细辛去土　荆芥穗各五钱　川芎二钱五分　麻黄洗去节,煮十数沸,焙干,二钱

右诸药取宜合药,好日辰并晴明天气为末,炼蜜为丸如莲子大。每服一丸,细嚼咽之,专治男左瘫右痪,急闷,热酒下。○眉毛退落,大麻风,冷茶送下。○口发狂言,心邪风,朱砂汤送下。○耳作蝉声,破伤风,热酒下。○遍身疼痛,肺血风,温茶下。○腰疼耳聋,肾藏风,米泔汤下。○身生紫晕风,用防风汤下。○手足退皮,肿,肠风,天麻汤下。○身生癜风,用防风汤下。○筋骨疼痛,气注风,乳香汤下。○口眼歪斜,心热风,冷茶下。○大肠泻血,脏毒风,烧蒜汤下。○身体不觉,顽麻风,温酒下。○指节破裂,毒风,盐汤下。○前后倒地,感厥风,生姜汤下。○发狂肚胀,急惊风,荆芥汤下。○肾冷风,温茶下。○五般沸淋,肾饮风,盐汤下。○鼻生赤黑点,肺间风,防风汤下。○妇人手足热,因血风,紫汤下。○小儿撮口,胎疾风,朱砂汤下。○发随梳落,毒风,地黄汤下。○眼涩痒,热风,米汤下。○妇人产后风,红花汤下。○妇人赤白带下,姜汤下。○手脚拳麻,鸡爪风,石榴皮汤下。○一切骨髓寒风,生姜汤下。

消风散

治诸风上攻,头目昏眩,项背拘急,鼻塞声重,耳作蝉鸣及皮肤顽麻,瘙痒瘾疹,妇人血风,头皮肿痒,并宜服之。

陈皮　厚朴去皮,姜制　人参各五钱　羌活一两　荆芥　甘草炙　茯苓　僵蚕　防风去芦　芎劳　藿香去梗、土　蝉蜕去土,炒,二两

右共剉,作细片。每服八钱,水二钟,葱白二根,煎,食后服。或共为细末,每服二钱,葱汤下。

清气宣风散

治上焦风热不升降,膈上有痰涎,及治两目赤涩,耳鸣,耳塞不聪。

川芎　羌活　熟半夏　生地黄　僵蚕炒,各八分　当归　白术　芍药各钱[1]　防风去芦　甘菊花　枳壳麸炒　陈皮　荆芥　升麻　黄连各五分　蝉蜕炒,六分　山栀仁炒黑,五分　茯苓六分　甘草三分

---

1 各钱:原书如此。可以理解为"各一钱"。

右㕮咀，分作二贴。每贴水二钟，姜三片，枣一枚，煎八分，食远温服。

预防风痿药

凡人觉大拇指及次指麻木不仁，或肌肉蠕动，此风之先兆也，宜服此方。

防风　川芎　当归　芍药　薄荷　麻黄　连翘　黄芩　桔梗　甘草　荆芥　白术　乌药　羌活　僵蚕

○有痰，加半夏、南星、枳实，水钟半，煎服。

附　中风单方

凡遇中风口噤，先用通关散吹入鼻中，候喷嚏口开，次用真正苏合香丸、姜汁调和灌醒。如不醒，急灸百会、人中、颊车、合谷穴。醒后用白术、天麻、当归、川芎、桂枝、半夏、南星、陈皮，㕮剂水煎，加竹沥一盏、姜汁半盏和服，则渐舒矣。万一荒僻之处，一时无药，急取染缸内染布活靛水一碗，煎滚，候温灌入口内，但得入腹即醒。

一方

治中风口眼㖞斜，用括蒌根取汁，和大麦面作饼，令热熨。正便止，勿太过。

一方

治三年中风不效者，取松叶一斤，捣细，以酒一斗煮取三升，顿服，汗出立愈。

一方

治中风不省人事，以香油灌之。

中暑　其脉微弱无力，虚弦细迟

夫暑者，夏令炎天之气也。经曰：寒伤形，热伤气。所以言之，人与天地同一橐钥，夏月天之气浮于地表，则人之气亦浮于肌表，故肤腠疏豁，易于伤感也。若或失宜，热气蒸袭于内，元气被伤耗，散而为暑热不足之证，须当辨认感伤中三者之分。夫感者感于皮毛而为轻病，伤者伤于肌肉而又甚之，中者直中于血脉也，而为病最重。然又有动静之分。若行人途路、农夫田野，动而得之为中暍；又若凉亭水阁，风车挥扇，静而得之为中暑。病本则一，变证迥异，情状具在，而治法昭然矣。

中暑主方　即黄连香薷[1]饮。

香薷三钱　厚朴一钱　扁豆炒，一钱半　黄连一钱　甘草炙，五分

右水煎，俟冷徐徐服。〇如伤暑，腹痛自汗，或吐或泻，身热，依本方。〇头痛，加川芎。〇腹痛泻水，加砂仁、木香、猪苓、泽泻、茯苓、木瓜。〇泻利，加苍术、白茯苓各二钱。〇挟痰饮或恶心，加陈皮、半夏、茯苓、南星、生姜。〇呕痰水，加半夏一钱、生姜五片。〇如伤暑热，邪在肌肉之间，恶心发热，口渴，胸膈满痛，或身如针刺，脉微弱者，加桂枝、枳壳、前胡[2]。〇呕逆心烦，热加炒黄连一钱、姜汁五匙。〇手足搐搦，此暑风也。加防风、羌活各一钱五分。〇小便不利，加赤苓、滑石各一钱五分。〇吐，加藿香、陈皮各一钱五分。〇转筋，加木瓜一钱。〇口渴，加干葛或加天花粉，或加人参、麦门冬、五味，名生脉散。〇气虚，或加人参、黄芪。〇肚痛，加枳壳、赤芍。〇暑夹食，饱闷噫气，或泻，加神曲、苍术、青皮。〇小便赤，或小便血，加童便、炒栀子、黄柏、扁豆。〇表里中暍，发热恶寒，身重疼痛，小便涩，洒然毛耸，手足逆冷，小有劳，身即热，口开，前板齿燥，加参、芪、术、升、归、柴、陈皮。〇脉弱，去黄连，加人参二钱、麦门冬一钱五分。〇虚汗不止，去黄连，加黄芪、白术各二钱。

胃苓汤

治冒暑，腹痛泄泻，或无呕吐。

厚朴去皮　苍术米泔水浸　陈皮　甘草　茯苓　白术　猪苓　泽泻各等分

右用姜三片煎服，加滑石尤妙，或加黄连香薷饮亦妙。

清肺汤

治暑天寒热往来，咳嗽有汗等症。

---

1 香薷：原作"香茹"。为香薷之俗写。据卷一"药性纂要"清暑主药为"香薷"改。后同径改。

2 前胡：原作"全胡"。为前胡之俗称，改用正名。后同径改。

知母　桑白皮去皮　杏仁去皮、尖　人参　黄芩　柴胡　甘草　桔梗　茯苓　滑石　白术

姜三片。煎服。

中暑汤

治静而得之，中暑为病，恶风饱闷，腹痛呕吐，哕，泻，脉沉迟或弦滑者。

香薷　扁豆　厚朴　苍术　陈皮　甘草　茯苓　半夏　山查　藿香　砂仁

右剉剂，生姜煎服。○泻水，加猪苓、泽泻。

中热汤

治动而得之，中热者为病，发寒热，头疼咳嗽，痰血，胸满燥乱，脉浮大而虚者。

柴胡　黄芩　桔梗　贝母　天花粉　香薷　扁豆　黄柏　连翘　滑石　甘草

右生姜煎服。

益元散　一名六一散，又名天水散

治中暑身热，小便不利，燥湿，分水道，实大府，化食，消毒，行积滞，逐凝血，解烦渴，补脾胃，降妄行之火。

滑石水飞，六两　甘草另研，一两

右和匀。每服二钱，新水调服，或冷蜜水送下，为咀煎服。每剂滑石六钱、甘草一钱，水钟半，煎七分，凉服。○心烦神扰，加辰砂五分调用。○痰多加半夏、陈皮。○夜不寐，加麦门冬、酸枣仁、小草。○有汗，五味子、黄芪。○膈胀食少，加白术、茯苓、枳实。○血虚惊悸，加当归、生地黄。○鼻衄，加山栀仁、牡丹皮、茅根。○口渴，加麦门冬、干葛。○小便血，加小蓟、牡丹皮、生地。○淋如砂，加海金砂、车前子。

辰砂四苓散

治劳损太过，夏月暑伤，发热大汗，恶寒战栗，烦渴，脉虚微而数者。

辰砂　猪苓　泽泻　白术　赤苓

右为末，人参作汤调服。本方去辰砂，加肉桂，名五苓散。○加[1]辰砂，名四苓散。

清暑益气汤

治长夏温热蒸人。人感之，四肢困倦，精神短少，懒于动作，胸满气促，肢节疼痛，或气高而喘，身热而烦，心下膨闷，小便赤而数，大便溏而频，或痢，或渴不思饮食，自汗，身重，或下血，脉当隐伏，或尤迟。

黄芪　升麻　苍术　人参去芦,各一钱　神曲煅　陈皮各五分　甘草炙　五味子九个　泽泻五分　青皮五分　黄蘗酒炒　麦门冬去心　当归各四分　葛根二分　白术七分

右用姜三片，枣一枚同煎。食远服，如汗多，去干葛。

参姜汤

治夏秋暑热因过用冷物茶水伤其内，又过取凉风伤其外，以致恶寒发热，胸膈饱闷，或饮食不进，或兼呕吐泄泻，此内外俱寒冷也。

人参　干姜炒紫色　厚朴姜水炒　陈皮　羌活　枳实　白茯苓各一钱　白术一钱五分　甘草炙,五分

右水煎服。

驱暑壮气汤

治夏初春末头疼脚软，食少体热，精神困惫，名曰注夏病，此属阴虚元气不足。

黄芪　人参　麦门冬各一钱　白术一钱五分　陈皮　当归　白芍　黄柏各八分　五味子九粒

右用姜一片，枣一枚，煎服。○有痰，加半夏。○如暑伤元气，伤寒发热，发热汗大泄，无气力，脉虚细而迟，去当归、五味子，加白苓、黄连、香薷、知母。○如去黄芪、当归、黄柏、白苓，加知母、香薷、黄芩，又可为夏暑在途中，常服以壮元气，清热驱暑，预杜吐泻痢疫之剂。

---

1 加：此当为"去"字之误。

附　中暑单方

凡遇中暑，道途之中，神昏卒倒，汤药不便，恐气脱难治，急扶至阴凉处。又不可卧湿冷地，急取路上热土，放脐上拨开作窍，令人尿于其中。待求生姜，或蒜嚼烂，以热汤或童便送下。外用布蘸热汤熨气海，立醒。之后，尤不可饮冷水，只以大剂滋补药投之。如心神恍惚，五苓散，灯心煎，入朱砂末调服。有汗，加黄芪。

一方

治中暑热痰，不知人事欲死者，蚯蚓杵烂，以冷水滤过，浓服半碗。

一方

治热渴心闷，或渴死于路上，以刀掘一穴，入水捣之，取烂地浆灌下即活。

一方

治暑热饮冷腹痛，以热烧酒入盐少许饮之。

一方

治中暑或日晒热极欲死者，取河边沙土，水潆过，日晒干，成拆皮卷上，仰者为之仰天皮。以之泡井华水，滤去渣服之。

中湿门　脉宜滑缓兼涩小

《内经》曰：诸湿肿满，皆属脾土。又曰：因于湿，首如裹。盖其因有从外入者，有自内得者。外入者，或感山岚瘴气，或被雨湿蒸气，或涉水卧地，或汗衣湿鞋，致体重脚气，多自下起，治当汗散，久则疏通渗泄之。内得者，或过食冷浆、瓜果湿面乳酪，或饮酒食后。寒气拂郁，湿不能越，致腹皮疼胀，甚则水蛊痞满，或遍身浮肿，按之如泥不起，当实中宫，淡味渗泄利小便为要。若湿肿脚气，治当汗散。

中湿主方

陈皮八分　甘草四分　赤苓一钱　半夏一钱　酒芩八分　羌活八分　苍术泔浸炒，一钱　白术一钱

右生姜三片，同煎服。○但湿从外入者，加紫苏、防风、猪苓、泽泻、干葛、木瓜各八分。○湿自内伤者，加酒芩、木通、泽泻、砂仁各八分。○挟食及

腹饱闷者，加山查肉、枳实炒，各一钱、木香六分，另研。○头重痛，倍羌活，加川芎、黄芩。○湿在上，倍苍术。○湿在下，加升麻八分。○湿在中焦与痛有实热者，加黄连、木通各一钱。○肥白人因湿沉困怠惰，是气虚，加人参、黄芪各一钱，倍白术。○黑瘦人沉困怠惰，是湿热，加白术、黄芩、白芍各一钱。

五苓散

治内伤外感，温热暑湿，表里未解，头痛发热，口燥咽干，烦渴不止，饮水，小便赤涩，霍乱吐泻，自利烦渴，心气不宁，腹中气块，小肠气痛者，湿热不散，黄疸发渴，一身尽痛等症。

白术一钱　茯苓二钱　肉桂七分　猪苓　泽泻各一钱

右水二钟，枣一枚，煎八分，不拘时候。○阳毒，加芍药、升麻，去肉桂。○狂乱，加辰砂、山栀、黄连。○头痛目眩，加川芎、蔓荆子。○咳嗽，加桔梗、桑白皮。○心气不定，加人参、麦门冬。○痰多，加半夏、陈皮。○喘急，加桑白皮、紫苏子。○大便不通，加大黄、朴硝。○气块，加三棱、香附子。○心热，加黄连、莲肉。○身疼拘急，加羌活、柴胡，或苍术、姜汁，热服微汗。○口干爱水，加干葛、天花粉。○鼻衄，加山栀仁、侧柏叶。○五心热，加柴胡、地骨皮。○水气，加甜葶苈、木通。○小肠气痛，加茴香、木通。○眼黄五疸，加茵陈、木通、滑石。○霍乱转筋，加藿香、木瓜。○如湿寒，小便自便清白，大便泄泻，身痛，身无汗，加生附、苍术、木瓜。○如患湿，背间身体如负有二百斤之重，加干姜、木通、酒芩、苍术。

除湿汤散

治寒湿所伤，身体重着，腰脚酸疼，大便溏泄，小水不利之证。

苍术米泔浸　白术生用　白茯苓各二钱　陈皮一钱,去白　厚朴姜制　藿香各八分　半夏曲一钱,炒　甘草五分,炙

右水二钟，姜三片，枣一枚，煎八分，食前服。○小便蹇涩，加木通、泽泻。○足下肿，加木瓜。○面目肿，加羌活、枳壳、防风。○脾虚发肿，加人参、白芍。○遍身浮肿，加大腹皮、生姜、木香。○口渴，加干葛、升麻。○目黄，加茵陈、山栀仁。○身热，加黄芩、柴胡。○内热，加地骨皮。○小腹疼，加吴茱萸。○胸膈痞满，加炮姜、枳实。○吞酸吐酸，加姜炒黄连、吴茱萸。

○饮酒人吐酸，加砂仁、黄连。○呕吐清水，加[1]半夏、红豆蔻。○脚底热，加肉桂。○心烦，加山栀仁。○如湿气，腰似折膀，似水冷无力，加附子、苍术、木通、牛膝、杜仲、酒芩、猪苓、泽泻、黄柏、知母。

羌活胜湿汤

治脊疼项强，气上冲，腰如折，遍身骨节疼痛。

羌活　独活各一钱　藁本去芦　防风去芦　甘草炙　川芎各五分　蔓荆子三分　黄柏酒炒，一钱　苍术米泔水炒，一钱　制过附子五分

右水二钟，姜一片，煎至一钟，去渣热服。

麻黄加术散饮

治湿胜，身烦疼痛，无汗，湿在上。

麻黄二钱，去节，水浸去沫　桂枝一钱　甘草炙，一钱　杏仁十二个　白术二钱，土炒

右水二钟，姜一片，煎至一钟，温服。○若湿胜，小便不利，烦渴，湿在下，用五苓散去肉桂，换桂枝五分；如热甚，去桂枝，加石膏一钱。

升阳除湿汤

治上下湿，此药升降通用。

升麻　柴胡　防风　神曲炒　泽泻　猪苓各一钱半　苍术二钱炒，　甘草五分，炙　麦芽炒，一钱

右水二钟，姜三片，枣二枚，煎一钟，热服。

防己汤 治风湿身重，汗出。

黄芪二钱五分　白术二钱　防己二钱　防风一钱五分　甘草一钱　生姜三片　大枣二枚

右水二钟，煎一钟，不拘时候。

1　加：原作"多"。据文义改。

加味渗湿汤

治患湿气,两膀疼,难行腰痛,小便中有白浊。

陈皮　茯苓　猪苓　泽泻　香附　抚芎　人参　白术　木通　防己　苍术　苍耳　甘草　黄柏　知母　牡蛎　龟板　熟地　芍药

右姜、枣煎,热服。

祛湿百应丸

治一切因湿所致之病,不拘黄肿、黄疸,俱效。

猪苓　木通　苍术　麦芽　瞿麦　牵牛　厚朴　泽泻　陈皮　车前　草果仁　乌药　大腹皮　滑石　槟榔　香附　砂仁　青皮　赤苓　甘草

右剉剂,俱为细末,醋糊为丸,酒下或煎服亦可。但服此药,必先要以香苏散表之。

治湿肿方

土茯苓四两　何首乌三钱　当归一钱　川朴一钱　金银花一钱

如湿在上,加川芎一钱,不用牛膝;湿在下,加牛膝一钱,去川芎。右水二钟,煎一钟半,服。

附　中湿单方

凡遇有风湿之病,欲常服除湿。壮筋骨明目宜用苍术一斤,米泔浸,竹刀刮去皮,晒干为片,一半用童便浸一宿,一半用酒浸一宿,焙干,为细末。每服一钱,空心盐汤或酒调下。

一方

治诸般湿气,用姜、葱汁,不拘多少,熔[1]广胶在内,敷患处,将白绵纸盖上,炒熟麸皮在上,日逐磨运,自然发散而愈矣。

一方

治湿气,用芥菜子捣细,醋调均,敷患处,任痛即止。

---

1 熔:原作"镕"。同"熔",据改。后同径改。

卷之三

金溪　龚居中　应圆父编辑

潭阳　刘孔敦　若朴父参订

瘟疫 脉宜浮弦

瘟疫者，乃天行之时气，尔家我室，病则一般，有病者，有不病者。病者气虚，邪气易入；不病者气实，邪气难入。治宜分其内外虚实，按其时气流行，切不可作正伤寒治法，而大汗、大下也，惟以清热解毒为主。○若脉浮紧，无汗者，可散，宜干葛、苍术、柴胡、黄芩、枳壳、升麻、桔梗、防风、人参、甘草、黄柏之类。○若脉浮洪，有汗者，可清，宜黄芩、黄柏、知母、山栀、柴胡、人中黄、童便、甘草之类。○若脉洪实、谵语者可下，宜大黄、黄连、黄芩、柴胡、枳实、天花粉、芍药、甘草、山栀之类。

若冬瘟之病，非其时而有其气。盖冬寒时而反病温，此天时不正，阳气反泄，脉当浮洪。治宜辛寒以清之，胡黄芩、甘草、半夏、天花粉、知母、黄柏、干葛、枳壳、茯苓、桔梗、羌活、川芎、白芷、生姜之类。

若寒疫之病，却在温暖之时。盖春温时而反病寒，此亦天时不正，阴气反逆，脉当弦洪。治宜甘温以散之，柴胡、干葛、川芎、升麻、枳实、陈皮、半夏、黄芩、生姜之类。

若三月后晚发症，头痛，身热恶寒，脉洪数，先用羌活冲和饮，后用六神通解散之类。

瘟疫[1] 主方

大黄　黄连　黄芩　人参　桔梗　防风　苍术　滑石　香附　人中黄作法：用竹筒两头留一节作一窍，纳甘草于中，仍以竹木钉闭窍，置于大粪缸中浸一月，取出晒干，名人中黄。如无此味亦可。

右为末，神曲糊丸。每服六七十丸，气虚者四子汤[2]下。○血虚者，四物汤下。○痰多者，二陈汤送下。○热甚者，童便下。

六神通解散

治春末夏初伤寒，并时行热病，发变甚捷。但凡瘟疫初起，预用伤寒内藿

---

1 瘟疫：原作"伤寒"。《伤寒》篇下已有"伤寒主方"，此在《瘟疫》篇下，当为"瘟疫"二字误，据文义改。

2 四子汤：当为四君子汤。中医古籍中，无此省文。

香正气散煎一大碗，每人服一碗以防未然。若已病，用前九味羌活汤，并此服之，皆有奇效。

麻黄去根节，一钱。南方春夏不用　防风一钱半　黄芩　石膏末　滑石末各二钱半　苍术四钱　甘草一钱

右用姜三片，葱白五寸，淡豆豉五十粒，水二大钟，煎一大钟，热服。微汗即解。

升麻葛根汤

治大人、小儿时气瘟疫，发热头痛及疮疹未发、已发，疑似之间，并服极稳。

升麻　葛根　白芍各一钱半　甘草一钱

右用姜三片，葱白三寸，水一钟半煎服。○头疼加川芎、白芷各一钱。○身痛皆强，加羌活、防风各一钱。○发热不退，春加柴胡、黄芩各一钱五分、防风一钱，夏加黄芩一钱五分、石膏末二钱。○咽痛加玄参、射干、桔梗各一钱。○头项面肿加防风、荆芥、连翘、白芷各一钱五分、石膏三钱、牛蒡子、川芎各一钱。○恶寒发热，加黄芩、柴胡。○心烦不寐，加麦门冬、当归。○胸膈烦满，加陈皮、厚朴。○有痰咳嗽，加半夏、橘红。○恶心、呕吐，加半夏、姜汁。○口渴，加天花粉。○齿颊痛，加丹皮、石膏。○皮肤搔痒，加白芷、羌活。○大人遍身瘾疹，加防风、苍术各一钱半、牛蒡子、苍耳子、浮萍草各一钱。○头眩，加天麻、藁本。○小儿麻疹，加防风、连翘各一钱。○痘疹未发，依本方。已发属热，加连翘、紫草各一钱。

牛蒡芩连汤

治积热在上，头项肿起，或面肿，多从耳根上起，俗曰大头瘟，并治烟瘴。

黄芩酒炒，二钱半　牛蒡子炒，研　黄连酒炒，一钱半　桔梗一钱半　连翘　玄参各一钱　大黄　荆芥　防风　羌活各三分　石膏一钱半　甘草一钱

右剉剂，生姜煎，食后细细呷服。每一盏，做二十次服，常令药在上，勿饮食在后也。○如湿气在高巅之上，病大头瘟者，用酒蒸大黄、酒芩、羌活、防风、桔梗、赤芍、连翘、薄荷、甘草亦可。○如天行大头病，发热，脉洪大，或喉闭者，加白芷、柴胡、射干、枳壳、川芎、大黄，去石膏。利一二次，去大黄，加人参当归调理。有痰，加姜汁、竹沥服之。

二圣救苦丸

治时行热病，通用二方。

僵蚕一两　大黄二两

右为末，姜汁为丸如弹子大。每用井花水磨服，或川大黄四两，酒拌蒸晒干，猪牙皂角去弦子[1]，为末，水打稀糊，为丸绿豆大。每冷绿豆汤送下五七十丸，以汗为度，亦妙。

阴阳二圣散

治四时瘟疫，头疼体痛，口渴心烦，潮热不退，胸膈痞满，咽喉肿痛，二便不通，或时咳嗽，口鼻失血，痰涎涌盛等症，不问表里。

粪硝二两　雄黄五钱　神砂五钱　寒水石三两，水飞　石膏二两，煅　滑石四两，水飞　甘草一两半　薄荷三两　天花粉二两，蜜浸炒　礞石五钱　大黄一两，酒蒸

右为末，每用一钱，以生茶擂，井水一碗，勾入百沸汤一碗，调服。即未病者，每日服一钱，与病人同睡，亦不传染，神妙。

神术散

治闽广山岚瘴气，不伏水土等证。

陈皮　厚朴　藿香各一钱半　苍术二钱半　甘草各一钱

右用姜三片，枣一枚，煎服。

附　瘟疫单方

凡入瘟疫之家，以麻油调雄黄为末，涂鼻孔中；或预饮雄黄烧酒一二杯，然后入病家，则不相传染。既出，则以纸捻探鼻深入，令喷嚏为妙。

一方

治虾蟆瘟属风热之证，用侧柏叶捣汁，火煅蚯蚓粪敷，或丁香尖、附子尖、南星，醋磨敷。

一方

治天行疫疠，常以东行桃枝剉细煮浴，极好。

1　去弦子：原三字漫漶。据上文药方中"猪牙皂角"炮制法补。

一方

治天行病六七日，热盛心烦狂见鬼者，绞人屎汁饮数合，甚妙。

○见证

二三日，体热腹满，头痛，饮食如故，脉疾而直，八日死。

四五日，头疼腹满而吐，脉细，十二日死。

瘟病八九日，头身不疼，目不赤，色不变，而反利，脉来牒[1]牒，按之不鼓手，时大，心下坚，十七日死。

瘟病汗不出，出不至足者死。虚软者死。

瘟病下利，腹中痛甚者死。

瘟病厥逆，汗自出，脉坚强急者生。

内伤 气口脉三倍大于人迎

夫内伤，不必皆房劳，或饮食伤脾胃，或劳倦伤神气，皆谓之内伤，但不若房劳为甚耳。分而别之，饮食所伤，为之有余，法当消导运脾；劳倦所伤，为之不足，法当补中益气。惟房劳，必须分两截治之，先清其外邪，而后补其内虚矣。至如先有内伤而后感寒，谓之内伤挟外感；先有外感，而又内伤，谓之外感无内伤。此大同小异，其治法亦大略相同也。

内伤主方

即补中益气汤加减。

人参一钱半　黄芪一钱半,蜜炙　白术一钱　当归一钱　陈皮八分　升麻五分　柴胡五分　甘草炙,七分　半夏一钱二分　黄柏八分　茯神　枣仁　贝母　枸杞各一钱二分

右用姜三片，枣一枚，水煎，食远服。○按此方治饮食劳力，勤苦伤神，饥饱失时，症类疟状，发热头疼，恶寒，身强体痛，苦劳极，复感风寒则头疼如破，全似外感伤寒之症，但右手气口脉三倍大于人迎为异耳。○如有热，加黄

---

1 牒：通"叠"。

芩、黄连。○咳嗽，加桑白皮、麦门冬。久嗽乃肺中伏火，去参、芪。○汗多，去升麻、柴胡。○神思不宁，惊悸怔忡，加石菖蒲、柏子仁、远志。○夏月神短，加麦门冬、五味子。○口干，加干葛。○身刺痛，乃少血，加当归。○头痛，加川芎、蔓荆子。头顶痛，加藁本、细辛。○诸头痛，并用此四味。○有痰，加半夏、生姜。○饮食不下，乃胃中有寒，或气滞，春加青皮、陈皮、木香；冬加益智仁、草豆蔻仁；夏加芩、连；秋加槟榔、砂仁。○心下痞，加枳实、黄连、白芍。○腹胀加枳实、木香、砂仁、厚朴。天寒，加姜、桂。○腹痛，加白芍药、炙甘草。有寒，加桂心。夏月加黄芩、甘草、芍药；冬加半夏、益智仁、草豆蔻。○胁痛，加砂仁、柴胡、甘草、白芍药。○如脐下痛，加熟地黄。不止乃是寒，加官桂。○脚软，加黄柏、防、杞。○犯房者，阳虚，去升、柴、黄柏、贝母，加肉桂、附子。阴虚去升、柴、柏、贝，加熟地、山药。○食不知味，加神曲。

青阳顺气汤

治因饮食劳役所伤，腹胁满闷，短气，遇春则口淡无味，遇夏虽热犹寒，饥常如饱，不喜食冷。

黄芪蜜炙，一两　草豆蔻二钱　人参一钱　制半夏二钱　当归身一钱　陈皮一钱　神曲一钱，炒　升麻　柴胡[1]　黄柏酒炒，五分　甘草炙，五分

右剉，每剂一两，生姜三片，水煎服。

生姜五苓汤

治大饮冷水伤脾，遇饮酒而伤气。

生姜　猪苓　泽泻　白术　白苓　半夏　枳实各一钱　甘草三分

右用水一钟半，煎七分，温服，取小汗，此治伤饮之轻者。若重而水蓄积为胀满者，本方去甘草，加大戟长流水煮三次，去皮，晒干，七分、芫花醋浸，炒干、甘遂面包煨，去面去心，各八分、黑牵牛研末，二钱、槟榔一钱，用水二钟，煎一钟，空心服，利水尽即愈。

1　升麻　柴胡：二味原书未出剂量。这种情况在本书中并不少见，无依据未敢妄补，维持原样。后同此者，不再注。

半夏神曲汤

治过食寒冷硬物及瓜果,致伤太阴、厥阴,或呕吐痞闷,肠澼[1],或腹痛恶食,此治伤之轻者。

陈皮一钱　白术一钱五分　半夏一钱二分　干姜炒,八分　神曲炒,一钱　三棱醋炒　莪术醋炒　白苓　山查去核　枳实炒,各一钱　砂仁七分,炒　麦芽炒,八分

右姜煎,热服,不拘时候。

神保丸

消一切生冷积滞,此治伤之重者。

全蝎干者,十个　胡椒二钱　木香二钱五分　巴豆四十九粒,去壳、皮、心、膜、油

右三味为末,入巴豆霜和匀,炊饼为丸如麻子大,朱砂为衣。每服五十丸,随症调,冷饮下。按,此丸北人甚效,南人斟酌用之,小儿二丸。

万病遇仙丹

治湿热内伤血分之重者。

黑牵牛一斤,半生、半炒,取头末五两　大黄酒浸,晒干　莪术　三棱　皂角去弦子　枳壳　茵陈　槟榔各四两,俱生　木香一两

右为细末,用大皂角打碎去子,煎浓汤,去渣,煮面糊为丸如绿豆大。实而新起者二钱,虚而久者一钱,俱白汤送下。小儿各减半,食积所伤本物煎汤下。○大便不通,麻仁汤下。○小便不通,灯心木通汤下。

枳实橘丸

治伤饥过饱,脉弦大而滑者。

白术二两　陈皮一两　枳实一两,麸炒

右为细末,荷叶包饭,微火煨令香,取出杵烂,和药末为丸如绿豆大。每服五六十丸,清米汤下。○若元气素弱,饮食难化,食多则腹内不和,疼痛泄泻,此虚寒也,加人参、白芍酒炒、神曲炒、麦芽炒,各一两、砂仁、木香各五钱。

---

1 肠澼:原作"肠癖"。"过食寒冷硬物及瓜果致伤太阴"所致的腹痛泄泻疾病,应该是"肠澼"而不是"肠癖",故改。后同此者径改。

○素有痰火，胸膈郁塞，咽酸噎气，及素有吞酸吐酸之症，此皆湿热也。加黄连姜汁炒、白芍酒炒、陈皮各一两、川芎四钱、石膏、甘草各五钱、砂仁、木香各一钱。○伤食过饱，痞塞不消，加神曲、麦芽、山查各一两。食积痞块在腹者，再加黄连、厚朴俱姜制，各五钱。积坚者，再加蓬木醋煮、昆布各三钱。○伤冷食不消，腹痛溏泄，加半夏姜制一两、砂仁、干姜各炒、神曲、大麦芽各五钱。○人性急恼，夹气伤食，气滞不通，加川芎、香附米炒，一两、木香、黄连俱姜汁炒，各五钱。○胸膈不利，过服辛香燥热之药，以致上焦受伤，胃中干燥，呕吐噎膈反胃，加黄连姜炒、山栀仁炒，各五钱、白芍、当归俱酒洗、桔梗、甘草、石膏各五钱。胸膈顽痰胶结及大便燥秘，再加芒硝五钱。○素有痰火，加半夏、橘红、白苓各一两、黄芩、黄连俱姜汁炒，各五钱。○人能食，好食，但食后反饱难化，此胃火旺、脾阴虚也，加白芍酒炒，一两一钱、人参七钱、石膏火煅，一两、甘草五钱、黄连炒、香附炒、木香各四钱。

○年高人，脾虚血燥，易饥饱，大便燥难，加白芍、当归各二钱、人参七钱、升麻、甘草各四钱、山查、大麦芽、桃仁去皮、尖，各五钱。

羌活汤

治强壮之人，虚未甚者，因房劳感寒发热，为内伤挟外感，初起一二日者，寒邪尚在表，宜此速发其汗。

羌活　苏叶　干葛各一钱　苍术　防风各六分　白芷　川芎　陈皮去白，各五分　生香附七分　甘草三分

右生姜三片同煎，热服取汗。一汗之后，即用人参一钱半、麦门冬二钱、五味子五分，煎服补之。如觉精神虚弱，连服数次。觉有火，加酒炒黄柏三分。

加减参苏饮

治怯弱之人虚甚者，因房劳感寒发热，为内伤挟外感，初起一二日，寒邪尚在表者，宜此速发其汗。

人参五分，虚甚者加至一钱　苏叶　干葛各一钱　去白陈皮五分　制半夏五分　白茯苓六分　甘草三分　香附　白芷　小芎[1]各五分　防风五分

右用生姜三片同煎，热服取汗。一汗之后，即用人参二钱、蜜炙黄芪、归

1　小芎：应该是小川芎的省称。《普济本事方》中有"小川芎"，《医学入门》中有"小芎劳"。

身、麦门冬各一钱五分、陈皮、炙甘草、柴胡、白术各五分、北五味九粒、生姜一片、胶枣肉一枚，同煎补之。若发汗后不补则虚阳外散，发热死矣。

附　内伤单方

一方

治伤食，用酒曲一二个，草纸包，水湿透，火煨，水淬服。

一方

治房劳，感寒发热，不敢发表，用滚水多服，被盖出微汗，汗后用人参、门冬煎汤服。

脾胃 脉宜缓

人之一身，脾胃为主。脾司运化，胃司纳受，一纳一运，化生精气，津液上升，糟粕下降，人无病矣。倘或饮食不节，或起居不时，或食后即药，或药后即睡，或服药太多，皆能损伤脾胃，脾胃既损，纳受皆难，元气虚损，不化饮食，百邪易侵，遂成脾胃之疾。若妄用辛热之药，必助火消阴，而反害其脾胃也。惟宜平胃健脾，清膈化滞。庶脾胃强健，饮食消化，而无病矣。

○脾胃主方

枳实　白术土炒　白茯苓各一钱　炙甘草三分　麦芽　半夏炮　陈皮　砂仁各五分　黄连　香附　山查各五分

右剉剂，姜煎服。○如有气，减白术，加神曲、青皮。○有痰火吞酸之症，加姜汁各五分[1]。○伤冷食不消，肚痛溏泻，加神曲、干姜各五分。○伤食恶食者，胸中有物，宜导痰养胃，加苍术，去黄连。○饱闷者，倍山查，加神曲八分，去黄连。○头痛发热者，加苍术米泔炒，八分、柴胡八分、黄芩八分，川芎倍加。○身积者，加萝卜子、连翘。○若忧抑伤脾，不思饮食，炒黄连、酒芍药、香附，和益元散一料、红曲半两，以姜汁浸蒸饼丸服。○若吃面有伤，呕吐发热

---

1 各五分：此处原文当有误。不仅"各"字为衍，且"姜汁"为液体，不当用重量单位"分"计数，而当用"盏"等容量单位计数。

头痛者，加白芍、苍术、人参、生姜煎服。○若过饮酒，早晨吐酒者，宜用瓜蒌、贝母、山栀、石膏、香附、南星、神曲、山查各一两、枳实、姜黄、萝卜子、连翘、石碱各五分、升麻五分，姜汁蒸饼丸，白汤下。

平胃散

能健脾进食，和胃祛痰，调畅荣卫及疗四时感冒，手足腰疼，五劳七伤外感风寒、湿气，内伤生冷饮食等症。

陈皮　苍术　川厚朴　甘草各一钱

右水二钟、姜三片，枣一枚，煎七分，食远服。○如胃弱，加君子汤。○胃寒饮不消，加白豆蔻、人参、茯苓。○脾胃不和，不思饮食，口不知味，痞闷不舒，加香附、砂仁、人参、白术、茯苓、木香、白豆蔻。○脾胃不思饮食，食后到[1]饱，加香附、砂仁、人参、茯苓、白术、半夏、益智仁、木香、白豆蔻，去苍术。○五劳七伤有热，加黄芩、柴胡。○手足酸疼，加乌药、桂枝。○痰嗽发疟，加草果、乌梅。○冷热气疼，加茴香、木香。○水气肿满，加桑白皮、木通。○有气，加茴香。○酒伤脾胃，加丁香、砂仁、葛根。○伤食，加白豆蔻、草果。○四时泄泻，加肉豆蔻、诃子。○风痰，加半夏、皂角。○腿膝冷疼，加牛膝、肉桂。○腿痹，加菟丝子、羌活、防风。○浑身拘急有热，加柴胡、黄芩。○痢疾，加黄连。○头疯，加藁本、白芷。○气块，加三棱、莪术。○冷泪，加夏枯草。○腰痛，加杜仲、八角茴香。○眼热，加大黄、荆芥。○妇人腹疼，加香附子、乌药。○有瘟疫时气二毒，寒热头疼，加抚芎、葱白。○妇人赤白带下，加黄芪、当归、茯苓。

枳实青皮汤

治食热物过伤太阴厥阴，呕吐，膨胀，下痢。

白术一钱半　枳实　陈皮　青皮　黄连姜汁炒　麦芽　山查肉　神曲炒，各一钱　甘草三分　酒大黄一钱七分

右用水煎，温服。○此治伤之轻者，伤重用后方。

---

1 到：疑为"倒"之音误。"倒饱"，即谓食后不消化，始终有饱胀感。《万病回春》等明代医书亦有此用法。

葛根解醒散

治饮酒太过，致呕吐痰逆，心神烦乱，胸膈痞塞，手足战摇，饮食减少，小便不利。

白豆蔻　葛根各五分　砂仁五分　干姜　神曲炒　泽泻　白术　青皮　木香二分　陈皮去白　猪苓去皮　人参五分　茯苓五分

右为细末，每服三钱，白汤调下，得微汗，酒病去矣。

备急丸

治胃中停滞寒冷之物，大便不通，心腹作痛者。

大黄　干姜　巴豆去油，一两

右为末，炼蜜丸，捣一千杵，丸如小豆大。每服三丸，白汤下。

香砂枳实丸

能快脾胃，消宿食，导郁滞。

白术二斤，饭上蒸　广陈皮八两，洗　枳实五两，麸炒　神曲二两五钱，炒　山查肉三两，蒸　砂仁一两二分，炒　广木香六钱五分[1]

右为末，老粳米煮荷叶汤，滴丸绿豆大。食远白汤下百丸，小儿五十丸。

健脾丸

久服大有益于人。

白术微炒，五两　陈皮去白，三两　半夏姜制，三两　神曲炒，二两　山查蒸麸子，一两　甘草炙，一两　茯苓去皮，二两　白芍炒，二两　归身酒洗，一两　川芎一两　黄连姜汁炒，一两五钱　香附童便浸，一两　枳实麸炒，一两

右用荷叶煎汤，打米糊为丸如桐子大。每服八十丸，白汤下。

保和丸

能快脾消食，不致积聚所伤，大人小儿男妇，俱可常服。

白术一斤，蒸　陈皮八两，洗　川厚朴八两，姜汁炒　苍术半斤，炒　炙甘草六

1　广木香六钱五分：此后原衍"广木香六钱五分"，明显误刻，删。

两　山查肉六两,饭上蒸　谷芽半斤,炒　萝卜子四两,炒

右为末,老粳米煮汤,滴丸绿豆大。以白汤送下一钱,多至二钱。无郁滞者,不必多服。

三因冲和丸

此丸养心和脾,疏肝开胃,畅达三焦,通贯五脏,赞坎离有升降之能,和表里无壅塞之患。利用一元,斡旋五内,为内因外因、不内外因之统领者也,屡试神效。

人参末,一两　石斛末,一两　白豆仁末,一两　山查肉末,二两　广陈皮末,一两,右五味合研匀,碗盛碟盖,饭上蒸一食取起,待冷方开　香附童便浸一日,温水洗净,末,醋制,细末,二两　远志甘草汤泡,去骨,取末,一两　山栀炒焦,取末,二两,右三味研匀,蒸法如前　苍术米泔水浸洗,炒黄,取末,二两　海石末,二两,右二味同蒸,法如前

右制,用谷蘖取粉,打糊为丸如梧桐子大,晒干,用益元散五钱、水飞过神砂五钱,共研匀为衣,食后少须白汤下。量人大小轻重丸数服之,常用五十丸。胃开气顺,少觉舒泰则减数服之。后与补中益气、六君子汤相兼服。此丸不犯炎凉,少服无妨,平康为度。不拘内外诸病,服其该科之药而兼此丸。每日一服则胃和,善宣行诸药,以捷成功,此秘妙之属,慎无忽焉。

木香和胃丸

治胸膈不利,宿食不消。

木香三钱　青皮去穰,一两　陈皮去白,一两　广莪醋煮,两半　香附炒,去毛,一两　黑白牵牛各一两

右共为末,醋糊为丸梧桐子大。每服三十丸,或五十丸,食远白汤或茶下。

乌鸡润胃丸

治脾胃虚弱。

香附醋炒,去毛,一两　当归身一两　红椒去目,一两　白茯一两

右为末,乌鸡一只,去毛杂,将米醋蒸烂,捣如泥,同药末为丸如梧桐子大。每服五六十丸,空心盐汤、温酒任下。

附　调理脾胃单方

凡脾胃虚弱，服药无效者，用苦槠[1]、莲子肉、芡实肉三味为末，日日搅羹服。

一方

治脾胃湿盛，用水和麦面一团，包一白萝菔于内，入灰火中慢慢煨焦，取起，去萝菔，将面为末。每日空心白汤调五钱服。

痛风　脉宜浮弦　○附瘫痪

人于平昔受风寒湿不正之气，入于经络之中，致使血气凝滞，津液稽留，久而拂郁，固结不散，气血难行，邪正交争，致四肢百骸走注疼痛，或日轻夜重，或阴雨痛甚，有时肢节发肿，他方谓之白虎历节风是也。世医不知，而以香燥之药治之，助火生病，其痛愈甚，法当除风寒，去湿气，清热化痰，开郁行气，则血气流行，痛方愈矣。

痛风主方

即乌药顺气散。

麻黄去节　陈皮去白　乌药去木，各一钱半　川芎　枳壳麸炒　白芷　白僵蚕炒去丝　干姜炒，四分　甘草　桔梗各八分

右用姜三片，葱白三寸，水酒一钟半，煎八分，食远服。○男妇风气攻注，四肢骨节疼痛，遍身麻痹，手足瘫痪，语言蹇涩，筋脉拘挛及脚气步履艰辛，腰膝软弱，妇人血风并老人冷气，胸膈胀满，心腹刺痛，吐泻肠鸣等症，俱依本方。○拘挛，加木瓜、石斛各八分。○温气，加苍术、白术各一钱、槟榔七分。○脚气浮肿，加牛膝、五加皮、独活各八分。○遍身疼痛，加官桂五分、当归一钱二分、乳香、没药各七分，另研和服。○腰疼，加杜仲一钱、大茴香七分。○虚汗，去麻黄，加黄芪一钱半。○潮热，去干姜，加黄芩、柴胡、青藤根各八分。○胸膈胀满，加枳实、蒁术各八分。○胁间疼痛，加虎胫骨、石楠叶、青木香各八分。○头眩，加细辛五分、茶芽七分。○手足不能举动，加防风、川续断、威灵仙各一钱。

---

1 槠：原作"株"。株子乃槠子之俗写，今改用正药名。

○阴积浮肿，合和五积散。○四肢皆有疼痹，加川乌、附子、官桂各八分。○麻痹疼痛极者，合三五七散。○左瘫右痪，加当归、天麻、白蒺藜各一钱。二三年不能行者，合和独活寄生汤服。○妇人血气，加防风、荆芥、薄荷各七分。风气日夜疼痛，午间轻，夜又重，合和神秘左经汤。

三和饮子

治肢节肿痛，肿属温病、属热，兼受风寒，所以流注于肢节无已也。

麻黄　赤芍　防风　荆芥　羌活　独活　白芷　苍术制　黄芩　枳实麸炒　桔梗　葛根　川芎　甘草　归梢　升麻　黄柏　槟榔　泽泻　没药五枚　大腹皮

妇人加红花煎服。○当归拈痛汤、独活寄生汤皆可用。

左金丹

治气风流注，浑身疼痛。

川乌炮，去皮　川芎　桃仁各一两　五灵脂二两

右为末，酒糊为丸如梧桐子大。每服三十丸，热酒送下，核桃肉过口。

神应通灵散

专治小儿男妇远年近日诸风百损，遍身不遂，双足不能动履，筋骨不活，疼痛，左瘫右痪，悉皆治之，此方神妙。

蕲蛇四两，浸酒，炙黄色　黄柏一两半，蜜炒　当归二两　雄黄二两，姜汁制　白芍一两半　木瓜四两　牛膝二两　杜仲二两，去粗皮，姜汁炒　秦艽一两半　川芎一两半　人参一两　苏木五钱　槟榔七钱　黄芪二两半　枸杞一两半　苍术三两　五加皮去骨，四两　虎胫骨二两，酥炒　木香八钱　小茴一两二钱　何首乌四两[1]　蝉退一两，去头、足、土灰　草乌五钱，炒　白术一两　沉香五钱　粉草六钱　石乳香一两　没药一两，箬叶炒　松节一两半，要暗节包如球者佳　川乌五钱，煨　麻黄一两　麝香五分

右精制为细末，炼蜜为丸如梧实大。每服五十丸，空心好酒送下，三次。

1　四两：此后原有一字，似"总"，似"忘"，不易辨认。此二字均无意义，故删。

忌油腻,自死之物,牛、犬、猪母、鱼虾之类,并房室、七情喜怒。又取头末为丸,后粗末,每三两加小枣去核四十九个、炒栀仁四十九粒、带皮生姜五钱、蕲州蛇末四钱。如无,以乌梢蛇代亦可。浸无灰酒一大缸,凡煮药时先做小苎布袋,袋药以小线系定,吊在缸内,外笋箬包口,外以糯米百粒放上,以箬叶一重包之。入水煮米成饭,取出将泥封固缸口,埋在土内七日,取出。任意服之,随量浅深,以半醉为度。右此方不可轻传非人。又如做半料,轻者服之即愈,甚者要服全料,妙不可言。

腾空散

专治男女久年风症,不能动履者,计日取效。

防风一两　蒺藜一两　山茱萸一两　白花蛇一两半　独活一两半　人参一两半　远志一两　菖蒲一两　牡丹一两半　金毛狗脊[1]一两　当归一两半　杜仲一两半　牛膝一两　牡蛎一两　薏苡仁一两　蛇床子一两　附子一两半　茯苓一两半　天花粉一两　紫菀一两　甘菊花一两　黑牵牛一两　桔梗一两　黄芪一两半　白术一两半　蚕蛾一两半　牛蒡子一两　虎胫骨一两半　苍术一两　生地一两半　芍药一两半　干姜一两半　柏子仁一两半　菟丝子一两半　苁蓉一两半　天雄火煨,酒洗,一两　草薢一两　石斛一两　续断一两　枸杞子一两半

右四十味,依制法[2]共为散,用绢袋袋起,将老酒一坛,浸至十日。随量每日进服,以愈为度。余酒又可与有疾之人饮,效。

擒龙捉虎丸

专治三十六种风、七十二般气,悉皆神效。

草乌白者,五钱,一半用生,一半姜汁炒赤　川乌五钱,炮　牛蒡子五钱　虎胫骨五钱,醋炙焦淬　京墨二钱半　真桑寄生五钱　防风五钱　何首乌五钱　五灵脂五钱　云香五钱　没药五钱　乳香五钱　甘草二钱　僵蚕五钱　穿山甲五钱　荆芥三钱　南星三钱　牛膝五钱　苍术五钱,制　木瓜五钱　麝香二分半　细辛三钱　两头尖即白附子,三钱　川芎五钱　威灵仙三钱　白芷三钱　全蝎三钱　天麻

---

1 脊:原脱。此为药名,为避免歧义,补齐药名。后同径补。

2 法:此后原有"各等分"三字。据此方组成,各药剂量有一两与一两半不同,并非"各等分",此三字衍。故删。

三钱　羌活三钱　五加皮三钱　薄荷三钱　闹阳花二钱，即黄踯躅花　麻黄三两

熬成膏，打糊为丸如梧实大。每服三十丸，热酒送下取汗，顽疮久漏诸瘰如神效，不可述。

应效酒

一名铁力医。治一切风气跌打损伤，寒湿疝气，一伤定痛，顷刻奏效，沉疴久病，罔不获愈。若饮半醉，打跌不痛。不时温服三五杯为妙。

紫金皮　牡丹皮　五加皮　川芎　乌药各一两　官桂五钱　郁金　玄胡索各一两　广木香　羊踯躅　川羌活各五钱　明乳香三钱

右为粗末，悬胎煮好烧酒十斤，如上法。

附　痛风单方

凡遇骨痛者，可用三白草炆公猪肉半斤服。如两腿间忽一二点痛入骨，不可忍者，只用芫花根为末，醋调熬痛处，以帕紧扎。产后有此疾者，亦宜用之。

一方

治流注风，用草乌、金银花，不拘多少，共入罐煎水，乘热熏之即愈，罐口做布圈，以便按疮。

痹　脉多沉涩，有时浮紧

痹之为状，麻木不仁。风寒温三者合则为痹。《内经》曰：风气胜者为行痹。风则阳受之故，其痹行旦剧而夜静。寒气胜者为痛痹。寒则阴受之，故其痹痛旦静而夜剧。温气胜者为着痹。温胜则筋脉皮肉，故其痹着不去，肌肉削而着骨。今人不知此痹乃胸中寒痰不去故也，种种将燥热药攻诸内，火灸攻诸外，以致虚燥转甚，前后不通，饮食不入，日渐瘦弱，而难措手也。大抵先宜用瓜蒂散吐其寒痰，后用禹攻丸散，轻泻二三行，次以五苓淡剂，以除其温热，无有不愈者。刘河间汗吐下三法，治痹尤妙。

痹木主方

陈皮一钱　半夏汤泡，一钱　白苓□钱　南星炮，八分　苍术泔炒，一钱　苏木

八分　枳壳炒，八分　归尾八分　白芷三分　薄桂三分　桃仁去皮尖,杵,一钱　甘草炙,五分

右剉剂,姜三片,水煎服。○痰盛,加竹沥、姜汁少许。○有火,加酒黄芩一钱。○气虚,加人参一钱。○若十指麻木,是胃中有湿痰死血,去枳壳、白芷、薄桂,加白术、红花各七分、附子少许,行经。

瓜蒂散

瓜蒂　赤小豆各等分

为末。浆水调下。此须渐加,以吐为度。加细茶末,名二仙散。

禹功散

水为丸亦可。

黑牵牛头末四两　小茴香炒,一两

为末。姜汤调下三钱,行二次。加广木香尤妙。

防风汤

主治行痹。

防风　甘草　当归　赤茯苓　杏仁去皮、尖　黄芩　秦艽　干葛　麻黄　官桂少许

右姜三片,煎服。

茯苓汤

主治寒痹。

赤茯苓　川芎　桑白皮　防风　芍药　麻黄　官桂少许

右煎服,以姜粥投之,汗出为效矣。

茯苓川芎汤

主治着痹。

赤茯苓　川芎　桑白皮　防风　麻黄　芍药　当归　甘草等分　官桂少许

已上三分不用桂,亦可共五钱煎服。如欲吐汗,以姜粥投之。

附　麻木效方

凡人面及十指尽麻木，此属气虚，宜补中益气汤加木香、门冬、羌活、防风、乌药、附子煎服。如平日好饮酒大醉，一时晕倒，手足麻痹，宜用黄芪一两、天麻五钱、甘蔗汁煎服即愈。

咳　嗽

感寒，脉浮弦；痰气，脉沉细；火热，脉洪大而数；虚损劳疾，脉沉细而数兼滑。

《内经》云：咳谓有声，肺气伤而不清。嗽谓有痰，脾湿动而生痰。咳嗽者，因伤肺气而动脾湿也。病本虽分六气五脏之殊，而其要皆主于肺，盖肺主气而声出也。治法虽分新久虚实，新病风寒则散之，火热则清之，湿热则泻之。久病便属虚，属郁，属痰，气虚则补气，血虚则补血，郁则开郁，痰则消痰，此治嗽之大法也。

咳嗽主方

杏仁去皮、尖　白茯苓各一钱　桔梗　甘草　五味子各五分　橘红七分　贝母一钱一分

右用姜水煎，食远服。○凡嗽，春多上升之气，宜清肺抑肝，加川芎、白芍药、半夏各一钱、麦门冬、黄芩、知母各七分。○春初寒邪伤肺咳嗽，加干姜炒黑、细辛、麻黄、桂枝、白芍、半夏、枳壳，去贝母、杏仁。○春若伤风咳嗽，流清涕，宜清凉解散，加防风、薄荷、炒黄芩、麦门冬、紫苏各八分。○夏月多火，热炎上最重，宜清金降火，加桑白皮、知母、黄芩、门冬、石膏各一钱。○秋多湿热伤肺，宜清热泻湿，加苍术、桑白皮各一钱、防风五分、黄芩、山栀各七分。○冬多风寒外感，宜解表行痰，加麻黄、桂枝、半夏、生姜、干姜、防风各一钱。○肺经素有热者，再加酒炒黄芩、知母各五分。若发热头疼，鼻塞声重，再加藁本、川芎、前胡、柴胡各一钱。○有痰加半夏、南星、枳实。○湿痰脾困，再加苍术、白术各一钱。○有痰而口燥咽干，勿用半夏、南星，宜加知母蜜水炒、贝母、瓜蒌仁、黄芩炒，各一钱。○夏月热痰或素热有痰，加黄芩、黄连、知母各八分、石膏一钱半。

早晨嗽多者，此胃中有食积，至此时火气流入肺，加知母、地骨皮以降肺火。○上半日嗽者，胃中有火，加贝母、石膏、黄连各一钱。○五更嗽者，加同上。○黄昏嗽者，火浮于肺，不可正用寒凉药，宜加五味子、五倍子、诃子皮各七分，敛而降之。○咳嗽日久，肺虚，宜滋气补血，加人参、黄芪、阿胶、当归、天门冬、款冬花、马兜铃、酒炒芍药之类。肺热喘嗽，去人参，用沙参，此兼补血气也。○午后咳者，属阴虚，即劳嗽也，宜补阴降火，加川芎、当归、白芍药、熟地黄、黄柏、知母、天门冬、瓜蒌仁各一钱，竹沥姜汁传送，此专补阴血而降火也。

火郁嗽，谓痰郁火邪在中，有声痰少，面赤者是也。宜开郁消痰，用诃子、香附童便制、瓜蒌仁、半夏曲、海石、青黛、黄芩等分为末，蜜丸嚼化，仍服前补阴降火条所加药。失治则成劳。○痰积食积作咳嗽，用香附、瓜蒌仁、贝母、海石、青黛、半夏曲、软石膏、山查、枳实、黄连姜炒，各等分，为末，蜜丸嚼化。○劳嗽见血，加阿胶、当归、白芍药、天门冬、知母、桑白皮，亦于前肺虚、阴虚二条参用，大抵咳嗽见血，多是肺受热邪气得热而变为火，火盛而阴血不得安宁，从火上升，故致妄行，宜泻火滋阴，忌用人参、黄芪等甘温补气之药。然亦有气虚而嗽血者，则宜用人参、黄芪、款冬花等药，但此不多耳。○因咳而有痰者，咳为重，主治在肺。因痰而致咳者，痰为重，主治在脾。但是食积成痰，痰气上升，以致咳嗽，只治其痰，消其积而嗽自止，不必用肺药以治嗽也。○或因内损精血，阳火偏胜，水不制火而咳嗽者，脉当洪数而无力，治宜滋肾清肺，四物汤加黄柏、知母、黄芩、瓜蒌仁、贝母、甘草之属，可与痰条虚损类互相参用。○或着气恼及奔力，诸般动火而咳嗽，脉洪滑而涩者，宜顺气清肺，香附、桔梗、连翘、黄芩、贝母、天花粉、马兜铃、橘红、甘草之属。○或因饮食伤积，生痰而咳嗽者，脉紧盛而滑者，宜用二陈汤加山查、大麦芽、枳实、贝母、神曲、生姜之类。○或因外感伤寒，伤风而咳嗽者，宜参苏饮方。见伤风，加天花粉、贝母、知母之属，此是外感风邪，初时只宜发散得汗，而咳嗽自止矣。○喘嗽遇冬则发，此寒包热也，解表热自除，枳壳、桔梗、麻黄、防风、陈皮、紫苏、木通、黄芩。严寒嗽甚，加杏仁，去黄芩。○感冷则嗽，膈上有痰，二陈汤方见痰门加炒枳壳、黄芩、桔梗、苍术、麻黄、木通之属。○干咳嗽而无痰者，系火郁之甚，难治，乃痰郁火邪在肺中，用苦梗以开之，下用补阴降火。不已则成痨，须行倒仓法，此证多是不得志者用之。生津散亦可用。○有痰因火逆上者，必先治其火，然亦看痰火孰急。若痰急则先治痰也。○咳嗽声嘶者，乃血受热，用青黛、蛤粉蜜调服之。○痰者，戴氏谓嗽动有痰声，痰出嗽止者是也。宜治痰，节斋化痰丸可用方见痰门。○肺胀者，戴氏谓动则喘满，气急息重者是也。主收敛肺，因火伤极，遂成郁遏胀满，用诃子为主，佐以海粉、香附、青黛、杏仁之类。不得眠者难治。○嗽而胁痛者，宜以青皮疏肝气，后以二陈汤方见痰门加香附、青黛、姜汁之类。○嗽而心烦，益元散加辰砂方见暑门。○嗽而失声润肺散，诃子、五倍子、五味子、黄芩、甘草等分，为末，蜜丸噙化。○寒热交作而痰嗽者，小柴胡汤方见伤寒加知母、贝母之类，一方加芍药、五味、桑白皮。

加减二陈汤

治风寒鼻塞声重，恶寒，以发散行痰。

半夏　茯苓　陈皮　甘草　麻黄　杏仁　紫苏　桔梗　黄芩　知母　桑白皮

右姜三片，煎服。

加减凉膈散

治火热嗽，痰少面赤，甚则吐血，降火清金。

栀子　连翘　黄芩　薄荷　大黄　甘草　桔梗　知母　黄柏　桑白皮　地骨皮　滑石

○有血，加当归、生地黄、麦门冬去心、竹叶十片，煎服，临熟加蜜一匙。

加减四物汤

治劳嗽，发热吐痰，滋阴降火。

当归　芍药　川芎　熟地黄　知母　黄柏　黄芩　麦门冬去心　柴胡　地骨皮　生地黄

右白水煎服。

加味四物二陈汤

治阴虚火动而嗽，夜则嗽痰甚多，以此药顺之。

当归　川芎　芍药　地黄　陈皮　半夏　茯苓　知母　黄柏　黄芩

右剉剂,水煎服。

加味二陈凉膈散

治痰嗽,嗽声便有痰,痰出嗽止,以此药豁痰清热,开郁行气。

陈皮　半夏　茯苓　黄芩　栀子　连翘　薄荷　大黄　枳壳　桔梗　贝母　便附　白术　黄连　川芎　甘草

右剉剂,竹叶同煎服。

三拗汤

治风寒郁热于肺,夜嗽者。

麻黄不去根节　甘草生　杏仁不去皮尖

右剉,每服五钱,姜五,枣加一,水煎,取痰清乃止。加知母、贝母更妙。○如脉大而浮,有热,加黄芩、生姜。○如因伤风久咳,未先除寒邪,而多用栀、芩、花粉清凉之剂致声哑不出,加羌活、桔梗、防风、生姜。

生津散

治咳嗽无痰。

生桑皮　生干葛　生茅针　陈细茶各等分

右哎咀,蜜一匙,同水煎,饭后服。

退潮散

治咳嗽发热。

土桑皮　茅针　全地皮各等分

右哎咀,水煎服。

人参提金散

治五痨七伤,远年近日喘嗽,轻者一服,重者三五服,神效。

人参五钱　米壳蜜炙,炒黄,六两　木香三钱　甘草炙,三钱　川芎　陈皮　桔梗　柴胡　乳香煅,另研　没药煅,另研,各一钱右各为末，每服二钱，水一大盏，煎至七分，连滓食远或临睡温服。

人参清肺汤

治肺胃虚寒，咳嗽喘急，胸膈噎闷，腹胁胀满，及疗肺痿劳嗽，唾血腥臭，干呕烦热，声音不出，消瘦减食。

地骨皮酒洗，一钱　人参一钱　阿胶麸炒，一钱　知母炒，一钱　杏仁去皮、尖，炒　桑白皮炒，一钱　乌梅去核，二个　甘草炙，三分　罂粟壳去蒂，蜜炒，一钱

右水二钟，枣一枚，煎一钟，食后服。

平肺汤

治胸膈噎闷，气喘，咳不出声。

桔梗炒，一钱　甘草炙，三分　乌梅肉一钱　紫菀五分　罂粟壳八分　半夏五分，制过　陈皮一钱　紫苏一钱　桑白皮炒，八分　薄荷七分　杏仁去皮、尖，一钱　知母炒，八分

右水二钟，姜三片，煎一钟，食远服。

泻白汤

治嗽有痰，气喘不已。

瓜蒌仁一钱　甘草五分　升麻七分　桔梗八分　杏仁炒，八分　半夏泡，五分　桑白皮一钱，炒　地骨皮一钱

右水二钟，姜三片，煎一钟，食远服。

分气紫苏饮

治喘急，胸膈胀满，肺气不清。

紫苏一钱　桔梗七分　桑白皮八分　草果八分　陈皮一钱　大腹皮一钱　白茯苓一钱　五味子十二粒　甘草三分

右水二钟，煎一钟，食远温服。

紫苏子汤

治咳喘劳伤肺气，烦热虚瘦。

苏子一钱　枳实炒,五分　木香五分　草果八分　人参五分　大腹皮一钱　甘草三分　右姜三片,枣一枚,煎,食远服。

杏苏散
治咳嗽,面皮虚浮,气逆。

杏仁炒,九粒　紫苏一钱　甘草三分　麻黄五分　紫菀六分　乌梅肉一钱　大腹皮八分　桔梗五分　陈皮一钱　桑白皮八分　五味子九粒

右水二钟,煎一钟,食远服。

苍陈汤
治咳嗽有痰,发热遍身疼痛。

苍术一钱五分　陈皮一钱　羌活　茯苓　防风　黄芩　川芎　甘草

右作一服,姜三片,水煎,半饱时服。

加味收敛散
治肺气胀满,夜不得眠,动则发喘。

阿胶　诃子肉　杏仁　五味子　黄芩　瓜蒌仁　香附制　马兜铃　知母　天门冬　桑白皮

右水煎服。

宁嗽琼玉散
治因风寒咳嗽,发散则痊,后复而作,咳之甚久,肺气上浮,而寻常之药,罔能遏止,必此收涩之剂,则肺气敛而嗽方宁也。用

诃子肉一两,煨,去核　白桔梗一两　百药煎五钱　五倍子一两,炒　罂粟壳五钱,蜜水泡,去筋　生甘草五钱　乌梅肉五钱,炕

右为细末,蜜汤调方寸匕食,临卧服,白汤嗽口。忌荤腥、酒醋、盐炙之物。

钱氏葶苈丸
治咳嗽面赤,身热痰盛,喘促。

葶苈略炒　黑牵牛　汉防己　杏仁另研

右三味为末，入杏仁同杵，用枣肉为丸，淡姜汤送下，中病则止。

琼玉膏

治虚劳干咳，及好酒久嗽不愈者。

人参十二两　白茯苓去皮净，二十五两　沉香半两　琥珀半两　白砂蜜五斤，煎沸去末　生地黄去芦净者，十斤，洗净，用银石器内杵细，取自然汁。大忌铁器

右以地黄捣汁和蜜，以药为末，拌入蜜汁，用瓶贮，以纸箬包其口，用桑柴火熬煮三昼夜。取出，再换蜡纸包封十数重，沉井底一昼夜。取起，再如前蒸煮一日。每白汤点服。

祖传神效化痰丸

治诸般咳嗽，风痰壅盛，不得倒头者。

牙皂二两　南星二两，生用，水漂七日　半夏二两，生，亦以水漂七日，取粉　枳实二两，炒　薄荷二两，叶　白附子二两，生　焰硝一两　礞石五钱　明矾一两半，飞　橘红两半　牵牛头末，一两半　贝母二两　白砒二钱，入明矾内同煅枯

右为细末，竹沥打神曲糊为丸如绿豆大。每服三十丸，蜜汤送下，茶亦可。

附　咳嗽单方

凡遇久年诸般咳嗽，用明矾末一两，将蜜一两，调入土瓜蒌内，盐泥固济，火炙枯，去泥，为末。每米汤调一匙服。如又干咳，用雪梨空空入蜜在内，外将面糊火煨熟，每临卧服，服至数个即愈。

一方

治远年咳嗽，用款冬花为末，烧烟，口吸，即愈。

一方

治久嗽不止，用干净浮萍捣烂，浓煎服，即愈。

一方

治咳嗽，用面葛烧熟细嚼，萝卜汤送下。

霍乱 脉多伏绝。洪浮易治

霍乱者,挥霍之间而致撩乱也,皆因饮食所伤,或胃寒,或大怒,或乘舟车马,伤动胃气而致。若先心痛,则先吐而后泻。若先腹痛,则先泻而后吐。若心腹齐痛,吐痢并作,名曰霍乱。其则头旋眼晕,手足转筋,四肢逆冷。用药稍迟,须臾不救。倘误服米饮粥食,立死。治宜温药解散。腹痛面青不渴,为寒;腹痛燥渴面赤,为热。急无药时,热用盐打井花水多饮。寒用吴茱萸、木瓜、食盐各五钱同炒焦,先煎水三碗,令百沸入药同煎至二碗随饮,药入即苏。定后服六和汤,寒加干姜,热加黄连各一钱,或藿香正气散亦妙。方见伤寒。

霍乱主方

陈皮二钱　半夏汤泡,一钱　白苓一钱　甘草五分　苍术泔炒,八分　厚朴姜制,八分　藿香七分　砂仁五分　生姜三片　香附盐水炒,八分

○若转筋,加红花酒洗,五厘、川芎八分。○若饮食伤积,时猝痛,急用淡盐汤探吐后,照前方加山查一钱、麦芽炒,一钱、枳实八分、木香另磨,二分。○若外感风寒,加干葛、川芎、白芷各八分。○若霍乱吐泻,腹中疼痛,无热不渴,宜理中汤加生姜方见中寒门。○若霍乱有热,渴欲饮水,宜五苓散加五味子、麦门冬、滑石方见中湿门。

六和汤

治心脾不调,气不升降,霍乱转筋,呕吐泄泻,寒热交作,痰喘咳嗽,胸膈痞满,头目昏痛,肢体浮肿,嗜卧倦怠,小便赤涩,并伤寒阴阳不分,冒暑伏热烦闷,或成痢疾,中酒烦渴畏食,并妇人胎产呕吐。

砂仁七分　半夏一钱　杏仁　人参　厚朴　扁豆　藿香各八分　白术一钱　木瓜　苍术各五分　甘草三分

右用姜三片,枣一枚,水二钟,煎一钟,食远服。

理中调正汤

治霍乱,心腹胀满,绞痛,不吐不泻,脉沉欲绝。

藿香　苍术米泔洗　厚朴姜汁炒　砂仁　香附　木香　枳壳麸炒　陈皮各

一钱　甘草　干姜　官桂各五分

右剉剂，生姜三片，水煎，磨木香调服。

二香饮

治霍乱，不拘寒热并用。

藿香一钱　香附一钱　陈皮一钱　甘草一钱

右用水一大钟，煎五分，服。重者加一倍煎服。

冷香饮子

治伏暑，吐利烦燥，手足冷，脉绝者，效。

草果三钱　大附子一钱　陈皮一钱　甘草五分

右水一盏半，煎一盏，冷服。

止渴汤

治霍乱大烦渴不止。

人参　麦门冬　白茯苓　桔梗　花粉　干葛　泽泻各一钱　甘草五分

右用水钟半，煎一钟，温服。○一转筋不住，男子以手急托肾囊阴茎[1]，女子以两手托其双乳。

理中汤

治虚人吐泻，手足逆冷。

人参一钱　干姜一钱　白术钱半　附子一钱　甘草炙，八分

右水一钟半，煎一钟，温服。○如气滞，加橘皮一钱、青皮一钱。○如小便不利，加白茯一钱。仍用炒盐熨脐，神效。○如中恶干霍乱者，欲吐不得吐，欲泻不得泻，心腹绞痛不可止，上下不通，言语神乱，如见鬼神，先以浓盐汤服之探吐，令心胸透澈，后用藿香正气散加木香、枳壳各五分，煎一盏服之，上下立通，即有生意。绞肠亦用此法。

○霍乱已死，腹中尚有暖气，急用盐炒纳脐中，以艾灸二七壮，仍灸气海

1　茎：原作"胫"。据文义改。

穴十三壮,立刻回生。气海者,脐下一寸半是也。○霍乱转筋入腹,以淡盐汤乘热饮半杯,送苍术丸一丸,立愈。○心神不宁,烦渴,小便不利,以五苓散去桂,加辰砂五分,煎服,立愈。

苍术丸

治霍乱通用,兼治小儿泻痢如神。

陈皮去白,一两　苍术米泔炒,一两　厚朴一两,姜汁炒　甘草炙,去皮,一两　白术土炒,一两　白茯一两,去皮　砂仁七钱　猪苓一两二钱　泽泻一两二钱　草果面包火煅存性,三钱　藿香一两半

右共为末,以砂糖为丸如小圆眼大。每服一丸,白汤送下。

附　霍乱单方

凡遇霍乱吐泻,仓卒无药,须用胡椒七个擂末,井水一钟调服。或有房室[1]者,用阴阳水各半碗调服。○又一方用干姜、胡椒、胡黄连各二分、绿豆粉五分,为末。每三分,沸汤点服,立愈。

一方

治霍乱,用滑石四两炒为末,丁香一钱四分为末,用早米泔调,大人三钱,小儿一钱,神效。

一方

治转筋,男子以手挽其阴,女子以手牵其乳。此《千金》妙法。

一方

治霍乱,心腹胀满疼痛,欲吐不吐,欲利不利,死在须臾,用萝卜汁、酸浆水、蜜,和匀,探吐之。或用苎麻双[2]绞戛[3]眉心,或两臂膊,或两脚小股上夹有黑班者便是,或用磁锋砭出黑血亦妙,或用白明矾三五钱,搅河水二碗饮下。

一方

治霍乱,用艾叶一大把,水二钟,煎至一钟,温服。切忌食米汤并诸饮食,

---

1 室:原作"失"。据文义改。
2 双:原作"𩢨"。同"双",据改。
3 戛:原作"戞"。同"戛(jiá)"。此处意为刮。《天工开物·陶埏·砖》:"铁线弓戛平其面。"

误食则死。如已死而腹有热气，以盐纳脐中，艾灸十四壮。

一方

治霍乱转筋，取皂壳末吹一小豆许入鼻中，得嚏便愈。或艾叶、木瓜煎汤，放冷，送下食盐一撮，即愈。

疟 脉宜弦迟，若脉散而歇不治

疟，犹暴虐之虐也。春夏因饮食劳倦而得，秋冬因伤暑而成。有一日一发，有二日一发，有三日一发，有一日一日发、二日发[1]，有日与夜各发，有上半日发，有下半日或夜发。有无汗，有有汗者。治宜分之，属三阳宜汗、宜吐，属三阴宜下、宜温。切不可过服截药，伤损脾胃，以致延绵不休也。

疟疾主方

柴胡去苗　白术各一钱半　苍术米泔浸，一钱，已上三味虚疟必用之　干葛一钱五分　陈皮七分　甘草炙，五分

若一日一发及午前发者，邪在阳分，加枯黄芩、茯苓、半夏各一钱。热，其头痛再加川芎、软石膏各一钱。口渴，加石膏。○若间日或三日发，午后发，或夜发者，邪入阴分，加川芎、当归、芍药酒炒、熟地黄、知母酒洗，各一钱、红花酒炒、黄柏酒炒、升麻各四分，提起阳分方可截之。○若间一日连发二日，或日夜各发者，气血俱病，加人参、黄芪、白茯苓各一钱，以补气，川芎、当归、白芍药、地黄各一分，以补血。○阳疟多汗，用黄芪、人参、白术以敛之。无汗，柴胡、苍术、白术、黄芩、干葛以发之。○若阴疟多汗，用当归、白芍药、熟地黄、黄芪、黄柏以敛之。无汗，柴胡、苍术、川芎、红花、升麻以发之。故曰，有汗者要无汗，扶正为主；无汗者要有汗，散邪为主。○若病人胃气弱，饮食少，或服截药伤脾胃而少食者，加人参一钱半、芍药酒炒、大麦芽各一钱。○若伤食痞闷或有食积者，加神曲、麦芽、枳实各炒一钱、黄连炒，五分。○若欲截之，加槟榔、黄芩、青皮、常山各一钱、乌梅肉三个。○若痰盛，加姜制半夏、南星、枳实各一钱、黄芩炒、黄连各六分。○若日久虚疟，寒热不多，或无寒而多微热者，邪

1　一日一日发、二日发：意为一日一发，与隔日一发，相间出现。

气已无,只用四君子合四物汤,加柴胡、黄芩、黄芪、陈皮以滋补气血。

柴苓平胃汤

治疟初起,热多寒少,宜此方分利。

柴胡一钱半　黄芩　苍术　半夏各一钱　甘草三分　白术一钱五分　白茯苓　陈皮　厚朴　人参　猪苓　泽泻各八分　桂枝五分

右剉剂,生姜煎服。○如寒多热少者,只单用生姜四两和皮带水捣汁一碗,夜露至晓,空心冷服立止。

消脾饮

服前方一二服,不止再用此方。

白术一钱半　厚朴八分　白茯苓　半夏各一钱　甘草四分　柴胡一钱半　黄芩一钱二分　青皮　草果　槟榔各七分

右用姜三片,枣一枚,水一钟半,煎八分,空心服。渣再并将发时服。若大渴,加知母、麦门冬各一钱。若不止,加常山酒炒,一钱半、乌梅二个,空心五更服即止。如不止,再用截疟饮。

截疟饮

治藜藿壮健之辈而病疟者。

常山烧酒炒,二钱　槟榔一钱　草果一钱　乌梅三个　知母一钱　贝母一钱半

右用姜三片,枣一枚,水八分,酒七分,煎八分,露一宿,五更日未出时,面东空心服。渣用酒浸煎,待将发时先服,立效。

得宜饮

治膏粱娇弱之辈而病疟者。

人参五分,如虚,加七分或一钱　白术有汗二钱,无汗一钱　白茯苓一钱五分　柴胡有汗一钱,无汗二钱　半夏姜制,七分　草果有食五分,食多七分,无食不用　黄芩酒炒,寒热均七分,寒多五分,热多一钱　薄桂二分　甘草炙,腹胀三分,不胀不用　煨生姜寒热均三片,寒多五分,热多不用

右水一钟,煎八分,临发前空心温热服。感轻一服,感重二三服。

祛疟散

治壮健之人病痰邪疟疾。

陈芽茶一两　白扁豆一两，炒　飞罗细面二两，炒黄色

各为极细末，再选极大南星二个，根上各挖开一孔，取白砒四钱，研为末，装入孔内，两星孔口相对合，用线扎定，泥封固，炭火煅存性，取出，研为细末。共前药和匀，每临发日空心用茶调。大人服四分五厘，未冠者止服三分，十岁以下者止二分，六七岁者一分五厘，量人虚实大小增减，惟孕妇不可服，慎之。

白虎加桂汤

治头疼恶风，有汗，似热不热。

知母二钱　甘草炙，一钱　石膏五钱　桂枝一钱

先以糯米一撮，煮汤二钟，去米，将汤煎药至一钟，温服，取微汗。

柴胡姜桂汤

治寒多热少，日日发。

柴胡二钱　桂枝一钱　黄芩三钱　人参七分　半夏七分　甘草五分　瓜蒌根二钱　牡蛎七分　干姜八分

右姜三片，水二钟，煎一钟，热服。

桂枝石膏汤

治热多寒少，隔日发。

桂枝一钱　石膏五钱　知母三钱　黄芩一钱　甘草五分　半夏五分　人参五分

右姜三片，水二钟，煎一钟，温服。

六合汤

治一日一发，虚人实人皆通用。

人参　知母　草果　贝母　槟榔　柴胡　白芷　乌梅各一钱五分　常山一钱，酒炒

右姜三片，枣二枚，煎服。

抚芎汤

治二三日一发,用此截。

红花　当归　黄柏　白术　苍术各一钱　川芎　抚芎各二钱　甘草炙,五分

右水二钟,露一宿,次早温服。

鬼哭饮

治一二日一发,用此截。

知母　贝母各一钱　槟榔五分　常山六分

右水半钟,酒半钟,煎至七分,露一宿,空心温服。

人参养胃汤

治日久食少,身弱,寒热无时。

人参一钱　厚朴　陈皮各一钱半　苍术　茯苓　半夏　草果　藿香各一钱　甘草炙,五分

右姜三片,枣二枚,煎服。

鳖甲散丸

治冬疟,胁下有块,名疟母。

鳖甲九肋绿色者,醋炙香干,一两　白术炒,一两　黄芪一两　草果以盐水酿过,纸裹煨熟,一两　槟榔一两　川芎一两　陈皮一两二钱,去白　白芍一两　甘草炙,八分　厚朴姜汁炒,一两　蓬术五钱　青皮五钱　乌梅肉一两

右将药打糊为丸,如桐子大。每服二钱,淡姜汤送下,如神。○此病若久身弱不食,寒热无时,先用发散,后用截药,截后速以补中气汤补之,切不可轻用。方上术人斩鬼丹、砒毒等截,误人多矣。慎之慎之。

销金散

治男妇久疟成痞块大如杯器者,神效。

大黑豆一升　用鸡骨恒山四两,要黄瘦者,去芦　鸡心槟榔二两,要端正者,空朽不用

右二味剉碎,用水三十六碗,瓦器内煮五碗,去滓,将前乌豆入药水内煮

熟，以药水干为度。后再用真血竭三钱，另研为细末，入乌豆内拌匀，再入锅内，以文武火炒令灱，以不粘手为度，将金箔为衣，用瓷器罐[1]收贮。每不拘时，当闲频服。每一年疾者服一升，二年者服二升，三年者服三升。愈后，忌油腻、毒食、面、鱼、牛羊等肉。

散邪助土饮

能散邪化痰，健脾理胃，调治壮健之人，病疟愈后余症。

白术一钱　陈皮　山查　麦芽炒　柴胡各八分　茯苓　黄芩各七分　枳实五分　半夏五分，渴不用　槟榔　神曲炒，各四分　甘草　肉豆蔻各三分

如常思饮，加麦门冬、天花粉。○如大便涩，加大黄数片。

右作一剂，清水煎服。

加味补中益气汤

调理虚弱之人，疟后脾胃并余热者。

人参　黄芪　白术　当归　升麻　柴胡　陈皮　甘草　半夏　黄芩　白芍各八分

右姜、枣煎服。

附　治疟单方

凡遇疟疾服诸方不效者，宜用小蜘蛛一个，以大蒜捣烂如泥，包裹为丸样，雄黄为衣，临发前酒送下。○如再不愈，当正发时，刺十指出血，应验如神。

一方

用大蒜不拘多少，捣极烂，和黄丹，以聚为度，丸如鸡头大，候干。每发之日，空心新汲水面东送下一丸。

一方

用茄花七朵，擂烧酒，发之日空心服。

1　罐：原作"甒"。字书检索无此字，据文义当为"瓹"之误。"瓹"同"罐"，因改。

痢 脉宜微小，忌缓浮

痢是湿、热及食积，三者而已。有赤、白、青、黄、黑色，以属五脏。白者，湿热伤气；赤者，湿热伤血；赤白相杂，气血俱伤。黄者，食积。治法：泻肠胃之湿热，开郁结之气，消化积滞，自愈矣。人不知，以白为寒，以赤为热，二说皆非也。白者，日久从肺金流出，其色白；赤者，暂时从心火流出，其色赤。岂有寒热之分哉。治法：先以清热除湿之剂下之，其后行血调气之药和之。故经曰：行血而便脓自愈，调气而后重自除。惟痢久而胃气下陷者，可升可涩；虚弱少寒者，当温当补。予有四大忌言，今详于后，幸识者裁之。

一曰忌温补。痢之为病，由湿热蕴积胶滞于肠胃之中。清邪热，导滞气，行滞血，则其病速除。若用参、术等温补，则热愈盛，气愈滞。久之正气虚，邪气炽，至于不可救疗者，初投温补之祸也。

一曰忌大下。痢因邪热交滞肠胃而成，与沟渠壅塞相似。惟用药磨刮疏通则愈。若用承气大下之，譬如以清水荡壅塞之渠，壅塞必不可去也，徒伤胃气，损元气而已。正气伤损，而邪气不除，强壮者犹可，怯弱者必危矣。

一曰忌发汗。痢有身发寒热，头痛目眩者，此非外感，乃内毒熏蒸，自内达外，虽有表症，实非表邪也。若发汗则耗其正气，而邪气得以肆，且风剂燥热，愈助热邪，表虚于外，邪炽于内，鲜不毙矣。

一曰忌分利小便。利小便者，治水泄之良法也，以之治痢则乖。痢因邪热胶滞，津液枯涩而成，若用五苓等剂分利其水，则津液愈枯，滞涩愈甚，遂至缠绵不愈，则分利之为害也。若清热导滞，则痢自愈，而小便自利，安用分利为哉。

痢疾主方

黄连炒，二钱半　黄芩炒，一钱半　白芍药炒，二钱。已上三味，痢疾必用之药　木香一钱一分　槟榔一钱　甘草炙，三分　枳壳麸炒，一钱半

右水煎服。○若腹痛加当归一钱五分、缩砂一钱，再加木香、芍药各五分。○后重，加滑石炒，一钱半，再加枳实、槟榔、芍药生用，各五分、黄芩用条实者，亦加五分。○白痢，加白术、白茯苓炒、滑石、陈皮各一钱。初欲下之，再加大黄半两。兼食积，加山查子、枳实各一钱。○红痢，加当归、川芎、桃仁各一钱半。初欲下之，再加大黄五钱。○红白相杂，加当归、川芎、桃仁各一钱，以理血；滑

石、陈皮、苍术各一钱半，以理气。有食积，亦加山查、枳实。初欲下之，亦加大黄五钱。○白痢久，胃气虚，或下后未愈，减芩、连、芍药各用八分，加白术一钱五分、黄芪、茯苓、陈皮各一钱、缩砂五分，去槟榔、枳壳，再加炙干姜五分。○红痢久，胃弱血虚，或下后未愈，减芩、连五分，加当归、川芎、熟地、阿胶珠、陈皮各一钱、白术一钱五分。○若色赤黑相杂，此湿胜也，及小便赤涩短少，加木通、泽泻、茯苓各一钱、山栀子炒，五分，以分利之。○血痢，加当归、川芎、生地黄、桃仁、炒槐花各一钱。久不愈，加芩、连各七分，去槟榔，枳壳，再加阿胶珠、炒侧柏叶各一钱五分、炒黑干姜一钱、陈皮一钱。○若痢已久而后重不去，此大肠坠下，去槟榔、枳壳，用条实黄芩，加升麻一钱，以升提之。○呕吐，食不得下，加软石膏一钱五分、陈皮一钱、山栀仁炒，五分，入生姜汁，缓呷之，以泻胃口之热。○有一样气血两虚而痢者，用四物汤加人参、白术、黄连、黄芩、阿胶之类以补之，而痢自止。○有一样寒痢，用黄连、木香、酒炒芍药、当归、干姜、缩砂仁、厚朴、肉桂之类。

若得痢，误服温热止涩之药，则虽稍久，亦可用前法以下之。

若得痢便用前正法以下之而未愈，又用前调理法治之而久不愈，此属虚寒而滑脱，可于前虚补、寒温二条择用，更加龙骨、赤石脂、罂粟壳、乌梅肉等收涩之药。○如因痢久不愈，耗损精血致肠胃空虚，变生他症，或五心发热，如劳之状，名劳痢。宜山药、莲肉二味治之。但赤多，倍莲肉；白多，倍山药。○如下痢之后，小便利而腹中满痛不可忍，此名阴阳反错，不和之甚也。宜山栀子、良姜，二味煎服。○凡痢后调补，只宜四君子汤加陈皮一钱半，甚妙。

平胃导滞汤

治红白，里急后重，恶心呕哕。屡验。

白术炒　苍术炒　香附炒　山查　白芍炒　当归各二钱　陈皮　厚朴　神曲炒　枳壳炒　黄连　山栀子炒黑　川芎各一钱　甘草三分　白茯

○如后重，加槟榔一钱。春加紫苏一钱，夏加砂仁、藿香各七分，秋加桂皮四分，冬加乌药、麦芽各一钱。右水二钟，姜三片，枣二枚，煎一钟温服，神效。

治痢神方

此药只用一服，即日见效。柘树，一名榖树。夏秋间生红实加杨梅者便是。

采柘树叶炒干为末，每服三钱，用酒一钟，加砂、蜜，空心调下。白痢用砂糖一钱；赤痢用蜜七分、砂糖三分；红白相半者，砂、蜜均半。噤口者，加儿茶末三分。

二妙香连丸

治赤白痢立效。

木香一两　黄连四两、吴茱萸二两，同浸一夜，炒干，去茱萸不用

右二味为末，粟米糊为丸如梧桐子大。每服七十丸，食远白汤下。初起宜推荡，本方加大黄二两、槟榔一两以行之。再以本方加肉豆蔻鸡蛋清炒，一两五钱，以止之。此谓二妙也。

香连丸

治痢疾初作，有腹痛胀闷、湿热之症。

川黄连净一斤，切豆大，吴茱萸汤泡，良久去汤，以湿萸同连闷过夜，炒连赤色，去吴茱萸存连听用　广木香四两　白芍药四两，醋炒　平胃散四两

右为末，醋糊丸梧桐子大。空心米汤下百余丸。

草灵丹

治赤白痢疾。按此药气味寒凉，去肠胃中湿热之积，初起者用之如神。

凤尾草八两，生温州者佳，连根用　龙凤藤四两，生温州者佳　金星草三两，状如鸭脚者　车前草二两

右四草俱五月内收取，阴干，俱剉，和匀。用山查、厚朴、青皮、生姜各一两，水三碗，煎一碗，去渣。将汁拌前四草，晒干，再拌再晒，汁尽为度，晒极干，瓷罐收贮。

如赤痢，加黄芩、黄连、当归、芍药、木香。○如白痢，加白术、茯苓、陈皮、甘草、木香。○如腹痛，加芍药、当归、砂仁、木香。○食积，加山查、厚朴、青皮、蓬术。○挟暑，加香薷饮。○里急后重，加枳壳、槟榔。○小便数，加木通、滑石、泽泻。○挟外感，加柴胡、防风。○血痢，加生地、赤芍药、阿胶、侧柏叶、黄连、黑姜。○胃弱，加小异功散。○下如豆汁，四苓散。○若痢久而后重不去，加条芩、升麻。○痢久而脾胃虚者，用香、连、归、芍、小异

功散,不宜用草药。○噤口痢,用前苍连丸。

每服,用制过草药五钱,加入随症所用药,水一碗半浸,少刻搅匀,煎四五滚,约六七分,去渣温服,渣再煎。

三仙丸

治久痢效方。

槐花四两,炒　牛皮胶二两,炒成珠　枯矾一两

右俱为细末,炼蜜为丸梧桐子大。每服三十丸,空心姜糖汤送下。不数服即愈。

神秘丹

治红白久痢噤口。

陈年香圆四个,新者不用　白豆蔻　砂仁　草豆蔻　枳实　青皮　槟榔　白茯　白术　陈皮　当归　香附炒　乌药　大熟地各一两　黄连　木香各五钱

右共为细末,炼蜜为丸如龙眼大,约重一钱许。每服一丸,用老酒一钟,砂糖半杯,煮酒调下。不起床者二三丸立愈,如神。

此症如血痢结热,闷乱肠痛者,用桃仁承气汤加地榆一钱,水煎服。○痢后红点并脱肛疼甚者,用升阳除湿防风汤。

升阳除湿防风汤

治痢后红,并脱肛疼。

苍术米泔炒,二钱　防风一钱五分　白术一钱　白茯一钱　白芍一钱　升麻五分　生地八分

右水一钟半,煎一钟,温服。○如噤口,舌黑黄枯者不治。○如噤口痢久不食,口只吐沫者,死症也。以田螺连壳捣烂一枚,加麝一分,封脐上,其气忽顺而清者可治,随以神秘丹一丸化下,立愈。

金华散

专治红白痢疾久不愈者,服之神效。

椿白皮一两,臭者佳,去粗皮,取皮向东南者　松花三钱　地榆二钱　干荷叶二钱,用贴水叶,去边留中,阴干

右四味各为极细末,每服三钱。红痢蜜调;白痢黑砂糖调;红白相杂蜜与砂糖调后,加温汤少许。空心服,忌面食、荤腥油腻物。

治噤口痢秘方

极危急,心胸微有热气,亦能治之。

大蓖麻子去壳,四十九粒　巴豆去壳,四十九粒　牛黄一钱五分　麝香五分　雄黄五分,用透明者　朱砂五分,用明透者,阴砂不用　冰片一分

右共为极细末,和前麻子、巴豆研如泥,加葱汁少许、白蜜少许为丸如榛子大,先将纸贴患者眉心,纸上安药,药上再用膏药贴之,眉心皮肤肿起即愈,如不肿者不治。

治红白痢膏药

巴豆新者,不拘多少,研成泥　雄黄明净者,研极细

右将雄黄末少许,入巴豆,研成膏。先将病者眉心中穴用水洗净,将膏摊油纸上,每用如豆大贴穴上。壮年一炷香,老幼半炷香或三四寸,视人大小用之,香尽即将药轻轻揭去,拭尽,神效。

调血养气汤

治痢后气血两虚,久病不愈者。

当归身酒洗,一钱　川芎一钱五分　白芍药酒浸,一钱五分　熟地黄酒洗,一钱净　人参一钱　白术米泔浸一宿,土炒,五分　干姜炒黑,三分　陈皮去白,五分　升麻三分　条黄芩炒,一钱　槐花炒,一分　阿胶炒成珠,八分　砂仁三分　甘草炙,五分　黄芪蜜炙,三钱五分

右用姜三片,枣三枚,水一碗半,煎至七分,空心服。渣再煎服。

附　痢疾单方

凡遇痢疾,可用枳壳一两、甘草三钱,俱切片同炒。红者略炒,白者炒赤色。另用好细茶、生姜。去赤,用茶五钱、姜三钱;去白,用茶三钱、姜五钱。

先炆水二大碗，候炒前药淬入，煮至半碗，去渣，露一夕，次早空心温服。如禁口者，即用石连子一两去壳取肉，捣烂，碗盛，碗盖滚水泡出汁，撬开口灌入，即能饮食。

一方

治赤白痢及噤口痢，用绿豆温锅略炒，为细末，以蜜和为小饼，时时细嚼下。

一方

治噤口痢，诸药不效，用粪蛆不拘多少，洗净，瓦焙干，为末，每用一二匙，米饮调服，就能思食，大效。

一方

治噤口痢，用腊肉骨烧灰存性，碾为极细末，好酒送下二三钱，即能饮食。

一方

治痢疾，用山查不拘多少，去核为粉。每用二杯，红加蜜，白加黑砂糖拌匀，滚水调服，立时止。

一方

治产后痢，用苍耳草叶捣绞汁，温服半钟，一日三四次。

一方

治小儿赤白痢，体弱大困，用麻子炒令香，为末。每服一钱，蜜水调下。

一方

治小儿冷痢及暴痢忽来，急取独蒜捣成膏，敷足心。

一方

治白痢，用大麦去毛尖，不拘多少，将头醋拌，晒干，又拌晒，如此三次，炒黄，为极细末。每服一钱，马齿苋煎汤下。每进三服即愈。

卷之四

金溪　龚居中　应圆父编辑

潭阳　刘孔敦　若朴父订刊

泄泻 脉宜微小而细

泻属湿热，多因饮食不节，致伤脾胃。有气虚而泄者，有湿热而泄者，有火热而泄者，有痰积而泄者，有食积而泄者。饮食入胃，完谷不化者，气虚也。泻水，腹不痛者，湿也。腹痛，水泻肠鸣，痛一阵泻一阵者，火也。或泻或不泻，或多或少者，痰也。腹甚痛而泻，泻后痛减者，食积也。虽有数者不同，须看时令，分寒热新旧而施治。法当补脾消食，燥湿利小便。亦有胃气下陷者，宜升提之；亦有久泄虚滑不禁者，宜收涩之。

泄泻主方

陈皮一钱　白术二钱　白苓一钱半　白芍炒，一钱五分　甘草炙，去皮，五分

右用姜二片、灯心五根煎，空心温服。○湿热甚，肛门如热汤者，乃热泄也，加黄芩、泽泻、猪苓、黄连、滑石、山栀、木通各一钱。○腹中痛，下泄清冷，喜热手盪熨，口不燥渴者，乃寒泻也。加肉桂、肉豆蔻面包煨，各一钱五分、猪苓、半夏、炒连各八分。○如泻水，腹不痛者，属气虚，去陈皮、白芍，加人参、黄芪、升麻、柴胡、防风，补而提之。○伤食泄黄，或食积，加神曲、麦芽、山查各一钱、炒黄连七分。○腹中窄狭饱闷，再加厚朴、枳实、木香各五钱。○小便赤涩短少，加泽泻、猪苓、木通各一钱。夏月再加茵陈七分、炒栀四分。○口渴引饮，加干葛、人参、麦门冬各一钱、升麻、滑石各四分、乌梅肉二个。○饮酒便泄，此酒积热泻也。加炒黄连、茵陈、干葛各一钱、木香五分　神曲、麦芽各八分。

○夏秋月间，湿热大行、暴注水泄，加炒黄连、苍术、泽泻各一钱、升麻、木通各五分。发热燥渴，加干葛、石膏各一钱。黄疸，小便黄赤，加茵陈一钱、山栀、木通各五分。○寒月溏泻清冷，腹痛，或伤生冷饮食，加神曲、麦芽各一钱、缩砂、木香、益智各七分。○气虚，加参、芪；血虚，加当归。○久泄虚滑，水谷入口即时直下，加参、芪、干姜、柯子肉、豆蔻、栗壳、草果、厚朴。○夏月加香薷、厚朴。○清晨溏泻，加故纸[1]、茴香、肉豆蔻去油。○久泄，肠胃虚滑不禁，加肉豆蔻一钱、诃子皮、赤石脂各一钱，煨、木香炙、干姜各五分。○久泄，脾胃虚

---

[1] 纸：原作"芷"。清晨溏泻，又称五更泻，当用之药为补骨脂，别名"破故纸"。如下文"脾泻丸"治五更泄即用破故纸。据改。

弱,食少难化,加参、芪各一钱、神曲、麦芽各一钱二分、木香炙、干姜各五分。〇如久泻,谷道不合,或脱肛,此元气下陷及大肠不行收令故也。去茯苓,加神曲炒、肉豆蔻煨、诃子肉、乌梅、五倍子各等分,为丸,以四君子加防风、升麻煎汤送下。

加味五苓饮

治大人小儿水泄,小便赤涩,或全不小便者。

赤茯苓去皮,一钱五分　猪苓三钱　泽泻用刮开色白者,三钱五分　木瓜八分　白术去皮去芦,八分　木通一钱五分　车前子略炒,五分

右水二碗,煎一碗,去渣,入盐少许,令药微有咸味,饥时服之。小便自利,其泄立止。

白术散

治久泄脾胃虚弱,食少身瘦,烦渴。

人参一钱　白术炒,一钱　白茯一钱　甘草炙,五分　木香八分　藿香一钱　甘葛七分　干姜炒黑,七分

右姜三片,水一钟半,煎一钟,温服。

升阳散

治一日三四次溏而多,时腹鸣,小水黄赤。

柴胡　益智　当归　陈皮各五分　升麻七分　甘草三分　黄芪四分　红花二分半　右水一钟半,煎一钟,温服。

升阳降湿汤

治胃弱食少,腹疼肠鸣,泄泻无度,四肢困倦。

甘草炙,五分　麦芽炒,一钱　陈皮一钱　猪苓一钱　泻泽一钱　半夏一钱　益智一钱　防风一钱　神曲炒,一钱　升麻八分　柴胡一钱　羌活一钱　苍术一钱

右姜三片,枣二枚,水煎服。〇如泻,肛门燥疼,加桃仁、归尾、生地各七分,同煎。

加味胃苓汤

治患泄泻，膀疼转筋。

苍术　陈皮　厚朴　猪苓　泽泻　白术　茯苓　甘草　藿香　神曲　木瓜　白芍

右剉剂，姜、枣煎服。○如泄泻头疼，去木瓜、茯苓，加砂仁、草果、川芎。○如泄泻兼身疼麻木，去苍术、厚朴、茯苓、木瓜，加草豆蔻、川芎、砂仁、吴茱萸、木香。

二香二仁汤

治患泄泻，右胁疼痛。

陈皮　白术　香附　砂仁　枳壳　半夏　薏苡仁

右同水煎服。

茵陈车前益元散

治患水泻，数日不止，因而泻甚频数，终食薄粥米饮，即从大便泄出，遍身骨节疼痛，此因湿热所致，非虚滑之由也。

车前子炒，研，一钱　茵陈研末，一钱　合成六一散二钱

右共和匀，滚水调，五分一次，频频服之。

加味治中汤

治春月肝木乘脾，腹痛，久泻不止。

人参一钱半　白术陈土炒，二钱半　白芍药醋炒，一钱五分　甘草炙，一钱　青皮去穰，麸炒，七分　陈皮去白，一钱　干姜炒黑，一钱　苍术麸炒，一钱半　升麻五分　柴胡五分　防风五分　白茯苓一钱

久泻虚寒加熟附一钱。

右用姜三片，加大枣二枚、水二钟，煎一钟，食前服。

加味香砂枳术丸

治饮食所伤，脾胃不和，欲作泻痢，并七情所伤，痞闷呕吐，不思饮食。泻痢后，理脾胃，去余滞。此药一运一动，一补一消，活法用之，极有奇效。

白术土炒,二两　黑枳实麸炒,一两　半夏曲真者,一两五钱　陈皮去白,一两　砂仁炒,七钱半　香附醋浸,晒干,炒,一两　麦芽面炒,一两　木香不见火,五钱　黄连姜汁炒,冬五钱,夏一两　神曲炒,一两

有痰,加竹沥半碗、姜汁二盏。

右为末,薄荷煎汤,打老米糊为丸如梧桐子大。每服七八十丸,食远白汤送下。

脾泻丸

治久泄并五更泄者。

白术二两,饭上蒸　白茯苓二两,蒸熟　小茴香一两,炒　肉豆蔻一两,麸煨　破故纸二两,炒　广木香五钱

右为末,生姜煮红枣肉为丸梧桐子大。空心米汤下八十丸,甚者食前再服。

铜门栓丸

秘验止久泻痢。

黄丹一两,飞过　明矾一两　黄蜡一两

右将蜡熔化于小铜勺内,次以丹、矾末和入,乘热急手为丸如豆大。每服二丸,空心米汤下。小儿用一丸。

养脾进食丸

治泻痢后脾胃虚弱,饮食减少。

人参　白术土炒　白茯苓各三两　甘草一两半　陈皮　半夏曲　厚朴姜汁炒,各二两　苍术麸炒,三两　砂仁炒,一两半　神曲炒　麦芽炒,各二两半　木香五钱

右为细末,神曲、麦芽面打糊为丸如梧桐子大。每服五十丸,食远白汤送下。

参苓白术丸

治泻痢后,调理脾胃,极稳累效。

人参一两五钱,去芦　白术土炒,二两　白茯苓去皮,两半　甘草炙,一两　山药姜汁炒,一两半　砂仁炒,一两　薏苡仁炒,二两　桔梗去芦,炒,一两　莲肉去皮、心,一两半

若痢后虚弱,用石莲肉、黄连,用吴茱萸同浸半日,连汁炒干,去萸一两。〇饮食减少,加神曲、麦芽。〇余外脾胃虚弱调补,只照本方。

右为末,晚米糊一半、蜜一半和为丸如梧桐子大。每服七八十丸,食远白汤送下。

附　泄泻单方

凡泄泻服药不效,可用五倍子、五灵脂各等分为末,醋调匀,封脐即止。或用木鳖子肉七个、麝香五厘、蜗牛三个,共为泥,封脐上,尤妙。

一方

治老少脾泄久不愈者,用冬米造饭锅巴净末四两、莲肉去心净末四两、享糖末四两,共和匀。每服三五匙,食远白汤调下,一日三次。

一方

治泄泻日夜无度,诸药不效者,用针砂、地龙、猪苓各等分为末,生葱捣汁调方寸匕,贴脐心,小便长,泻即止。

一方

治大人小儿吐泻,日久垂死,灸天枢二穴在脐两傍各开二寸、气海一穴在脐下一寸半、中脘穴在脐上四寸半。

一方

治泻痢,用干萝卜片煮熟放冷,以蜜调服。

一方

治水泻,用煨姜一块、艾一把,水煎热服。

一方

治泄泻,不进饮食,用糯米一升水浸一宿,滤干燥,慢火炒令极熟,入山药一两,共为细末,再入胡椒末少许,和匀。每日侵晨砂糖入滚汤调服,大有滋补。久服之,其精寒不能成孕者亦孕。

一方

加莲心去心、皮、芡实肉、山药各三两,尤妙。

一方

治久泻，诸药不效，用硫黄一分、绿豆六粒、胡椒五分，共为末。饭为丸，温汤送下即止。

痞满 脉宜沉浮滑，忌涩

夫痞满者，非痞块之痞也，乃胸腹饱闷而不舒畅也。有气虚中满，有血虚中满，有食积中满，有脾泄中满，有痰膈中满。皆因七情内摇，六淫外侵，或醉饱饥饿失节，房劳过度，则脾亦虚而受伤，转输之官失识，胃虽受谷，而不能运化，故阴阳不升降而成痞也。治宜开郁顺气，清理脾胃之药，兼致化痰之剂，则痞通而满除矣。

痞满主方

香附　砂仁　木香　枳实麸炒　白术炒　茯苓　半夏姜汁炒　白豆蔻去皮　陈皮　藿香　厚朴姜汁炒，各七分　甘草炙，二分

右剉剂，生姜三片、枣一枚，水煎，食后服。○瘦人心下痞闷，加炒黄连，去半夏。○肥人心下痞闷，加苍术。○气虚中满，加人参，去半夏。○血虚中满，加当归、白芍，去半夏。○脾虚盽[1]痞者，加归身、川芎、芍药、神曲，去砂仁、木香、藿香、豆蔻。○食积中满，加神曲、山查、麦芽，去白术、半夏。○脾泄中满，加苍术、白芍，去半夏。○痰膈中满，加贝母、桔梗、竹沥、瓜蒌仁略炒，去白术。○痰积者，加山查、大麦芽、贝母，去砂仁、木香、白术、豆蔻、藿、木香。○湿热痞满，加酒炒黄芩、酒炒山栀仁、制苍术，去附、砂、白术、豆蔻、藿、木香。○痰挟血成窠囊者，宜桃仁、红花、香附、大黄之类。○若伤寒下多，则亡阴而痞者，八物汤加升麻、柴胡，少佐以陈皮、枳壳之类主之。○若大病后，元气未复，而胸满气短者，宜补中益气汤，木香、陈皮、枳实丸之类方见内伤。

解郁和中汤

治胸膈痞满，内热，夜不能安卧，卧则愈闷。

---

1 盽：màng，不精要貌。

陈皮去白，一钱二分　赤苓一钱　半夏六分　青皮醋炒，五分　香附便炒，一钱　枳壳麸炒，一钱　栀子一钱　黄连姜汁炒，七分　神曲炒，七分　厚朴姜汁炒，七分　前胡八分　苏子研碎，七分　甘草四分

右剉剂，姜三片，水煎热服。

木香化滞汤

治因忧气郁结中脘，腹皮里微痛，心下痞满，不思饮食者。

当归梢　枳实炒，各四分　陈皮　生姜　木香各六分　柴胡七分　草豆蔻　甘草炙，各一钱　半夏一钱五分　红花

右剉一剂，姜、水煎，食远服。

瓜蒌枳桔丸

治胸中痞满，或痛彻背胁，喘急妨闷者。

瓜蒌仁另研　枳壳麸炒　桔梗炒　半夏汤泡　黄连炒，各一两

右为末，以姜汁糊丸。每食后以淡姜汤送下五分，久服自愈。

枳实理中丸

治痞，因下后虚，气逆上攻。

枳实　黄连各半两　干生姜二钱　半夏曲　人参各三钱　甘草炙，二钱　茯苓　麦芽各二钱　白术三钱　厚朴姜制，四钱

右为末，水浸蒸饼丸如梧桐子大。每服三五十丸，温汤下。

木香槟榔丸

治胸膈积滞，饮食减少，终日不食，亦不知饥，勉强进食，亦不知饱者，此非煎剂可除，必此丸消磨其块方可。

广木香三两　黄连四两，吴萸汤泡过　黄芩四两，酒炒　黄檗四两，盐水炒赤　槟榔八两　陈皮八两，洗　青皮四两，醋炒　莪术五两，煨　庄大黄四两，酒蒸，黑丑八两，炒　厚朴四两，姜炒　枳壳八两，麸炒　香附米制　当归八两，酒洗　干姜三两，泡

右为末，以白水滴丸绿豆大。不时服，白汤吞下五分或一钱，服至一二两必愈。愈后，须用平剂以调之，而胃气斯复。

消痞丸

治心下痞闷，一切所伤，及积年不愈者。

干生姜　神曲炒　炙甘草各二钱　猪苓　泽泻　厚朴　砂仁各三钱　半夏汤泡七次　陈皮　人参各四钱　枳实五钱,炒　黄连净炒　黄芩各六钱　姜黄　白术各五钱,炒

右为细末，汤浸蒸饼为丸如梧桐子大。每服五七十丸至百丸，食远白汤送下。

木香分气丸

治脾胃不和，心腹胀满，两胁膨胀，痰喘嗽急，刺心干呕，咽喉不利，饮食不化。

木香　槟榔　青皮　蓬莪术炮　干生姜　当归　姜黄　玄胡索　白术　枳壳麸炒　荆三棱纸裹煨香　陈皮去皮　赤茯苓　肉豆蔻各等分　秋冬加丁香炒

右为末，白面糊丸小豆大。每服三五十丸，生姜汤下，忌生茄、马齿苋。

附　痞满单方

一方

治心下坚如盘者，用枳实麸炒，一钱、白术三钱，水煎服。

一方

用蕲[1] 艾、独蒜、盐、穿山甲四味，用好醋捣成饼，量痞大小贴之。两炷香为度，其痞化脓血，从大便出。

又方

用大蓼子，即水仙子，为绝细末，少加面调，和做一团置痞上，以火熨之，数次即消。

积块　附茶癖　脉忌虚弱

古书有积聚癥瘕立名，而丹溪以积块称。夫积聚者，物滞曰积，成块而有

---

1 蕲：原作"蓍"。蕲艾，指蕲州所产之艾，不能用"蓍"字，此乃音误所致，故改。

常处；气滞曰聚，或散而来往无常也。癥瘕者，则积块之别名也。《内经》论有五积之证，曰肥气，曰伏梁，曰痞气，曰息贲，曰奔脉。丹溪列有方治，而又谓在中为痰积，在左为血积，在右为食积，此亦论积块有常处之大概也。治法方册班班，要之养正，其积自除，尤为稳当。

积块主方

陈皮　白茯苓　川芎各八分　香附童便浸炒，一钱　半夏汤泡，一钱　甘草五分　苍术泔炒，六分　山查子杵，一钱五分　连翘六分　枳实一钱　桃仁去皮，一钱　厚朴姜炒，三分

○痰积，加天花粉八分、贝母八分、海粉一钱、大麦芽炒，八分，杵。○血积，加红花酒洗，一分、当归尾八分、莪术八分、昆布八分。○食积，加大麦芽炒杵，一钱、神曲炒，一钱、木香三分，另磨和药。○左胁有块，倍川芎；右胁有块，加青皮。○肉食成块，加姜炒黄连。○饱胀，加萝卜子、槟榔，去苍术。

四神消积丸

治为食、酒、气、痰四者成积。

陈皮三两，洗去白　青皮二两，醋炒　槟榔二两　广木香五钱　川厚朴二两，姜炒　枳实二两，蒸　京三棱一两，煨，切　蓬莪术二两，煨，切　山查肉二两，蒸　神曲二两，炒　麦芽二两，炒　半夏曲二两，炒　香附米二两，炒　白芥子五钱，炒　砂仁一两，炒　吴茱萸一两，汤泡去苦水

右为末，萝卜汤滴丸如绿豆大。每食远白汤送下八十丸。此方平易，可以多服，不伤胃气，服至积消即止之。

乌梅丸

治酒积、食积及化痰饮。

乌梅去核净肉，半斤　半夏四两　生姜自然汁，半斤　白矾四两

右先将半夏、乌梅粗末；次将白矾化开，并姜汁共前末拌匀。新瓦二片夹定，炭火上焙三日三夜，以干为度。次入神曲、麦芽、陈皮、青皮、莪术、枳壳、丁皮、槟榔各二，共为细末，酒糊为丸如梧桐子大。每服五十丸，食远姜汤下。

加味枳实丸

治食积。

白术二两　枳实　神曲　麦芽　山查各一两　黄连　陈皮各五钱　木香一钱五分

右为末,荷叶蒸饼为丸如梧桐子大。每服一丸,食远姜汤送下。

阿魏丸

治食积。

连翘　山查各二两　黄连一两半　真阿魏四两

右前三味为末,醋煮阿魏为丸。每服三十丸,白汤送下。

茶癖散

治茶癖爱吃茶。

石膏　黄芩　升麻

右各等分为末,砂糖和水调服。

一方

爱吃茶,用石膏、白术、炒芩、芍药、薄荷、胆星为细末,砂糖调成膏,津液化下。

伏梁丸

治心之积起脐上,大如臂,上至心下,久不愈,令人心烦。

黄连一两五钱　厚朴制　人参各两半　黄芩三钱　桂一钱　干姜　菖蒲　巴豆霜各五分　红豆二分　茯苓　丹参炒,各一钱　川乌头炮,五分

右为极细末,另研豆霜,旋旋入末,炼蜜为丸如梧桐子大。服如上法,淡黄连汤下。

肥气丸

治肝之积在左胁下,如覆杯,有头足,久不愈,令人发咳逆、痎疟,连岁不已。

厚朴半两　黄连七钱　柴胡二两　巴豆霜五分　花椒四钱　干姜炮,五分　广

术炮，二钱半　乌头炮去皮，钱二分　人参二钱五分　甘草炙，三钱　昆布二钱五分　白茯苓一钱五分　皂角去皮、子、弦，煨，一钱半

右除茯苓、皂角、豆霜另末，外为极细末，和匀，炼蜜为丸如梧桐子大。初服二丸，一日加一丸，渐加至大便微溏，再从二丸加，周而复始。积减大半勿服。

痞气丸

治脾之积在胃脘，覆大如盘，久不愈，令人四肢不收，致热，饮食不为肌肤。

厚朴四钱五分　黄连八钱　茱萸二钱　黄芩二钱　白茯苓　泽泻　人参各一钱半　川乌头　川椒炒，各五分　茵陈酒炒　干姜炮　砂仁各一钱五分　白术二分　桂四分　巴豆霜四分

右除豆霜另研，茯苓另末，旋入，外同为细末，炼蜜丸如梧桐子大。用淡甘草汤下，服如上法。

息贲丸

治肺之积在右胁下，大如覆杯，久不愈，令人洒淅寒热，喘咳，发肺痈。

厚朴制八钱　黄连一两三钱　干姜炮　白茯苓　川椒炒　紫菀各一钱半　桂一钱　川乌头炮　桔梗　白豆蔻　陈皮　京三棱各一钱　天门冬一钱　人参一钱　青皮五分　巴豆霜四分

右除茯苓、巴豆霜旋入外，为细末，炼蜜丸如梧桐子大。以淡姜汤送下，服如上法。上四方秋冬加厚朴，减黄连四分之一。

奔豚丸

治肾之积发于小腹上，至心下，若豚状，或下或上无时，久不已，令人喘逆，骨痿少气，或男子内结七疝，女人瘕聚带下。

厚朴制，七钱　黄连五钱　泽泻　白茯苓　菖蒲各一钱　川乌头　丁香各五分　苦楝酒煮，二钱　玄胡索一钱五分　全蝎一钱　附子　独活各一钱　桂二分　巴豆霜四分

右除豆霜、茯苓，另为末，旋入细末，炼蜜丸如梧桐子大。淡盐汤下，服如上法。

磨块丸

治郁气郁痰结成痞块，胸膈壅塞，遂致每晚右胁一团先热，遂致遍身发热，天明复止，且饮食少进，烦燥不安，肉削骨露，脉又歇，至而弦，必此丸攻其痞块，以除其病根，诸症自除矣。

三棱　莪术俱醋炒，各八钱　槟榔六钱　川黄连姜炒，六钱　片黄芩刮净，水洗，酒拌炒，六钱　陈枳实炒，六钱　陈皮滚水泡，去白，四钱　栀仁姜汁炒，五钱　前胡水洗，五钱　贝母去心，六钱　天花粉八钱　大黄酒炒，八钱　香附童便制，八钱　青皮去穰，醋炒，五钱　南木香不见火，二钱　玄胡索五钱　郁金三钱　连翘去心蒂，六钱

已上共为极细末，和匀，先用竹沥略酒润，次用粘米粉搅硬糊丸如绿豆大。每服百丸，一日三次，食远服，临卧服一次。服至疾除遂止。切忌生冷、煎炒、鲜鱼、牛、羊、鹅、面。

祛块丸

治痰块、痞块、气块、血块，不拘热气冷气。

莪术醋煮过，二两　香附酒浸涨，炒，三两　红花酒炒，二两　麦芽炒，二两　神曲酒炒，二两　鳖甲醋炙，二两　山查二两　青皮三两，炒　昆布一两，酒炒　阿魏三钱，用醋蒸过用　海石醋炒，二两　砂仁一两

右为细末，好醋为丸如梧实大。每二三十丸，酒汤送下。

愈元丸

治患十数年痞气，心下坚硬，状如覆杯，诸医不效者。

陈皮去白　青皮去白，炒　枳壳炒，各二两　山查二两　小茴炒　甘草各用一两　三棱醋炒　莪术煨　槟榔　草果去壳，各五钱　砂仁　木香　针砂醋炒，各五钱　厚朴姜汁炒　苍术米泔浸炒，各用四两

右为末，酒糊为丸如梧仁大。每服十五丸，生姜汤下。

羊肝饼

治小儿惊积，左胁下有块，女人血瘕，发热瘦弱，但积块在右，为食积者不宜用。

黑羯羊肝一具，去筋膜，切成方寸块，中间割开相连　白术一两，小米泔浸一宿，切

成咀,陈壁土炒黄色,为细末,一两　左顾大牡蛎一个重一斤者,炭火煅通红,候冷为细末,一两　真黄蜡一两,溶化开,入前药,二味搅匀,乘热成饼,照肝块数目。如肝块大,其重二钱;小者,重一钱五分。

右将蜡饼夹于肝内,用竹叶包裹,以线缚之,入新砂锅中以水淹一寸,入粟米五六合煮,以米熟为度。候冷,去竹叶,任小儿食之,一颁二三块。夏月将饼系于井中,令色变味臭,小儿不肯食也。重者不过一肝二肝,轻者数块,则热止,七日后则积消腹软矣。

通玄二八丹

治腹内饮食宿滞积聚,此方又能止泻痢,但引不同能行能止,真仙方也。

黄连半斤,净　白芍药五钱,净　当归五钱,净　乌梅去核,五钱,净　生地黄五钱,净

右为末,用雄猪肚一个,以药盛于内,用线缝之,用韭菜二斤铺甑底,于锅内蒸之,候汤干,再添水,蒸一日,以药熟为度。就猪肚共药石臼内捣烂,为丸如梧桐子大。每服七十丸,酒送下。○如治积聚,清晨用姜汤送下,待泻二三行即除,却以温粥补住。○如治泻痢,食后用清茶送下。

沉香消积丸

治一切痞积气块及妇人血瘕等症。大枳壳不拘多少,每个入巴豆仁一枚在内,线扎,醋煮透为度。冷定,去巴豆,将枳壳咬咀,晒干为末,每一两加沉香一钱、平胃散末三钱,共一处,以醋糊为丸如桐子大。每服三十丸,空心白汤送下,日久其痰自消。如重病多年及妇人血瘕,用阿魏化痞膏贴之即愈。

琥珀鳖甲丸

治妇人癥瘕经年。

锦纹大黄醋煮透,二两　琥珀五钱　莪术七钱　当归尾五钱　桂心去皮,五钱　赤芍五钱　槟榔五钱　枳壳炒,五钱　广木香五钱　昆布酒洗,五钱　鳖甲九齿者,酥炙透,一两

右共为末,炼蜜为丸如梧桐子大。每服三十丸,米饮送下或酒亦可,服之。

追虫丸

白雷丸一两　槟榔一两　史君子一两　黑丑二两　锡灰三钱　广木香二钱　芜荑三钱

右共为末，砂糖为丸绿豆大。每服一钱，葱白汤送下。

不猛效速膏

治男痞块，女人血块。

阿魏一两　木香四两，为末　生漆滤去渣净，四两　蜜六两

右用锡罐一个盛药，封固，放锅内水煮[1]三炷香了，取起，冷定。每服二茶匙，烧酒送下，日进三服。忌油腻、鱼、发物。

蜀葵膏

治有形之块，以此咸软之、坚削之，并行气开痰为主。用蜀葵根煎汤去渣，再入人参、白术、青皮、陈皮、甘草梢、牛膝各等分，煎成汤，入研细桃仁、玄明粉各少许，乘热饮之。二服当见块下。如病重者，须补接之后加减再行此方，且攻且补，亦有至理。

化痞膏

净松香一斤，先以酸浆水煮三四十滚，又以酒煮十数滚，又以白水煮，以口试味淡为度，听用。将松香化开，又倾入香油内，取起。以大麻子肉二两、百草霜一两，共末，木臼内捣如泥，入蜈蚣十条，去头足净、没药、乳香、芦荟、孩儿茶、天竺黄、阿魏、硼砂各五钱、川山甲土炒，末，一两，将众药末糁尽，后入黄香末，徐徐捣成一膏，收瓷罐内盛之。每用滚汤化开，用红绢摊，临时洒麝香末半分在膏上，贴之。六七日作痒，十日半月全消。

附　积块单方

凡遇血块及一切血气癥瘕痰饮等症，用瓦垄子，即花蚶也，取壳，烧以醋淬三次，为末，醋膏丸如梧桐子大。每服七十丸，酒下。凡遇痞结年久成龟鳖

1　煮：原作"注"。当属音误，据文义改。

者，用老军需一味，春夏用茎叶，秋冬用根，不拘多少，用好生酒一罐，外用鲫鱼一只，和药同入罐内，日落时煮，以鱼熟为度。令患人先食鱼，次饮酒，扑至次早去大小便，见物下即是效。如不应，连服三五次，追其物无迹，神效，妙不可言。而仁人君子切不可轻忽。○老军需，俗名社公口须，四时常有，青出众草，为尊茎藤，青叶似檟叶而尖小，根如须，白似芋头，根牵藤而去。

　　凡遇痞积气块，其症初则如弹，渐长如刀，或如梭，如碗，形状不同，令人面黄体瘦，饮食少思，久治不痊，治宜用猪涩皮七个（即猪赤胰）、新针七个，每涩皮用针一个，将针刺破内外，外用好明净皮硝七钱，研为细末，擦于涩皮上，腌七日取出，用铁器焙干，研为细末。再用水红花子七钱，焙干为末，与前末和匀。每服三钱，清晨无灰好酒调服。忌生冷、房室、恼怒。不论男妇老少、腹之左右，并皆治之。若频服五七料，大便下脓血，即是效验，切不可用别药补之为妙。服此方，二月渐消，三月断根，但此药只可春秋冬合，夏恐坏了涩皮。若夏月急用，将涩皮腌，悬放井中一七取出，用之亦妙。

黄疸 _{脉宜洪数}

　　疸者，黄也，湿热相交，脾胃二经积热所作，面目如金，小便如黄柏汁。有黄汗者，阳明蓄热也。得此病，因出汗时沐冷水，热郁于内，故汗黄也。有谷疸者，食则腹满眩晕，心中怫郁，由饥饱所致胃气蒸冲而黄也。有酒疸，身目俱黄，心中懊恼，足胫满，尿黄，面黄而生赤斑，因酒后畏热，醉卧当风，或水湿得之，甚至目黄青黑，或大便亦黑也。有色疸者，因房事后为冷水湿气所伤，故额黑身黄，小腹满急，小便不利。病形不同，当究所因，分利为先，解毒次之。

　　其诸疸，口淡怔忡，耳鸣脚软，微寒微暖，小便白浊者，皆为虚证，不可过用凉剂，强通小便，恐肾水枯竭，久而面黑黄色。及有渴者不治，不渴者可治。又有伤寒发黄者，盖为内热已甚，复被火蒸，亦发黄也。阳明病被火攻，额上汗出，而小便不利者，必发黄。有由内热有火而致阳明病，无汗，小便不利，心中懊恼者，必发黄，此热盛所致也。又有伤寒发汗以后，身目皆黄者，此寒湿在里也。有黄如熏黄，虽黄而色暗者，热盛所致也。有黄如橘子色者，有如染衣黄柏色者，此湿与热也。

　　经云：治湿不利小便，非其法也。大抵黄者，属太阴脾经，脾土受湿热，则色见于外也。若寸口近掌无脉，鼻气出冷，形身如烟熏，直视摇头，为心绝；环口黧黑，柔汗发黄为脾绝，不治。寒热在里，热蓄于脾，瘀热与宿谷相搏，郁蒸不消，故发黄。其症与瘀血，外症脉理相似，但小便不利为黄疸，小便自利为瘀血也。黄为心脾蕴积发热，必浮滑而紧数。若瘀血证即如发狂，大便必黑。其症各异，要当辨之。

黄疸主方

　　茵陈三钱　白术一钱半　赤茯苓一钱半　猪苓一钱　桂二分　泽泻一钱　苍术　山栀　滑石各一钱二分　甘草炙，二分

　　右用水煎，入灯心一握，食远服。○身热，加柴胡。○小便短，加黄柏。○胸膈饱闷，加萝卜子。○饮酒人成酒疸者，加瓜蒌仁、干葛、砂仁。○大便结实，去白术，加厚朴、大黄。○食积，加三棱、莪术、砂仁、神曲。○伤寒湿伏暑，小便不利，烦渴发黄，去桂、苓。

秦艽饮

　　治五疸涉虚，口淡咽干，寒热。

　　秦艽　当归　白芍　白术　官桂　陈皮　茯苓　熟地　半夏　川芎　小草

　　右剉剂，生姜煎服。

当归白术汤

　　治酒疸发黄，结饮癖在心胸间，坚满，骨肉沉重，逆恶饮食，小便赤黄。此因内虚，饮食生冷，脾胃痰结所致。其脉弦细。

　　当归　白术炒　茵陈　枳实炒　前胡　杏仁去皮尖　白茯　黄芩各一钱　半夏制，八分　甘草炙，三分

　　右水二钟，姜三片，煎至八分，去渣温服。

茵陈散

　　治阳明瘀热在内，发黄便实。

茵陈　石膏　大枣　山栀炒黑　菱草各二钱

右水二钟，葱白五根，煎至八分，去渣温服。

茯苓渗湿汤

治黄疸湿热，呕吐而渴，欲饮冷，身体面目黄，小便不利，不得卧，不思饮食。

茯苓一钱　苍术一钱　陈皮一钱　猪苓一钱　泽泻一钱　黄连一钱　栀子五分　黄芩一钱　枳实炒，一钱　白术炒，一钱　茵陈一钱　青皮一钱　防己一钱

右水二钟，煎至八分，去渣温服。

茵陈茯苓汤

治发黄，脉沉细，四肢冷，小便涩，烦燥而渴，脉带数。

茵陈　茯苓　桂枝各一钱　滑石钱半　猪苓　当归各一钱

右水二钟，煎至八分，去滓温服。

三因白术汤

治酒疸，因下后变成黑疸，目青面黑，心中如啖韭薹状，大便黑，皮肤不仁，其脉微而数。

白术一钱半　枳壳炒，一钱　豆豉一钱　干葛一钱　杏仁去皮、尖，一钱　甘草五分　桂心五分　白茯一钱

右水一钟半，煎至七分，去渣温服。

茵陈橘皮汤

治阴证发黄，脉沉细迟，发热，手足冷，喘呕烦燥，不渴者服之。

茵陈一钱　橘皮一钱　白术三钱　半夏泡，一钱半　茯苓一钱半　干姜炒黑，一钱

右生姜五片，水二钟，煎至一钟，去渣热服。

茵陈龙胆汤

治发黄，身面眼皮目珠悉黄如金，小便如煮黄柏汁，诸药不效，此药主之。

茵陈蒿四钱　栀子炒黑,三钱　黄芩二钱　大黄三钱　柴胡二钱　升麻一钱　龙胆草一钱

右水二钟,煎至一钟,去渣温服。○大便闭实者,加大黄二钱。若小便不利,加木通、滑石、赤茯苓各一钱五分。若怯弱人,去大黄,加生地黄,倍山栀子五分。凡大便不实者,亦去大黄、栀子二味。

茵陈犀角汤

治伤寒时气,发黄并发班者。

茵陈二钱　龙胆草二钱　生犀角末二钱　升麻二钱

右四味共为细末。每服二钱,真牛乳一盏,水一钟,拌匀服之。重者不过再进一次,及发班者神效。

茵陈附子汤

治阴黄,脉沉迟,体逆冷,腰以下自汗。

茯苓　白术　干姜　茵陈　豆蔻　半夏　泽泻　枳实　橘红　附子

右用姜五片同煎服,连进二帖。

茵陈栀子汤

治阳黄,脉紧,火乘脾气,四肢困倦,心神烦乱,兀兀欲吐,小便不通,热流膀胱,身体尽黄,此药主之。

茵陈　茯苓　山栀　苍术　黄芩　黄连　枳实　防风　猪苓　泽泻　青皮　陈皮

右剂水煎,二服。

茵陈丸

治伤寒瘀热或时气发黄,并疫气、瘴气、疟疾皆可治之。

茵陈　栀子　芒硝　常山酒蒸　杏仁各二钱　鳖甲醋炙,二钱　大黄酒蒸,五钱　香豆豉五钱

右共为末,以饴糖和丸如桐子大。每服三十丸,温白汤下,以吐利为度。大抵此药热实、大便不利、人壮者方可用之,人弱者不可下也。

海金砂丸

治黄疸日久，通用良方。

栀子仁一两　茵陈五两　海金砂一两　木通一两　赤茯苓一两　滑石水飞，一两　黄连酒炒，一两　当归二两

右共为末，荷叶煎汤，打糊为丸如桐子大。每服六十丸，茵陈汤送下。

皂矾丸

治伤力黄疸，年久身黄者。

白矾用拣净，下砂罐内醋煮十数滚，候干，再用青布包住，放火内煅过通红，听用，净末四两　苍术米泔浸，去皮，炒，四两　陈皮四两　厚朴二两，姜汁炒　甘草一两，炙　针砂五钱

右为细末，以熟红枣去核皮，捣烂为丸如梧桐子大。每服六七十丸，烧酒早晚送下。

大温中丸

治黄疸、黄胖与黄肿，又可借为制肝燥脾之用。

青矾一两　黄连　陈皮　青皮　厚朴　苦参　苍术　白术　莪术　三棱各五钱　香附一两半　甘草二钱

右为末，酽酒打糊为丸如梧桐子大。每空心盐汤送下七八十丸。如脾虚者，须以人参、白术、白芍、陈皮煎汤送下。

茵陈栀黄汤

治发黄疸。

茵陈六两　栀子十四枚　大黄二两

右共为六剂，水煎服。

附　黄胖奇方

凡遇黄胖之症，须用红枣一斤，去核，鸡肫皮四个，焙干为末，皂矾一两，共为末，用酽醋一碗，煮飞罗面为丸如绿豆大。每服五十丸，食远酒送下。

一方

治黄疸，取小麦苗捣烂绞汁，每用一碗，昼夜饮三四次，三四日即愈。

一方

治遍身都黄，用生茅根一把切细，猪肉一斤，煮作羹食。又萝卜子为末，白汤下。

一方

治眼白变黄，用粟根四两，酒煎服。一生忌食鹅。

一方

治黑疸，括蒌根一斤，捣汁顿服，小便黄水止。

一方

治瘰[1]疽，手足肩背如米起白色，刮之汁出，皮肤发热。用芜菁子炒熟，捣烂，绢包敷之。

水肿　脉宜浮大，不宜沉细

水肿之疾，人因脾胃虚损，湿热兼盛，凝闭渗道，不得宣通，水随气流行，注于经络之中，泛滥于皮肤之内，四肢百骸，无处不到，一身浮肿，皮薄而光，按之随手而起，咳嗽喘满，不得卧，小便不利。治法先实脾土，土实能摄防肾水，其肿自消。先服瘴类禹功散下之，甚则三花神佑丸大下之，水去肿消。或平胃合五苓，去桂，加滑石，调胃燥湿，使脾得运，开其渗道，决其邪水，利其小便，则体用兼该，标本两尽，病自愈矣。《素问》曰：开鬼门，洁净府。此之谓也。开鬼门，发汗也；洁净府，利水也。

水肿主方

苍术米泔制　白术　厚朴姜汁炒　茯苓带皮　猪苓　泽泻　香附　砂仁　枳壳　大腹皮[2]　木香各等分

右剉剂，灯心一团水煎，磨木香调服。○气急，加桑白皮、苏子、葶苈，去

1　瘰：原作"瘵"。据《中华字海》"疒"部，此乃"瘰"之讹字，据改。

2　大腹皮：原作"大伏皮"。此乃大腹皮之俗写，今改正药名。后同径改。

白术。○发热，加炒栀、黄连，去香附。○泻，加炒芍，去枳壳。○小水不通，加木通、滑石，去白术。○恶寒，手足厥冷，脉沉细，加官桂少许。○腰以[1]上肿，宜发汗，加藿香，或十神汤、参苏饮俱可用。○腰以下肿，宜利小便，加牛膝、黄柏、滑石，去香附。○胸腹饱闷，加萝卜子，去白术。○病后虚肿，不服水土者，加五加皮、地骨皮、青皮，去香附、枳壳。

凡肿病，视其虚实，若初病元气未伤，速当下之，以去其邪，久则恐正气伤而邪气固，殆不可为矣。下后即当理脾进食，断厚味，远淫乐，燮养数年，庶免再复。

水肿脉多沉，病阳水兼阳证，脉必沉数；病阴水兼阴证，脉必沉迟。烦渴，小便赤色，大便闭，此为阳水。不烦渴，大便溏，小便少，不赤涩，此为阴水也。

十皮五子饮

治一切水肿、单腹胀，蛊胀，气虚中满，神效。

茯苓皮　草果皮　五加皮　大腹皮　甘草皮　牡丹皮　地骨皮　生姜皮　木通皮　木瓜皮　大腹子　车前子　葶苈子　菟丝子　紫苏子

右共咀片、水二钟煎至八分服之。如要断根者，将十五味等分为细末，各一钱五分，雄猪肝一个不下水者，先将温水煮一滚，用竹尖钻孔数个，入药在内蒸熟，切片，捣蒜蘸食之。不过一二个，永不再发。

疏凿饮子

治留滞不行，水气遍身，浮肿喘呼，气急胸满，口干烦渴不宁，大小便不利。

泽泻　商陆　赤小豆　羌活　大腹皮　木通　茯苓皮各一钱　槟榔　秦艽　椒目　防己各八分

右水二钟，姜五片，煎八分，食远服。○发热，加柴胡、山栀。○胸膈痞满，加白术、枳实。○喘咳甚者，加葶苈、萝卜子。○有痰加半夏、陈皮。○喉痹作痛，加桔梗、射干。○小便秘者，加肉桂。○大便燥结，加枳壳、桃仁。○足肿，加木瓜、防己。

1　以：原作"心"。据《金匮要略·水气病脉证并治》改。后一"以"字同改，不另注。

木香散

治一切身肿，小便赤涩，大便滑泄。

苦葶苈炒，一钱　泽泻一钱　赤茯一钱　猪苓一钱　木香一钱　木通一钱　通草一钱　白术一钱五分，炒　甘草炙，四分　桂枝六分　滑石二钱　苍术炒，二钱半

右水二钟、姜一片，煎八分，温服不拘时候。

槟榔散

治脚膝浮肿，大便不利，喘急，气往上奔。

木香一两　槟榔一两　桂枝二钱半　紫苏　陈皮五钱　黑牵牛炒，五钱　赤茯五钱　木通五钱　郁李仁七钱

右共为极细末。每服一钱，桑白皮汤送下。至重加至每服二钱为止。

麻黄石膏汤

治满身浮肿，恶风，腰以上肿者。

麻黄四钱　石膏五钱　生姜三钱　大枣二枚　甘草三钱

右水二钟，煎一钟，温服。

三花神佑丸

治水肿腰以下肿者。

芫花醋炒透　甘遂不蛀者，水煮三炷香，取出，炒干用　大戟水煮透，炒，已上各五钱　黑牵牛炒，半生半熟，二两　大黄蒸过，一两　轻粉一钱

右共为末，以水糊为丸如绿豆大。每服十丸，一日做二次用，量人虚实加减白汤送下。忌热物、甘草。

分气补心汤

治心气郁结，发为四肢浮肿，上气喘急。

香附炒，一钱　白茯一钱　甘草炙，五分　大腹皮炒，一钱　桔梗一钱　木香七分　木通一钱　川芎一钱　前胡一钱　青皮去穰，一钱　枳壳麸炒，一钱　白术炒，八分　细辛七分

右水二钟，姜三片，枣一枚，煎至八分，温服。

通幽汤

治肿胀，又大便涩难，喉内闭塞，与气不下降。

甘草炙,四分　红花三分　生地一钱五分　熟地一钱五分　升麻一钱　桃仁一钱五分　当归钱五分　槟榔七分

右水一钟半，姜一片，煎一钟，温服。大便闭，加大黄钱半。

磨积丸

治男妇积滞浮肿。

厚朴去皮,姜汁炒　白姜　砂仁　胡椒　青皮去穰　苍术炒,各五钱

右共一处醋煮，焙干为末，酒糊为丸如桐子大。每服十丸，日午、临卧时各一服，香附汤下或陈皮汤下。

消肿丸

治一切浮肿之症。

花青皮　木香　泽泻各三钱　连翘　益智仁　三棱各二钱　莪术二钱　桑白皮四钱　黑牵牛　花椒目　胡椒各二钱　巴豆肉八个,去油　干漆　甘遂各二钱　沉香三钱

右研末，醋糊为丸如梧桐子大。每五更送下三钱。○消头，葱白汤下。○消背肚，陈皮汤下。○消足、下元，桑白皮、射干汤下。每服三朝，周而复始，照前消尽一身为度。忌生冷、房事百日、盐。但消肿后，即服紧皮丸、开盐散。

紧皮丸

肿消后即服。

干漆二钱　枳壳四两　荜澄茄三钱　苍术　乌药　香附　木香　三棱　莪术　红豆蔻　砂仁　茯苓　草果各一两

右为末，醋糊为丸。

开盐散

服尽此药，方可吃盐。

大鲫鱼一个，开肚将盐塞满，湿纸包，黄泥固济，炭火煨焦存性，取出去盐为末，再以猪苓、茯苓、射干为末，与鱼等分末，饮为丸如梧子大。每次五个，服尽为度。

附　水肿单方

凡遇此症，用红甜葶苈一味为末，大枣肉为丸，一服即消。

一方

治水肿，以冬瓜白煮食或赤商陆根捣烂贴脐上，小便自出即愈。

一方

治水肿，用山栀仁炒为末，米饮下。胃脘热，病在上，带皮用。

一方

治水肿，用好白蜡刮末，每服二分，酒下，服至一两，神效。

一方

治单浮肿，不问大人小儿，遍身浮肿，眼目无缝者，用牛刮浪根皮、佛桑花根皮，即千叶白木槿花根皮，此药宝山最多，福建尤多。右二味各等分，用鸭蛋一个同煎，水服二三次即消。

不治证

大便滑泄，唇黑，缺盘平脐突，足背平肉硬，手掌平无纹，男自下肿上，女自上肿下不治。

鼓胀 脉宜浮大洪弦而数

鼓胀之疾，因七情内伤，六淫外侵，饮食不节，房劳虚损，脾土受伤，转输之官失职，胃受谷气，不能运化，阳不上升，阴不下降，遂成天地不交之否。清浊混淆，隧道壅塞，郁积之久，遂成热证，热久生湿，湿热相生，遂成鼓胀，中空外坚，有似于鼓。其病胶固难治。宜补脾养肺金以制肝木，使脾无邪贼之虑；滋肾水以制心火，使肺金得清化之令；却盐酱以防贼邪，断妄想以保母气，疾自愈矣。先服前三花神佑丸之类，以开导水邪，后服实脾除湿分消之剂。不可拘执一偏，与水肿门药酌量可用也。

鼓胀主方

陈皮　茯苓各一钱　川芎　白芍药酒炒,各八分　苍术米泔浸炒　泽泻　黄连姜汁炒　半夏姜汁炒　木通各八分　甘草炙三分　猪苓六分　大腹皮豆汤洗,炙,六分

右剉剂,生姜皮煎服。○手按之有凹不起者属虚,加扁豆八分、白术、当归各五分、厚朴姜制,三分、木香另研、三分。○按之随手凸而起者属实,加酒蒸大黄、枳实各一钱。○先胀而后喘者,治在脾,加扁豆五分、大麦芽炒,八分、枳实八分、厚朴姜汁炒,四分、木香另磨,三分。○先喘而后胀者,治在肺,去黄连,加黄芩酒炒,八分、麦门冬去心,六分、厚朴姜汁炒,四分、木香另磨、三分。○有热当清金,加黄芩酒炒,八分、麦门冬去心,六分、厚朴姜制,三分。○气下陷,加升麻二分、柴胡去芦,五分。○气不运,加木香另磨,三分、厚朴姜汁炒,二分。○朝宽暮急属血虚,加当归身三分、红花酒炒,少许。○暮宽朝急,属气虚,加人参二分、白术一钱、厚朴二分。○朝暮俱急者,气血两虚,加人参、白术、当归各五分。○气急者,加沉香、萝卜子。○胁痛面黑,是气鼓,加青皮。○胁满,小肠胀痛,身上有血丝缕,是血蛊,加当归、红花、牡丹皮。○嗳气作酸,饱闷腹胀,是食蛊,加山查、萝卜子、神曲、麦芽。○恶寒,手足厥冷,泻清水,是水胀,加官桂。○腹如蜘蛛,手足瘦者,加人参八分、白术一钱、当归四分、厚朴姜汁炒,四分。

木香顺气散

治浊气在上,胸膈胀满。

木香一钱　赤茯一钱　厚朴炒,一钱　青皮一钱　益智一钱　陈皮去白　泽泻各八分　制半夏七分　干姜炒黑,七分　当归一钱　升麻一钱三分　柴胡一钱二分　苍术八分　草蔻仁八分

右水二钟,姜三片,煎八分,温服。

中满分消丸

治上、中、下胀满。

黄芩五钱　黄连炒,五钱　枳实炒,一两　制半夏五钱　姜黄一钱　白术炒,二钱　人参二钱　甘草炙,二钱　猪苓二钱　干姜二钱　白茯二钱　砂仁二钱　厚朴炒,一两　知母三钱　泽泻三钱　陈皮三钱

右共为细末,蒸饼滚水泡开为丸如小豆大,晒干。每服百丸,白汤送下。

大正气散

治胀满,又为风寒暑湿侵扰。

厚朴炒,一钱　藿香一钱　半夏制,一钱　陈皮一钱　白茯一钱　白术炒,一钱　槟榔八分　桂皮八分　枳壳炒,八分　干姜炒,八分,黑　甘草炙,三分

右水一钟半,姜三片,煎一钟,热服。

中满分消汤

治蛊胀下后,用之甚稳。

白术　白茯苓　泽泻　猪苓　黄连　黄芩　栀子　甘草　萝卜子　滑石　槟榔　厚朴　陈皮　紫苏子　香附　青皮

○姜三片,煎服。

四制枳壳丸

治蛊胀,不思饮食。

商枳壳四两,一两用小茴香炒,一两用苍术炒,一两用干漆炒,一两用萝卜子炒,去四味不用

右为末,将原炒四味用水二钟煮汁,煎一钟,去渣,打面糊为丸。每服五十丸米,米汤下。

调中健脾丸

治单腹胀及脾虚肿满,膈中闭塞,胃脘作疼,并皆神效。此药不伤元气,服有大益。

白术一两,黄土水拌炒　人参二两　白芍药二两半,火煨　黄芪二两,蜜炙　陈皮三两,盐水拌炒　半夏三两,汤泡七次　苍术二两,米泔浸一宿,炒　茯苓二两　香附三两,童便浸一宿　泽泻二两半,炒　紫苏子一两半,炒　黄连二两半,吴萸水浸一宿,炒,

去莫不用　萝卜子一两半，炒　薏苡仁三两，炒　山查肉三两，炒　草豆仁一两半，酒拌炒　五加皮二两，炒　沉香六钱，另研不见火　瓜蒌煅，一两

右共为细末，煎薄荷、大腹皮汤，打黄米糊为丸如梧桐子大。每服百丸，日进三次，白汤下[1]。

煅瓜蒌法

附　用大瓜蒌二个，镂一孔，每入川椒三钱，多年粪礓二钱，敲米粒大，俱纳入瓜蒌内，外以绵纸糊完，再用细纸筋[2]盐泥，封裹完固，晒干，入火内煅通红为度，取出，择去泥，与黑皮一并入药。

皂膏丸

治蛊胀。

大皂角三斤　猪牙皂角二两　巴豆二两　槟榔二两　大黄一两　木香五钱

右剉碎，先将大皂角以水一桶熬至半桶，去渣后，将诸药入内再熬成膏，以此膏为末，丸如黄豆大。每服一丸，一日加一丸至七丸止，黄酒送下。气蛊，木香汤下。

三香愈蛊丸

治男妇小儿水蛊、气鼓、血鼓，诸般蛊症。

木香一钱　丁香八分　胡椒八分　黑牵牛二钱半　皂角一钱半　甘遂　大黄各一钱　芫花一钱五分　槟榔二钱　陈皮三钱，去白　苦葫芦三钱　泽泻三钱

右为细末，醋糊为丸如绿豆大。每服，看人虚实加减，壮者二钱，虚者五分。初服姜汤下，五更空心；二次服，陈皮汤下；三次，桑白皮汤下。要忌口，惟好食精猪肉。

三消蛊肿丸

人参五分　杏仁五分　花椒五分　土狗三五个，焙干　商陆七分　京墨七

1　右共……白汤下：凡34字，原在"煅瓜蒌法"之后。为使文义明畅，今前移此处。

2　筋：原作"舫"。据文义改。

分 木香一钱 沉香一钱 芫花七钱 大戟七钱 甘遂七钱 橘红一两

右共为细末,醋打糊为丸,汤使于后。一消头,生姜、桑白皮煎汤下;二消胸膈,萝卜子炒过,煎汤下;三消脚膝,木瓜、生姜汤送下。

附 蛊胀单方

凡遇此症服药不效,可用商陆、水粉各一两,土狗七个,共捣烂,子午时敷百罗穴及肚脐眼内,即出水如泉,后随时进药。○百罗穴在大椎下。

一方

治胀,以独蒜煨熟,去皮,绵裹塞粪门内,冷则易之。

一方

治蛊胀渴闷,用马鞭草切细,不见火,晒干,或酒或水煎服,六月雷鸣时采尤妙。

痰 脉宜沉伏弦滑

痰者病名也,人之气血壮盛,津溢流通,何痰之有。惟夫湿热所感,七情所伤,脾动湿而生痰,以致气逆液浊,熏蒸成聚,变而为痰。或吐而上出,或流注胸膈,或聚于肠胃,或流注于经络,四肢百骸无处不到。其发而为病也,咳嗽喘满,恶吐呕吐,痞满壅塞,眩运嘈杂,怔忡惊悸,泄泻颠狂,手足麻木,背心常如一点冰冷,头目眉棱酸痛,皆痰之所为也。治法以清热为上,行气为先。如热痰则清之,风痰则降之,塞痰则散之,湿痰则燥之,老痰则软之,食痰则消导之,郁痰则破之。在上者吐之,在下者下之,中气虚者以固之。若攻之太甚,则脾气虚而痰愈盛,可不谨哉。

治痰主方

陈皮去白 半夏汤泡 白苓 甘草 生姜

右方总治一身之痰,如要下行加引下药,要上行加引上药。○若素有火而生痰者,此为热痰,加黄连、桔梗、贝母、花粉、玄参、连翘、山栀、知母、竹沥、童便、姜汁。○若因中风生痰,此为风痰,加南星、枳实、白附子、天麻、猪牙皂之类。气虚者,更加竹沥。气实者,加荆沥,俱引姜汁。○若因外感风寒而生痰者，此为寒痰，加麻黄、杏仁、防风、荆芥、黄芩。寒痰痞寒胸中，倍加半夏。○若因内外受湿而生痰，此为湿痰，身体多倦，加苍术、香附、枳壳、黄芩。○若因内伤饮食，余积不化而生痰者，此食积痰，加神曲、麦芽、山查、炒连、枳实。○若因精血亏少不能制火，热极似水，凝结极冷，此为冷痰，实非冷也，加苍术、川芎、香附、黄芩、桔梗。○血虚有痰者，加天门冬、知母、瓜蒌仁、香附米、竹沥、姜汁。○滞血者，更加黄芩、白芍、桑白皮。○气虚有痰者，加人参、白术。○内伤挟痰，加人参、黄芪、白术之类，以姜汁传送。○有痰上痛，加川芎、白芷。○有痰下痛，加黄柏、牛膝。○头项痛，加威灵仙。○火痰，加炒连、竹沥、贝母、半夏。○咳嗽气逆，发痰呃，加砂仁。○酒痰，加炒黄连、砂仁、干葛、乌梅、桔梗、贝母、半夏。○痰气致项背骨节疼痛者，去半夏，加桔梗、枳实、瓜蒌、海石、连翘、香附、黄芩。○痰喘气急，加苏子、木香、白芥、瓜蒌、枳实、枯芩、竹沥、姜汁。○饮酒呕哕吐痰，加砂仁、乌梅。○老痰热郁在里，吐咯难出或成块者，加瓜蒌仁、香附、五倍子、竹沥、姜汁。○顽痰，喉中有物，咯不出咽不下，此痰结也，宜瓜蒌仁、杏仁、海石、桔梗、连翘、香附，少佐朴硝，姜汁炼蜜和丸，噙服。○停水，加槟榔。痰在胁，加白芥子。○痰在四肢，加竹沥。○痰在经络，用此探吐。○痰在肠胃，枳实、甘遂、大黄、朴硝、巴豆下之。○痰在皮里膜外，加白芥子、竹沥、姜汁。○若因脾胃虚损，不能运化精微而生痰，涎似桐油状，切不可用攻痰之剂，宜倍加白术、麦芽之类。○若因痰在膈上，元气实而脉浮者，宜吐胶固稠粘者，亦宜吐。吐中就有发散之义，宜用川芎、防风、桔梗、芽茶、生姜、薑汁之类，或瓜蒂散，但吐时先以布帛勒腰，于无风处行之。

枳实二陈汤

消痞化痰甚捷。

半夏姜汁拌透,晒干　陈皮盐水微浸,去白　白茯苓各二钱　桔梗去苗,炒　枳实炒,各一钱

右用姜三片，水煎，食远服或丸亦可。

瓜蒂散

吐痰要药。

瓜蒂炒　赤小豆等分

右末，香豉一合，水二钟，煮作稀粥，去渣，取三分之一，和末一钱，顿服。不吐少加，得快吐乃止。

加味四物汤

治因房劳过度，成虚痰之症。

大当归　川芎　白芍　地黄　马兜铃　瓜蒌仁　五味子　阿胶　贝母　知母

右剉剂，水煎，入竹沥、姜汁同服。

祛痰丸

能清痰降火，甚速，酒客尤宜。

旋覆花去梗叶，净末一两　南星五钱，姜制　半夏五钱，姜制

右先以南星、半夏二味水浸，夏二日，秋三日，冬五日，取出晒干，共为细末。九月采半黄瓜蒌六枚、淡竹沥一杯，匀和三味，共入石臼捣极烂为薄饼。先用黄蒿铺匣内二寸厚，将饼安于蒿上，仍用蒿覆地下咯薄三七日，取出晒干。此瓜蒌曲入臼捣为细末，与后开药合用。

白术炒　白茯苓去皮，各一两　黄芩酒炒　黄连姜汁炒　香附童便浸炒　甘草节半生半炙，各五钱　枳实麸炒，五钱　矾　五倍子各一钱　陈皮盐水浸，一半去白，一半不去白，一两

右为末，与前瓜蒌曲末和匀，用淡生姜汁打糊为丸如梧桐子大。每服四五十丸，早晚各进一服，白汤下。○右此方出医家必用古今痰方，见效捷者，无右于此，服久且能健脾胃，试有奇验。痰火为害危极者，擂烂鼻灌之，无不愈者。

节斋化痰丸

治饮酒之人火气炎上，老痰结于喉咙之间如梅核状，咯不能出，咽不能下。

天门冬去心　黄芩酒炒　海粉另研　橘红去白，各一两　连翘五钱　桔梗去芦　香附米杵研，淡盐水浸炒，各半两　青黛另研，一钱　芒硝另研，二钱　瓜蒌仁取肉，另研，一两

右为极细末，炼蜜入生姜汁以调和药，杵极匀，丸如小龙眼大。噙化一丸或嚼烂，清汤细咽之。或丸如黍米大，淡姜汤送下五六十丸。如为丸不便，用四物汤加瓜蒌仁、海石、黄芩、桔梗、甘草、连翘，少佐以朴硝之类煎服。

清气化痰丸

治因饮食厚味，渐至积痰壅塞经络，辄眩运卒倒，偏枯不随等症。

橘红一斤，去白　枳壳八两，麸炒　黄芩八两，酒炒　半夏曲八两，炒　赤茯苓八两　生甘草五两　山栀仁八两，炒　滑石八两　天花粉八两　连翘五两　桔梗五两　薄荷叶四两　荆芥穗五两　当归尾八两，酒洗

右为末，白水滴丸绿豆大。食远，白汤、茶清任服。

竹沥导痰丸

治痰盛壅塞，四肢沉困，更消食健脾，清火化痰，老人极宜用之。

橘红一斤，去白　枳壳八两，麸炒　黄芩八两，酒洗　白茯苓四两　半夏曲八两，炒　生甘草四两　萝卜子四两，炒　贝母四两　天花粉五两　桔梗四两　当归四两，酒洗　竹沥汁一碗

右为末，竹叶汤和竹同滴为丸绿豆大。食远，白汤送下百丸。

沉香滚痰丸

治一切宿滞及风热之痰，诸般怪证，痰火颠狂，胡言乱语，称神说鬼，甚有神效。

黄芩一斤，酒洗，炒干　庄大黄一斤，酒蒸九次　沉香一两二钱，不见火　礞石三两，用焰硝三两，以火煅如金色，去硝

右为末，清水滴丸绿豆大，朱砂为衣。每服一钱，临卧服，或白汤或茶送下，次早当下痰。如无，至夜再服。

养神丹

治读书人劳心过度，神气不爽，常吐清痰。

人参一两　当归一两　茯神一两，去木　大熟地一两　玄参六钱　远志去心，八钱　桔梗六钱　五味子一两　石菖蒲以童便浸三宿，焙干，一两　杜仲炒去丝，一两二

钱　天门冬一两,去心　麦门冬一两,去心　百部一两　柏子仁去油,一两　百合一两　枸杞子一两二钱

右共为末,蜜丸如绿豆大,朱砂为衣。每日空心服五十丸,灯心、枣汤送下。

川山甲散

治气痰,右手作痛。

川山甲炒,三分　桔梗四分　栀子四分　防风六分　半夏姜制,六分　枳壳炒,四分　花粉九分　贝母一钱　黄芩七分　甘草三分　生地七分

右水一钟半,姜三片,煎一钟,食远温服。手以萝卜叶煎汤洗。

苏子二冬汤

治痰流入背心,如冰冷或流肌肤,日夜疼痛不可忍者。

苏子六分　天门冬去心　麦门冬去心　山栀仁炒　黄连炒　白术　白茯　黄芪各七分　海粉一钱　柴胡七分　贝母去心,五分　天花粉三分　青黛三分　枳实炒,三分　川山甲蛤粉炒,三分　陈皮五分　半夏七分　白芥子六分　萝卜子九分　桔梗四分

右水二钟,胶枣二枚,姜一片,煎至一钟,食后温服。

助气干姜汤

治中气不足,津液不能运化,上行吐痰,涎如白沫。

干姜炒黑,三分　甘草三分,炙　陈皮三分　白茯三分　麦门冬去心,一钱　当归一钱　草豆蔻三分　黄连炒,二分　苍术炒,六分　山查六分　白芍四分

右水一钟半,姜一片,枣一枚,煎一钟,温服。

返魂汤

治痰积日久,口鼻闻烧酒之香,乃神气散化,魂魄离乱,急用此汤。

麦门冬去心,一钱　莲肉一钱五分　当归一钱　白芍四分　甘草一分　熟地一钱　远志去心,八分　杜仲炒去丝,八分

右水一钟,入男胎乳汁半钟,煎一钟,空心温服。

附　痰证单方

凡遇痰症，一时煎药不便，可用白矾溶出水，及石膏末以滚白水送下，化痰如神。

一方

治痰症，用酸梅草不拘多少，阴干为末，遇患用醋调，将笔涂舌根，痰涎流出，又涂，又流，三四次愈。

一方

治痰裹心胸吐法：用茶子一粒，糯米七粒同炒，去糯米，将茶子研末，吹入鼻中。痰吐出不止，豆腐菜加蜜少许，食之即止。

卷 之 五

金溪　龚居中　应圆父编辑

潭阳　刘孔敦　若朴父订刊

喘　脉滑静而手足温者易愈，脉浮涩身冷难治

喘者，气为火所郁，而痰在肺胃之间，亦非一端。如痰喘者，凡喘动便有痰声。火喘者，乍进乍退，得食则减。阴虚喘者，自小腹下火起而上。气虚喘者，呼吸急促而无痰声。胃虚喘者，抬肩撷项，喘而不休。大率胃中有邪火，膈上有稠痰，邪火上攻，肺气不清，火气郁遏，发而为喘。用清金降火之剂，行气化痰之药，喘遂止，而火遂降，何喘之有。若以燥热之药治喘，以火济火，咎将谁归。

喘主方

陈皮一钱，去白　甘草五分　白茯苓一钱　半夏汤泡，一钱　枳壳炒，八分　桔梗去芦，八分

右剉剂，姜煎服。○哮喘者，加杏仁去皮、尖，一钱，研、麻黄去节，六分、干葛六分。○喘嗽遇冬则发，此寒包热也，去半夏、白苓，加麻黄、防风、黄芩、木通、紫苏、杏仁各等分。○阴虚者，去半夏，加四物、贝母去心，一钱、瓜蒌仁去壳，一钱，杵、黄芩酒炒，一钱。○气虚者，加人参去芦，八分、苏子炒，杵，六分、北五味六粒、阿胶面炒，一钱。○血虚者，加当归、川芎、芍药、芩、连、知母、黄柏。○痰喘者，加黄芩、黄连、桑白皮、石膏、知母。○痰盛者，加杏仁、天花粉、连翘。○胃虚者，加人参、白术、黄芪蜜炙，各一钱。○所用阿胶宜分虚实，若久病发喘，必是肺虚，故用阿胶、人参、五味之类补之；若新病气喘而实者，宜用三拗汤泻之方见咳嗽。

取痰清喘汤

治喘哮及治风寒郁于肺，夜嗽者。

麻黄不去节、根　杏仁不去皮、尖　甘草生，减半　知母　贝母各一钱

右用姜三片，水煎服。有热，加黄芩一钱。

神秘汤

治上气喘急不得卧者。

橘皮　桔梗　紫苏　五味　人参各等分

右哎咀，水煎，食后服。

杏苏饮

治上气喘嗽，浮肿。

紫苏叶二两　五味子　大腹皮　乌梅肉　肥杏仁各五钱　广陈皮　牙桔梗　麻黄去节　桑白皮　炒阿胶各七钱半　芫花　甘草各一两

右判剂，生姜同煎，食后温服。

定喘汤

治一切喘哮。

白果二十一枚，去壳炒，黄色　麻黄二钱　苏子二钱　甘草一钱　款冬花三钱　杏仁钱半　桑白皮三钱　黄芩钱半　半夏三钱

右白水煎服。

四磨饮

治七情郁结，上气喘急者。

沉香　乌药　枳壳　槟榔各等分

右用白滚汤各磨汤内，饮之。

九宝饮

治老人小儿素有喘急，遇寒暄不常发则连绵不已，咳嗽吼喘，夜不得卧者。

苏子　沉香　薄荷　陈皮　麻黄　桂心　桑皮　杏仁　腹皮　甘草各等分

右哎咀，姜三片，乌梅一个，食前温服。

葶苈五皮汤

治上气喘咳，面目浮肿。

陈皮　大腹皮　桑皮　生姜皮　茯苓皮　葶苈纸格[1]炒，各等分

右哎咀，水煎，临卧服。

---

1 格：原作"挌"。同"格"，通"隔"。后同不注。

石膏青黛汤

治哮喘气急，胸膈痞满，有升无降。

石膏七分　可黛七分　大黄一钱　厚朴五分　玄参七分　柴胡七分　枳实炒，六分　槟榔六分　贝母八分　苏子八分　栀子[1]七分　花粉八分　黄连九分

右水一钟半，姜一片，煎一钟，食远服。

哮喘断根方

天门冬去心，二两　麦门冬去心，二两　杏仁去皮心，五钱　瓜蒌仁五钱，去油　胡桃仁五钱

○用水熬成膏，碗盛。又用蜜半斤，真麻油四两，先将十两生姜取汁，同麻油熬，次入蜜熬熟。和前药膏，共成一处熬成膏，将罐盛贮，出火气。每用白滚汤调三五茶匙，空心服此药膏，亦可治火喉痹，如神。

玉液丸

治风壅，化痰涎，利咽喉，清头目，除咳嗽，止烦热。

寒水石烧令赤，出火毒，水飞过，三十两　半夏姜汁浸，洗净，焙为末，一两　白矾枯过，十两

右共为末，面糊为丸梧桐子大。每服三十丸，食后淡姜汤下。

火候丹

治多年哮喘如神。

猪肺一个　白砒一两四钱　为末，入肺内包煅存性，要肺并药乌金纸炭色为度，色若不黑，恐毒伤人。全要火候工夫，不可儿戏。

淡豆豉二两　生石膏一两　熟石膏一两　生矾一两　熟矾一两　枳壳炒，一两　前胡一两　青皮一两

右共为细末，醋打面为丸如绿豆大。每服二十丸，火酒温送下，或茶亦可。小人十五丸，年久重极三十丸，立效。

---

1 栀子：原作"枝子"。此为"栀子"的俗写。药名从正，故改。

附　喘单方

凡诸喘不止，须用椒目，研极细末，一二钱生姜汤调下止之。或用萝卜子蒸熟，皂角烧灰等分，为末，生姜炼蜜丸如豆大，服五七十，嚼化止之。

一方

治老人久喘，新秋患痢数日，咳逆，其脉豁大，其形瘦弱，用黄柏炒褐色为末，粥丸，以参、术煎汤下。

又方

治久喘，用皂角烧灰，萝卜子二两，蒸熟为末。每服二钱，蜜水调下。

又方

治久喘，用杏仁去皮、尖，童便浸，一日一换，半月取出，焙干捣烂。每用枣大一丸，以薄荷一叶，蜜一匙，水煎服。

一方

治齁疾，用陕枣七枚，乌梅七个，俱将肉剥下，入信[1]二分、百草霜一分，同捣令极匀，如绿豆大。每服五丸至十丸，量人大小用之，茶清下。当发时，日进一服，除根。

哮

哮者，窍隙气声之名也。此病多感于幼稚之时，呼吸急促，客犯盐、醋，渗透气脘，津液不清，郁积成痰，窒塞道路，不得舒畅，所以作声也，故名曰哮。丹溪专主于痰，多用吐法。愚以施于初起之时禀受壮者，可行而愈；恐久者或不能取效也。虽用吐法，暂得一时之快，复来依然如旧矣。必须淡食薄味，行气消痰，庶可见效。

哮主方

陈皮去白，一钱　甘草五分　白苓一钱　半夏制，二钱　枳壳炒，八分　桔梗七分　贝母一钱　海粉一钱　细辛二分　香附盐水炒，六分

1　信：即砒石。据《本草纲目》卷十"砒石"条云："惟出信州，故人呼为信石，而又隐'信'字为人言。"

右剉，姜水煎服。○如哮吼十数年不愈，宜竹沥化痰丸，久久服之奏效方见痰门。

五虎二陈汤 治哮吼喘急痰盛。

麻黄　杏仁各一钱　石膏二钱　陈皮一钱　半夏一钱，姜汁炒　茯苓去皮，一钱　人参八分　细茶一撮　沉香　木香各五分，另水磨入

右剉剂，生姜三片，葱白三根，水煎服。

三白丸 治诸般咳嗽吼气。

白大半夏一两，生用　白砒三钱　白矾三钱　雄黄通明，三钱　巴豆仁去油，三钱

右将白矾熔化，入砒末在矾内，焙干，取出擂烂，再炒成砂，同煎药为细末，面糊为丸如粟米大。大人服十丸，小儿三五丸。咳嗽，茶下；吼气，桑白皮汤送下。

附　哮单方

凡遇哮证，用鸡蛋一个略敲壳损，膜不损，浸尿缸内三四日夜，取出煮熟吃，神效。

一法

用细叶马蹄香一握，姜一小片，杵碎，用米饮汤调和，绞渣温服，用鹅翎探吐。

一方

以诃子为末、白芥子蒸熟，捣丸服之。

一方

治哮喘，遇厚味发者，用萝卜子淘净，蒸熟晒干为末，姜汁浸蒸饼为细丸，每服三十粒，津下。

一方

用豆豉二钱、白矾火煅二钱、人言二分火煅为末，饭为丸如绿豆大。每晚茶吞三五个，神效无比。但宜淡食薄味，切戒荤、腥、热毒之物。

呕吐 附恶心 脉宜滑数微，胃强而干呕，脾强而吐食

有声有物谓之呕吐，有声无物谓之哕，皆火气焰上之故也。有痰膈中焦食不得下而呕吐者，有气逆而呕吐者，有寒气郁于胃口而呕吐者，有食下反出而呕吐者，有久病胃弱闻谷气而呕哕者。《内经》曰：诸逆呕酸，暴注下迫，皆属于火。以降火为先，化痰为次。恶心者，欲吐不吐，欲呕不呕，心中兀然而烦，乃是热气侵胃，非心经之病，皆胃口之病也。宜以运脾和胃为主，清热为上。热散胃和，何恶心之有。

呕吐主方

陈皮一钱　茯苓一钱　半夏姜炒，一钱　香附盐水炒，八分　藿香六分　甘草三分　神曲炒，八分　生姜五片

若因痰膈中焦而呕吐者，脉当沉滑，加贝母去心，八分、枳壳炒，八分、桔梗去芦，八分、苍术泔浸炒，八分、川芎八分。亦当探吐，以提其气。○若因胃中有热而呕吐者，脉当洪实，加黄连、栀子俱姜汁炒，各八分、砂仁八分，或只加芩、连，去香附、藿香、神曲。○若因怒气相干而呕吐者，脉当弦涩，加川芎、芍药酒炒，各八分、吴茱萸六分、川黄连酒炒，八分，倍生姜。○若因久病胃弱而呕吐者，脉当弦缓，加扁豆炒，杵，八分、山查子一钱、红豆六分、白术四分。○若因饮食过伤而呕吐者，脉当气口紧盛，加川芎八分、大枣芽炒，八分、山查肉一钱、砂仁八分，或可探吐之。○若饮酒之人早晨作呕者，脉当洪滑，加干葛八分、吴茱萸六分、苍术泔炒，八分、泽泻六分。○若因夏月感暑热作呕者，宜用六和汤方见霍乱门。○若因痰热恶心，加黄连、炒栀子、炒白术、黄芩，去香附、藿香、神曲。○若时常恶心，口吐清水，心胃作痛，食则止，饥则痛，此胃中有虫，去香附、藿香，加苦楝根、史君子煎服。○若因胃虚而呕吐恶心者，去香附、藿香、神曲，加人参、白术、生姜汁。○若胃热呕吐烦渴，去香附、藿香、神曲，加黄连、山栀、竹茹、人参、白芍、麦门冬、乌梅、炒米。○若胃寒，呕吐清水冷涎，去香附、神曲，加人参、白术、干姜、丁香、砂仁、官桂、乌梅。○若呕吐发热，去藿香、神曲，加柴胡、黄芩、人参、竹茹。

生姜橘皮汤

治干呕哕，或致手足厥冷。

橘皮四两　生姜半斤

右㕮咀，水七盏煮至三盏，去滓，逐旋温服。

藿香安胃散

治胃气虚弱不能饮食，时时呕吐恶心者。

藿香　人参　陈皮各一钱　丁香五分

右剉，作一服，水一盏半，煎至七分服。

四君佐使汤

治久病胃弱，闻谷气则恶心而呕，闻药气亦呕者。

人参去芦　白术炒　茯苓各一钱　甘草二分　橘红　藿香各五分　砂仁四分　神曲炒，一钱　陈仓米一撮

右取顺流水二盏，加伏龙肝，研细搅浑，候澄清去滓，加姜、枣煎，稍冷服，遂纳而不吐。

附　呕吐单方

凡遇呕吐，一时无药，用鸡卵一枚，以滚水浸，候内热，吞下即止。如不止，再煮糖心鸡卵一枚，加姜汁一二匙和匀服。又寒入胃呕吐不止者，用生姜、韭菜捣汁，斗热酒服即止。若吐虫而呕者，只用黑铅炒成灰，与槟榔末等分，米饮调下，如神。

一方

治因暑因热而呕吐者，削竹上青皮一团，蓝靛一匙，水一钟，煎冷服。

膈噎翻胃　气虚脉缓而无力，血虚脉数而无力，痰脉沉伏而大，气滞脉沉而涩

膈噎翻胃之症，病源不一。有因思虑过度而动脾火者，有因忿怒太甚而动肝火者，有因久食煎炒而生胃火者，有因淫欲忘返而起肾火者。盖火气炎上，熏蒸津液成痰，初则痰火未结，咽膈干燥，饮食不得顺利，为膈为噎；久则

痰火已结于胃之上脘，饮食虽进，停滞膈间，须臾而出，谓之呕吐。至于胃之下脘不开，饮食虽进，良久而出，谓之反胃。治宜各从其类而施，切不可妄用香燥之药及厚滋味。盖香能散气，燥能耗血，厚滋味能助火而生痰也，慎之慎之。

膈噎翻胃[1] 主方

白术一钱　陈皮八分　甘草炙，五分　半夏汤泡，姜汁炒，八分　白茯苓一钱　川芎六分　山查子一钱　大麦芽炒，杵，八分

血虚者，左脉数而无力；滞涩者，加当归四分、白芍药酒炒，六分、红花酒洗，五厘。○气虚者，右脉大而无力，加人参去芦，八分。○气血两虚者，口中多出沫，加当归、川芎、白芍、人参。○热者，亦脉洪数而紧，加黄连酒炒，八分、童便一盏、栀子一钱。○寒者，亦脉沉微而迟，加人参、干姜各一钱、白豆蔻仁、丁香、沉香各七分。○痰者，寸关脉沉，或滑，加贝母八分、桔梗六分、竹沥一盏、姜汁少许。○气结滞者，寸关脉沉而涩，加香附米童便浸炒，六分、柴胡去芦，六分、青橘叶四片、红花酒洗，二厘、沉香、降气散可用。○有饮酒人痰火在胃者，加瓜蒌去壳，八分、干葛六分、甘蔗汁一盏、竹沥一盏、姜汁少许。○有积血者，当消息去之，加桃仁去皮、尖、研，一钱。右并用童便、韭汁、牛羊乳、竹沥、姜汁，共半钟，入前药半钟和匀服，一日服一次，久必获奇效。○若因夏秋间得噎证，胃脘痛，食不下，或食下良久后，出大便燥结，人黑瘦甚，其脉右寸弦滑而洪，关后脉沉小，左三部俱沉弦，尺带芤，此中气不足，木来侮土，上焦湿热郁结成痰，下焦血少，故大便燥结，阴火上冲吸门，故食不下。治宜二陈八物汤，又间服润肠丸、丹溪坠痰丸，一二月必愈。

王道无忧散

治翻胃膈噎。

当归　白芍　川芎　赤芍　生地各八分　白术炒　砂仁　白苓各一钱二分　香附　枳实麸炒　赤苓　乌药　陈皮　半夏姜汁炒　藿香　槟榔　猪苓　黄柏人乳炒　天门冬去心　知母人乳蒸　黄芩炒　麦门冬各八分　粉草三分

右㕮咀剂，水煎温服。

---

1 膈噎翻胃：四字原脱。据目录补。

四物陈术饮

治因食过咽膈壅塞，大便燥结，脉涩形瘦，面黑者。

当归　川芎　芍药　地黄　陈皮　白术

右剉剂，浓煎入桃仁十三粒，煎数沸饮之，更以诸般血助其药，服久必便润而安。

膈气散

治胸膈痞满，停痰气逆，胁胀恶心。

青皮去穰，一钱　官桂五分　甘草四分　三棱醋炒，一钱　干姜炒黑，七分　厚朴炒，一钱　木香五分　槟榔一钱　蓬术八分　莪术四分　益智一钱　陈皮一钱　枳壳炒，一钱　肉蔻五分

右水二钟，姜三片，枣一枚，煎八分，温服。

和中汤

治胸膈结聚，不能通畅，以致恶心。

熟半夏一钱　陈皮一钱　厚朴炒，一钱　槟榔一钱　枳壳麸炒，一钱　木香一钱　白术炒，八分　甘草炒，三分

右水二钟，姜三片，煎至八分，温服。

五膈散

治五膈胸痞闷，诸结聚肋胁胀满，痰逆恶心。

半夏姜制，一钱　干姜炒黑，八分　甘草炙，三分　丁香七分　白术炒，七分　神曲炒，一钱　胆南星一钱　大附子八分　青皮一钱，去穰　枳壳麸炒，一钱　草豆蔻八分　麦芽炒，五分

右水二钟，姜三片，煎八分，不拘时候温服。

十圣开中汤

治膈噎，连药不下，此汤立开。

当归　橘红　山栀仁童便炒黑　枸杞子　石菖蒲　山查各一钱　红花六分　赤茯一钱　槟榔一钱　香附一钱，炒

右水一钟半,煎至六分,以猪牙皂荚去皮肉取筋,灯上烧灰存性,用七厘,先放舌尖上,即以药汤送下,立开。

通关神效酒
治转食不分虚实,上、中、下皆可服之。

沉香五钱　木香一两　丁香一两　母丁香七钱　白蔻一两　草果一两,去皮　砂仁一两,为末　鸡肫皮十个,为末　红枣半斤　干葡桃半斤　蜂蜜半斤　核桃肉半斤,去细皮

右用好镜面烧酒二十斤,将药用绢袋盛之,入于坛内,竹叶扎头,封固坛口,扎七孔眼,入锅水淹坛半,度卯时煮到酉时,取出,埋土七日或十四日,三七更妙,取出。每空心服二三小杯。

养血助胃丸
此方呕吐翻胃愈后,收功保后。

当归酒洗,一两　川芎一两　白芍盐酒炒,一两二钱　熟地姜汁浸炒,八钱　人参三钱　扁豆姜汁炒,六钱　白术土炒,一两三钱　白茯苓六钱　山药炒,一两　莲肉去皮、心,一两　甘草炙,三钱

右为末,姜汁打神曲糊为丸如梧子大。每服六七十丸,空心白滚水送下。

附　膈噎翻胃单方
凡遇膈噎气,用自死大鲫鱼,剖去肠,留鳞用;大蒜去皮,薄切片,填于鱼腹内,合着,用湿纸包定,次用麻缚之,又用黄泥厚厚固济,日晒,微微炭火慢慢煨熟,取出,去鳞、刺、骨。用平胃散杵丸如梧桐子大,日晒干,瓶收,勿令泄气。每空心米饮送下三十丸。○又噎食,用碓嘴上细糠,蜜丸如弹子大,每用一丸,嚼化,津液咽下。○又翻胃初起,用大生半夏二个、生姜一块同捣挤汁,略入滚水半盏,调开,再入醋一二滴,吞下即止。

一方

治因酒色患反胃,面白形瘦,此精血俱耗也,宜取新牛乳,昼夜饮五七次,间以甘蔗汁饮少许,半月之余,必便润而安。

一方

治膈食,用猫胞一个,新瓦焙干存性,不可枯焦,为末,每一钱加麝香五

厘，每服五分，烧酒下。但取猫胞，必于初生时即取，迟则猫自食之。

不治证

年高者不治，气血衰也；粪如羊屎者不治，大肠无血也；口吐白沫者不治，气血俱毙也。

嘈　杂

夫嘈杂之症，似饥不饥，似痛无痛，有懊憹不宁之状是也，皆由痰因火动，食郁有热也，治宜消痰降火，调胃化滞，壮其本元。又当节欲忌口，无不安也。

嘈杂主方

南星　半夏　石膏各五分　橘红一钱　黄芩酒炒，七分　黄连姜汁炒　栀子姜汁炒，各一钱　白术一钱五分　知母五分　苍术　白芍各五分

右剉剂，姜煎服，以神曲糊丸服亦可。○因痰因火，因食郁及眩晕者，俱依本方。○但心血少者，加当归、地黄、人参、茯苓、麦门冬各八分、乌梅肉一个、辰砂末二分，去石膏、芩、连。○嘈杂闷乱，恶心发热，头痛者，加茯苓、神曲、山查、川芎、麦芽、香附、藿香，去石膏、白术。○肥人作嘈杂者，去南星、石膏、黄芩、知母、白芍，加茯苓、抚芎，俱姜汁炒过。

三圣白术散

止嘈杂先用，及治心嘈索食。

白术一两　黄连五钱　陈皮一两

神曲为丸。五十丸姜汤下。

化滞理胃汤

止嘈杂次用

陈皮　香附　黄连炒　山栀炒　黄芩　半夏　茯苓　甘草　白术　川芎　苍术米泔，浸

右姜三片煎服。

加味二陈汤
治嘈杂或吞酸。

陈皮　半夏　茯苓　枳实炒　黄连炒　神曲　苍术　川芎　香附　柴胡各一钱

右剉剂,生姜三片,水煎服。

南星芩连饮
治痰火嘈杂。

南星要胆者,一钱　天花粉一钱　黄连姜汁拌炒,一钱　黄芩酒炒,一钱　山栀仁炒黑,一钱　黄柏盐水炒,一钱　苍术炒,一钱二分　香附炒,一钱　熟半夏五分　陈皮去白,一钱　白茯一钱

右姜三片,煎至八分,温服。

附　嘈杂单方
凡遇久郁嘈杂之症,宜用香附、黄连二味为末,神曲糊丸。每白汤送下七十丸,久服神效。

吞酸吐酸 脉多沉数,有时而大

吞酸之症,酸水刺心也,乃湿热郁积于肝而出于肺胃之间。饮食入胃,被湿热郁遏,阻滞其气,不得传化,故作酸也。如谷肉在器,被热气蒸遏而易为酸也。吐酸之症,吐出酸水也。由平昔津液随上升之气,郁积之久,湿中生热,遂从火化,作酸水而吐出。其有积久不能自涌,伏于上膈,咯不得出,咽不得下,肌表又被风寒外束,内热愈甚而酸味刺心。若外得温暖开发腠理,津液得行,其酸少愈。宜用平胃除湿,开郁行气而已,甚则一吐而安。

吞酸吐酸[1] 主方
陈皮一钱　苍术泔炒,八分　白茯苓　半夏汤泡,各一钱　山栀仁姜炒　黄连姜炒　黄芩酒炒　神曲炒,各一钱　甘草六分　吴茱萸八分　香附米童便浸炒,八分

○吐酸者加山查子杵,一钱、白扁豆炒,杵,八分、木香另磨,三分。○挟食者,加

---

1 吞酸吐酸:原脱。据本章内容及本书体例补。

山查肉一钱、大麦芽炒，杵，一钱、砂仁研，八分。○食郁有痰者，加南星炮，一钱。○如胃家不清，作热吐酸，肝经气滞，嗳气，去神曲、香附，加厚朴炒、大腹皮各一钱。

人参安胃散

治吞酸吐酸，或宿食不化。

藿香一钱　陈皮一钱　丁香七分　甘草三分　人参五分

右水二钟，姜三片，煎八分，热服。

藿香治中汤

治脾胃受寒，停滞饮食，作酸恶心。

藿香八分　青皮八分　陈皮一钱　白术炒一钱　干姜炒黑一钱　熟半夏七分　白茯一钱　甘草三分

右水二钟，姜三片，煎八分，热服。

加味二陈汤

治痰饮为患，呕吐，头眩，心悸，或因食生冷，脾胃不和，以致吐酸。

丁香二钱　熟半夏二钱　陈皮三钱　白茯三钱　甘草一钱

右水二钟，生姜五片，煎至八分，食后热服。

三因曲术丸

治中脘宿食留饮，酸措[1]心痛，口吐青水。

神曲炒，三钱　苍术米泔浸三宿，干炒，一钱半　陈皮一钱

右共为末，生姜汁煮神曲糊为丸如桐子大。每服七十丸，姜汤食后送下。

加味平胃散

治吞酸吐酸，或宿食不化，俱效。

厚朴　苍术制　陈皮　大麦芽炒　甘草　神曲炒　黄连炒　栀子炒

酸甚加茱萸一撮、川芎、香附。姜三片，煎服。

1　措：《三因极一病证方论》卷十一《哕治法》"曲术丸"作"蛰"。

二术饮

治吐清水。

苍术　白术俱壁土炒　白苓　陈皮　滑石炒

右剉剂,姜煎服。

茱萸丸

治酸,顺其性而折之。

吴茱萸去梗,汤泡浸半日　陈皮去白　黄芩壁土炒,各半两　黄连土炒,一两　苍术米泔浸,七钱五分

右为细末,神曲糊丸如绿豆大。每服二三十丸,津液咽下。

附　吞酸吐酸单方

凡遇此症,用黄连、茱萸二味,煎服即愈。

一方

治胸膈不利作酸,用山查、香附、陈皮、麦芽,水煎服。

嗳　气

人于饮食,不能中节,或失饥伤饱,或失志气郁。积之日久,郁火内生;郁之日久,痰生胃中。邪火炽盛,升降不通,津液衰少,胃气不清,热气上攻,心中闷胀,所以随上升之气而嗳气,气出则宽舒矣。故丹溪曰,胃中有火有痰。诚哉,言也。宜用化痰清热,行气破郁之药,选而用之。

嗳气主方

南星　半夏　香附　软石膏　栀子　黄连

右剉剂,煎服。○或为丸散服之,亦可。○胃中郁火,膈上稠痰,饮食郁成而嗳气者,依本方。○若气盛实嗳,及食罢嗳转腐气,甚则物亦嗳转,此伤食湿热所致也,加陈皮、苍术、神曲、麦芽、白苓。○若胃寒嗳气者,去石膏、栀、连,加干姜、木香、茴香、益智仁、陈皮、厚朴、沉香。

破郁丹

治妇人嗳气胸紧，连十余声者。

香附米四两，醋煮　栀子仁酒炒，四两　黄连姜汁炒　枳实麦麸炒，二两　槟榔　广木香　青皮　瓜蒌仁　苏子各一两

右为末，水丸梧子大，清茶送下三十丸。

匀气丸

治不因饮食常嗳，日久属虚者。

草蔻　沉香　橘皮　人参各五钱　益智　檀香　大腹子各一两

右为末，饭为丸。不因饮食常嗳，日未甚久者，用六君子汤加沉香为君，厚朴、苏子、吴萸为臣煎服。

咳逆　脉宜浮缓，忌弦急

丹溪所谓咳逆者，气逆也。气自脐下直冲上，出于口而作声之名也。人之阴阳，依胃为养，胃土伤损，则木侮之。阴为火所乘，不得内守，木挟相火，故直冲清道而上，乃阴虚之甚也。有痰，有气虚，有阴火，宜分辨而治之。

咳逆主方

莲子去心，七个　白扁豆一钱　连翘六分　香附米盐水浸炒，八分　陈皮一钱　甘草炙，六分　川芎　白芍药酒炒，各八分

○痰者，加半夏姜炒，八分、白茯苓八分、贝母去心，八分。○气虚者，加人参去芦，八分、白术去芦，一钱、白茯苓八分。○阴火者，加黄连酒炒，八分、黄柏酒炒，六分、滑石研，一钱。○若痢，咳逆者，加滑石研，一钱、桃仁去皮，研，一钱、枳壳八分。○久痢咳逆者，加黄连姜炒，一钱、木香另磨，三分、枳壳炒，八分。○饮食后咳逆者，加山查一钱、大麦芽炒一钱、茯苓二钱。

凡伤寒发饫有四证，不可不辩。有中气不足，脉虚微，气不相续而发饫者，宜用补中益气汤，加生脉散方见暑门，黄柏以治虚火，或少加附子服之，立愈。○有伤寒症阳明内实，失下而发饫者，宜大承气汤下之而愈。○有伤寒症渴而饮水太过，或水结胸而又发饫者，宜小陷胸汤，或用小青龙汤，去麻

黄,加附子,治水寒相搏发馈大妙。○有传经伤寒热症,医者误用姜、桂等热药助起火邪,痰火相搏而为咳逆者,宜用黄连解毒、白虎汤方见伤寒,及竹沥之类治之。○有伤寒余热未解,气虚发馈者,宜用陈皮、竹茹、人参、甘草、生姜煎服。

丁香柿蒂汤

治胃寒咳逆。

丁香　柿蒂　官桂　半夏　陈皮　茴香　藿香　厚朴　砂仁　乳香为末　甘草　木香另研　沉香另研

右剉剂,生姜煎,磨沉香、木香,调乳香末同服。○如手足冷,脉沉细,加附子、干姜,去良姜、官桂。

桂苓白术丸

消痰止咳逆,散痞塞,开坚结痛闷,进饮食,调脏腑。

拣桂　干生姜各二钱半　茯苓　半夏各一两　白术　陈皮　泽泻　黄连　黄柏各五钱

右为末,水丸如小豆大。每生姜送下二三十丸,取效如神。

附　咳逆单方

凡遇咳逆欲死,用半夏一两二钱半、生姜一两,以水二盏,煎八分,去滓,分作二服,神效。

瘿　　瘤

瘿有五种,曰石瘿、气瘿、筋瘿、血瘿、肉瘿。生在项下,粗而且大。因气恼积注于胸膈之间,结滞而不散,忧闷而成,不得舒畅,所以上攻于项,急用顺气化滞之药散之。有因生于山涧之中而食水土者,不在此类也。

瘿气主方

海藻洗　龙胆草　海蛤　通草　昆布洗　矾石　松萝各七钱　麦曲一

两　半夏汤泡，七次　贝母去心，各三钱

右为末，每服二钱，酒调服。五瘿通治。忌甘草、鲫鱼、鸡肉、五辛、五果等物。

海带丸

治瘿气久不愈者。

海带　贝母　青皮　陈皮各等分

右为末，炼蜜为丸如弹子大。每服一丸，食后噙化。

八海散

治男妇诸般气瘿[1]大如球者。

海马五对，火煅醋淬　海蛤五钱，同上制　海带五钱　海布五钱　海藻五钱　海燕五对，火煅醋淬　海硝五钱　海桐皮五钱

右为细末，临眠仰卧将一分噙化，七日取效。忌生冷、盐茶。

附　瘿瘤单方

一方

用山羊角米泔浸、当归均，合为丸，频服，神效。如初起者，只用单蜘蛛擂酒服，亦妙。

一方

治小瘤，先用甘草煎膏，笔蘸涂瘤四围，干而复涂，凡三次后，用大戟、芫花、甘遂等分为末，好醋调，另笔涂其中，不得近甘草处。次日缩小，又如法涂之，自然焦缩。

一方

治皮肤头面瘿瘤，大者如拳，小者如栗，或软或硬，不痛不痒，用大南星生者一枚，细研稠粘，用醋五七滴为膏。如无生者，用干者为末，醋调如膏。先将针刺患处，令气可透，却以此膏随瘤大小贴之。

1　瘿：原作"影"。据本节上文"瘿有五种"之"气瘿"改。

结　核

结核者,结滞而不散也。气血凝聚,结于项下,或在于臂,或在于胸,侧肿而高起,不疼不痛,不红不肿,名为痰核也。宜以消痰行气之药,而核自消散。

结核主方
陈皮　半夏　茯苓　连翘　甘草　生姜

右剉剂,煎服。○如核在项者,加大黄、柴胡、桔梗。○核在臂者,加川芎、皂角刺、防风、黄芩酒炒、苍术。○项臂俱有者,并加煎服。

散核饮
治项下或手足起核,如神。

桔梗　枳壳　青皮　赤芍　连翘　半夏　陈皮　赤苓　防风　归尾　天花粉　前胡　独活　玄参

右剉剂,十服即散。○或用蜡、矾丸,亦妙。

四神丸
治耳后、项各一块。

僵蚕炒　酒大黄　青黛　牛胆南星

右为末,蜜丸,嚼化。

附　结核单方
一方

用紫背天葵草研酒,饭后服。○如颈核疼痛者,用鸟不伏一味,头生酒同煎,食远去渣服,醉随眠床上,患左则侧左,患右则侧右,把手捻核上,睡醒方起。

一方

治头面周身痰核,用半夏以姜汁磨浆擦之。

惊悸怔忡 <small>寸劲而弱，或寸紧，胃浮，或寸微而滑</small>

惊者，恐怖之谓；悸者，惕跳之谓；怔忡者，心中不安，惕惕然如人将捕之者是也。皆由忧愁思虑则伤心，心主血，血虚则神不足，而怔忡惊悸之病作矣。宜安神丸、定志丸。○有怒气伤于肝，肝藏血，肝伤则损血，血少则心无所养，而前症作矣。宜理心脾，养血安神为主。○又有膏粱之人，过食厚味，郁积痰饮于胸膈，俾清气不得升发，亦为是症者。宜温胆汤，导痰开郁为主。○又有因事失志，或遇怪异危险声响，惕惕不安者，宜归脾汤。○若瘦人血少，用四物汤下安神丸。肥人多痰，用温胆汤下安神丸，去归、地。血虚之脉，浮涩濡弱；痰郁之脉，紧细而沉。血虚则补养，痰郁则疏利，治方详之。

开郁散
治痰郁怔忡。

陈皮　半夏　白苓　甘草　川芎　香附　枳壳　苍术　连翘　木通　腹皮右剉剂，白水煎服。

定心汤
治心气不足，怔忡，常怀忧虑，血衰气少，精神恍惚，梦中失精。

官桂二两半　半夏姜制，二两　人参　白茯　甘草炙　当归　龙齿另研　桔梗炒　远志去心　黄芪蜜炙　茯神去木，各一两半

右共一处，为粗末。每贴用末一两，水二钟，姜三片，枣一枚，粳米百粒，不拘时候煎服。

育神散
治理心气不宁，怔忡健忘，夜梦惊恐，如堕险地，小便白浊等症。

人参五分　白术一钱　白茯一钱　甘草炙，四分　当归酒浸，一钱　干姜炮，六分　茯神一钱　防风八分　远志去心，一钱　龙齿煅过，一钱　紫菀茸七分　桂心四分　赤石脂煅，八分　赤芍药一钱

右水二钟，姜三片，枣一枚，煎至八分，食后温服。

益荣汤

治思虑过度,耗伤心血,心帝无辅,怔忡恍惚,夜多不寐。

甘草五分　人参八分　当归　柏子仁　酸枣仁　紫石英　黄芪蜜炒　白芍　麦门冬去心　小草　木香　白茯各一钱

右水二钟,姜三片,枣二枚,煎至一钟,温服。

平补镇心丸

治心血不足,时或怔忡,夜多异梦,如堕层崖。常服安心益肾,养荣卫。

酸枣仁　车前子　五味子　白茯神　茯苓　天麻　桂枝　麦门冬去心　人参　大淮熟地　远志　甘草　山药　龙齿煅　朱砂水飞,已上各一两

右共为细末,炼蜜为丸如桐子大。每服五十丸,食远温酒或米饮送下。

安神丸

治血虚怔忡惊悸。

黄连六钱　朱砂四钱　生地　归身　甘草各二钱

右为末,汤浸蒸饼丸如黍米大。每服十五丸,食后津下。○一方无归、地。

定志丸

治心虚怔忡惊悸。

人参一两　茯苓　远志　石菖蒲　麦门冬　茯神各七钱　牛黄一钱

右为末,蜜丸梧子大,朱砂为衣。每用二三十丸,食后白汤送下。

温胆汤

治心胆怯,怔忡易惊。

二陈汤加枳实、竹茹,水煎服。

导痰汤

治痰郁怔忡。

二陈汤加麦门、枳壳、人参、桔梗、竹茹、黄连、山栀,姜煎。

金箔丸

治忧愁思虑，伤心惊悸。

归身　远志　生地　茯神各五钱　石菖蒲　黄连各二钱五分　牛黄一钱，另研　朱砂二钱，另研　金箔十五片

右前六味为末，入牛黄、朱砂和匀，用猪心血丸如黍米大，金箔为衣。每服五十丸，空心白汤下。

加味八物汤

治忧思过度，气血虚损。

八物汤加麦门冬、五味、远志、酸仁，煎服。

茯神散

治惊悸心疼。

茯神　远志　人参　酸枣仁　黄芪　通草　桔梗　甘草　麦门冬　姜

右水煎服。

益气安神汤

治七情六淫相感而心虚，夜多梦寐，睡卧不宁，恍惚惊怖，痰痪。

当归一钱二分　茯神去皮、木，一钱二分　黄连八分　麦门冬去心　酸枣仁炒　远志去心　人参　黄芪蜜炙　胆星　淡竹叶各一钱　小草六分　生地黄一钱

右剉一剂，生姜一片，枣一枚，煎服。

养血青火汤

治心慌神乱，烦燥不宁。

当归一钱　川芎七分　白芍酒炒　生地黄酒洗　黄连酒炒，各一钱　片芩去朽，八分　栀子炒，八分　酸枣仁炒　远志去心　麦门冬去心，各一钱　辰砂五分，另研调服　甘草三分

右剉一剂，生姜三片，水煎服。

附　单方

一方

除惊，补血，产后惊悸，用猪心煮食。

一方

心病初热惊悸，用猪心血同青黛、朱砂，丸服。

一方

治心有虚损，惊悸，用猪肾同参、归，煮食。

一方

治心虚作痛，惊悸恐惑，用六畜心煮食。

一方

治怔忡，用人参、当归末、猪肾，煮食。

健　忘

健忘者，陡然而忘其返也，为事有始无终，言语不知首尾。皆因思虑过度，劳伤心脾，痰停心下，邪火使然，心气不足，转展不安。治法大抵与怔忡惊悸颇同，须兼理心脾，神凝意定，其病自除矣。

健忘主方[1]

白茯神　远志肉　清河参各八分　不油白术一钱　酸枣仁去壳,略炒　石菖蒲　川黄连酒炒　川贝母去心　麦门冬去心,各八分　当归身酒洗,四分　红花酒洗,少许　炙甘草五分　圆眼肉十个　莲子肉去心,七分

右剉剂，煎服。○时复振跳，加沉香，去红花。○中风后健忘，加丹参、天门冬、熟地黄、朱砂，去白术、黄连、贝母。

归脾汤

治思虑过度，损伤心血，健忘，怔忡不寐，短气自汗，坐卧不安，此药解郁

---

1 健忘主方：此方及其后归脾方、加减定志丸，凡一叶，原错简，误订在下一节"痫主方"之后，今据内容乙正。

结，养心，健脾生血。

白术　白茯神　黄芪　当归各一钱　木香三分　圆眼肉三枚　人参八分　甘草炙,三分　酸枣仁炒,研,一钱二分。

右用姜一片，枣一枚，水煎，食远服。○膈胀痞满，加陈皮、枳实。○有痰，加半夏、麦芽。○烦渴，加麦门冬。○盗汗，加当归、黄柏。○呕吐恶心，加生姜五片。○心悸，加小草。○五心热，加地骨皮。○潮热，加柴胡。○小水不利，加莲子、石韦。○大便秘结，加桃仁、麻仁。○心烦，加山栀仁。○耳聋，加石菖蒲、木通。○头痛，加川芎、白芷。○恶寒，加桂枝、防风。○腰疼，加杜仲、小茴香。○胁下胀疼，加青皮、柴胡。○鼻衄，加丹皮。

加减定志丸

治痰迷心膈，心气不足，惊悸怔忡，恍惚健忘等症。

白茯苓三两　人参一两　远志肉　石菖蒲各二两　郁金五钱　琥珀一钱

右为末，炼蜜为丸梧子大，朱砂为衣。每三十丸，米汤送下。

附　健忘单方

凡遇健忘，端[1]午节采取菖蒲，炒，为末。每空心温酒调下二钱，久服自愈。

一方

治人多忘事，用远志、石菖蒲，每日煎服极妙。

痫　脉浮大洪弦

痫疾，忽然而倒，不省人事，手足搐搦，叫吼吐涎，良久而复醒者是也。病先身热，在表者为阳痫，属六腑，易治；病先身冷，在里者为阴痫，属五脏，难治。小儿多有此疾，痫虽有五等，马、牛、羊、猪、犬之分，而治法不必分也，宜以清热行痰为主，除风利惊为次，或通圣散、泻青丸、安神丸，择而服之。若不愈，以瓜蒂散吐去胸中寒痰，后服前项等药。小儿亦用此法。

---

1 端：原脱。据文义补。

痫主方

陈皮一钱　半夏一钱　白茯神一钱　南星炮,一钱　枳壳六分,炒　甘草五分　黄连酒炒,一钱　瓜蒌仁去壳,杵,一钱　远志去心,八分　麦门冬去心,八分　牛黄六分,另研入药

右剉一剂,生姜三片,水一钟,煎至半钟,入竹沥一盏,姜汁少许,和服。

五痫丸

治癫痫发作,不问新久,并宜服之。

全蝎去毒,炒,二钱　皂角四边槌碎,米半升,将汁与白矾同熬干　半夏汤泡七次,二两　南星炮,一两　白附子五钱,炮　乌蛇一两,酒浸一夕,去骨,焙干　雄黄一钱半,另研　白矾一两　朱砂二钱半,另研　蜈蚣半条,去头、足　麝香三钱,另研　白僵蚕一两半,炒去丝

右为末,姜汁煮面糊为丸如梧桐子大。二三十丸,姜汤下。

泻清丸

治痫病。

龙胆草　栀子仁　煨大黄　川羌活　软防风各五钱　川芎六钱

右炼蜜为丸。每服一丸,竹叶、薄荷汤下。

安神丸

治诸痫。

黄连一钱五分　朱砂一钱,水飞　生地黄酒洗　归身酒洗　甘草炙,各五分

右汤泡蒸饼为丸如黍米大。每服十五丸,津液下。

断痫丹

治痫既愈而后复作。

黄芪　钩藤　细辛　甘草各五钱　蛇退三寸　蝉退四个　牛黄一分

右为末,枣肉为丸,大人梧子大,小儿麻子大。每服二十丸,人参煎汤送下。

颠狂 滑大可治,沉细难治

重阴为颠,重阳为狂,《难经》之言也。刘河间谓:《素问》云多喜为颠,多怒为狂,五志所发,皆为火热。心热甚则多喜,心实制金,不能平木,则肝实而多怒也。又肝盛而复生火,则干及阳明而为妄言也。此《原病式》本《素问》所论,以明颠狂为热症,而重阴之说皆非也。愚意此疾,先宜解毒,承气汤下五六行;其后,以凉膈散合解毒汤荡涤胸中之余热,或安神丸以镇其心经。有痰,前药内合二陈,以豁其痰气。痰消,火降,神安,而颠狂之疾自可愈而不再作矣。

颠狂主方
白茯神一钱　远志去心,六分　半夏汤泡,一钱　贝母去心,一钱　天花粉八分　山栀仁酒炒,八分　黄芩酒炒,八分　归身三分　甘草六分　牛黄三分,另磨　辰砂三分,研入药汁

右剉一剂,姜三片,水煎,入荆沥一盏、自然姜汁少许,和服。火盛,加童便一盏。

茯神汤
治妇人心虚,与鬼交通,妄有见闻,言语杂乱。
茯神一两半　茯苓　人参　石菖蒲各二两　赤小豆五钱
右㕮咀。每服八钱,水一盏半,煎至八分,通口食前服。

牛黄泻心散
治心经邪热狂语,精神不爽。
脑子研　牛黄研　朱砂研,各一钱　大黄生,一两
右研为末。每服三钱,生姜汤、蜜水调下。

追风祛痰丸
治痰迷心窍,颠狂妄语。
防风　天麻　僵蚕炒去丝　白附子煨,各一两　全蝎去毒,炒　木香生,各五

钱　皂角炒,一两　白矾枯,半两　半夏汤泡七次,为末,六两,用生姜汁作曲,一半用皂角浆作曲　南星三两,一半白矾水浸,一半皂角浆浸,各一夕　朱砂七钱半,另为衣

右为末,姜汁糊为丸如梧桐子大,朱砂为衣。每服七八十丸,食远临卧,用淡姜汤或薄荷汤送下。

附　颠狂单方

凡遇颠症,用朱砂、甘遂各一钱为末,将猪心一角破开,以末药入内,饭上蒸熟,热酒送下,以醉为度。如发狂逾墙上屋者,用牛黄一钱、朱砂五钱、苍术四两,炼蜜为丸,金箔为衣,服之自愈。

一方

治狂妄上屋、呼骂等症,以病者两手大拇指,细麻绳缚定,大艾炷置于其中,两介甲两指角内俱要各灸七壮,一处不着不效。

一方

治风颠,用明矾一两、细茶五钱为末,蜜丸茶下。

火证 脉不宜细数

火相者,有君火、相火。君火者,心火也。心为君主之官,配于五行,守位而不动。相火者,辅助之火也,生于虚无,寄于肝肾之间,听命而行。凡动皆是相火,五脏皆有火,相火易起,五火相扇动矣。又曰:相火乃元气之贼,无时而不煎熬其阴,阴虚则病,阴绝则死,阴虚火动者难治。凡人发热咳嗽、吐痰血者,午后至夜发热,面颊唇红,小便涩者,便是阴虚火动也。大抵治宜明轻重虚实之分,而轻者降之,重则从其性而折之。实火宜泻,虚火宜补,阴虚火动,又宜滋阴降火,庶免虚虚实实之祸也。

火证主方

防风　当归　白芍　柴胡　黄芩　人参　大黄　甘草各一钱　滑石六钱

右剉剂,每服至五钱,水一大盏,生姜三片,同煎至七分,去渣温服。按此方用大黄,泻阳明之湿热从大便出;用滑石,降三焦之妄火从小。用黄芩以凉膈;柴胡以解肌;防风以清头目。用人参、甘草以补气;当归、芍药以补血。

泻心肝之阳，补脾肾之阴，而无辛香燥之谬。大治风热、燥热、湿挟虚火之良剂也。若别症另用后方。

若脉沉而实大者，实火也。其症内外皆热，烦渴便赤，口生疮。丹溪曰：实火可泻。宜用黄连解毒汤方见伤寒。○若脉数无力者，虚火也。丹溪曰：虚火可补。宜用补中益气汤加黄柏、知母方见内伤。○若人壮，气实火盛颠狂者，其脉实而数，可用正治，硝、黄、冰水之类。○若虚火盛狂者，以生姜汤与之，若投以冰水之类正治，立死。○饮酒人发热难治，不饮酒人因饮酒发热亦难治。

升阳散火汤

治男妇四肢发热，筋骨间热，表热如火，燎于肌肤，扪之烙手。此病多因血虚而得，或脾胃过食冷物，郁遏阳气于脾土之中，并治此火郁之义也。

升麻　防风各五分　葛根　羌活　独活各七分　柴胡　白芍药一钱　人参去芦　黄芪生用，各七分　甘草四分，半生半炙

右用生，姜、枣，水煎服。忌生冷、寒物。此虚火，宜补宜散。

滋阴降火汤

治阴虚火动，起于九泉，此补阴之妙剂也。

当归一钱　川芎五分　白芍药薄荷汁炒　黄芩各七分　生地黄姜汁炒　黄柏蜜水炒　知母酒炒，各八分　麦门冬八分　柴胡七分　熟地黄八分

右用姜三片，枣一枚，水煎服。别以附子为末，唾津调，贴涌泉穴。○气虚加人参、黄芪各八分。○咳嗽加阿胶、杏仁各七分、五味子三分。○咯唾衄血，加牡丹皮八分、藕节自然汁三匙、犀角末五分。○此与前补阴散[1]大同小异，详轻重参用。○玄明粉、秋石皆降火甚速，宜频用之。童便亦好，方并见前。

黄连汤

治心火，左寸脉洪数，或舌上生疮，或肿燥裂，或舌尖出血，或舌硬出血等症。

1　补阴散：前并无此方。疑为"补阳散火"之误。

黄连　山栀　生地　麦冬　归尾　芍药　薄荷　犀角　甘草
各等分，清水煎服。

柴胡汤

治肝火，左关脉洪数，或胁痛，或气从左边起者。

柴胡　芍药　川芎　胆草　当归　青皮　山栀　连翘　甘草
各等分，白水煎服。

黄芩汤

治肺火，右寸脉洪数，或咳血，吐血，衄血，咽喉肿痛，干燥生疮，或鼻孔干燥肿痛。

黄芩　桔梗　山栀　芍药　桑皮　麦门冬　荆芥　薄荷　连翘　甘草
各等分，白水煎服。

芍药汤

治脾火，右关脉洪数，或消谷易饥，或胃热口燥，烦渴，或唇生疮等症。

芍药　栀子　黄连　石膏　连翘　薄荷　甘草
各等分，白水煎服。

滋水制火饮

治肾虚火炎上，下元虚弱，尺脉弱，而寸、关亦不旺，或齿痛、口舌痛，久服为妙。

人参　当归　熟地　白苓　五味　石枣肉　巴戟　故纸　苁蓉　仙茅　远志　枸杞　菟丝　鹿角胶　酸枣仁　天冬
○用山药酒糊为丸。

四物二皮饮

治阴分潮热在日晡之时。

当归身　大川芎　杭白芍　淮地黄　地骨皮　牡丹皮
右剉剂，煎服，入童便同服。○若血虚发热，去牡丹皮，加柴胡、防风。

○如妇人骨蒸潮热，以逍遥散加地骨皮、牡丹皮二味，尤妙。

参芪汤

治气虚潮热。

人参一钱五分　黄芪三钱　甘草一钱五分　甚者加熟附子五分

右温能除大热之剂，枣煎，温服。

加味左金丸

治人多郁怒，以致肝火旺盛，胁痛，或连腹腰。

黄连一斤，姜拌炒　吴萸三两，汤泡，去苦水　青皮一两，醋炒　木香一两　槟榔四两　川芎二两

右为末，滴水为丸如梧桐子大。食远以姜汤送下七八十丸，神效。

上清丸

治因劳动厚味，火性炎上等症。

薄荷叶五两　荆芥穗五两　当归尾五两，酒洗　苦桔梗八两　川芎四两　玄参八两，洗　片黄芩八两，酒炒　生甘草五两　陈皮八两，盐汤洗　大黄八两　枳壳八两，麸炒

右为末，白水滴丸绿豆大。每服一钱或钱半。

凉膈散

治大人小儿脏腑积热，口舌生疮，痰实不利，烦燥多渴，肠胃秘涩，便溺不利，一切风热病皆治之。

大黄　连翘　黄芩　薄荷　栀子　朴硝　甘草各一钱

右加玄参名人参败毒散。○脾虚不能食，去石膏，加白术。

附　火症单方

凡遇痰火童子痨，用人中白须天露者，不拘多少，炭火煅过，用布包，放在青靛缸内浸七日，取起晒干，为末。每服三钱，蜜汤送下，十日即愈。

血症 <small>脉宜沉细而扎,忽浮大者死。又云:</small>
<small>见血,身热脉大者难治。血症,复下恶痢者,易得愈也。</small>

吐血者,血从上出,阳盛阴虚,有升无降,血不下行,随火而上出。呕血者,呕出全是血。咳血者,嗽动便有血,或与痰相伴。咯血者,随咳而出,皆是血疙瘩。衄血者,血从鼻出是也。名虽不同,均为热症。故经曰:火载血上,错经妄行,阳气拂郁于上,所以血出也。法当以清热降火之剂,以下其逆热之气,其后以行经和血之药,以散其上行之火。若虚劳吐、咯血者,以滋阴降火、兼以清肺为[1]主。如小便血出,热结于小肠,移于膀胱,而为血淋。凉血降火,利小便为主。大便下血,热结于大肠,随粪而出,为之脏毒。又当清火、除湿、凉血,以解脏毒,清其源而塞其流耳。但身热脉大者难治,血证复下恶痢者易愈。

血症主方

生地黄<small>二钱</small>　牡丹皮　当归　芎藭　白芍　麦门冬<small>去心</small>　黄芩<small>酒炒</small>　山栀子<small>炒黑,各一钱</small>

右剉剂,水煎,临服入童便一盏,藕汁一盏,温服。或磨犀角水斗[2]服。○若阴虚火动,血热妄行,吐、衄、呕、咳、咯、唾等血,加紫参、丹参。○若虚损劳咯血者,加柴胡、知母、地骨皮、桑白皮。○若溺血,去芎藭,加滑石、灯心、竹叶、蒲黄,同煎服。○或加四苓汤去门冬、丹皮。○大便下血,加黄连、黄柏、枳壳、槐子、白术、茯苓,去牡丹皮,或加槐角、地榆。○若因患虚损,每日大便下血二三碗,身甚黄瘦,加藕节汁一合、红花、蒲黄各一钱、白芷、升麻、槐花各五分,去丹皮、黄芩、栀子。○若因积热下血者,加黄连炒,八分、升麻三分、苍术泔炒,六分、连翘三分、黄柏炒,六分、桃仁六分,去牡丹皮、麦门冬。○若因湿热伤血者,加苍术泔炒,八分、白术六分、陈皮八分、秦艽二分。○若因恼怒下血者,加柴胡六分、升麻三分、黄连炒,八分、秦艽三分,及香附米盐水炒,四分,去麦门冬、黄芩。○若因吐衄不尽下血者,加桃仁去皮、尖,一钱,去麦门冬。○若因风邪下陷者,加柴胡八分、升麻三分、秦艽三分,去丹皮、门冬。○若因虚而下血者,加干姜炒、升麻、阿胶炒。各五分,去门冬、牡丹皮、栀、芩。

---

1 为:原脱。据文义补。
2 斗:原作"鬬",同"鬥",简体字为"斗",据改。斗服,当为冲服之意。

加味犀角地黄汤

治火载血上，错经妄行，呕吐血，衄血，脉芤者。

犀角镑 黑山栀仁炒黑，韭菜根自然汁吃透 生地黄 牡丹皮 芍药 麦门冬各等分

右每服五钱，水一钟半，煎七分服。

归桃承气汤

治诸血暴作，错经妄行者。

当归 桃仁 厚朴 枳实 大黄

右剉大剂，煎服，行二三次，再以四物汤加黄芩、连、柏炒、栀、生地、麦门冬煎服，必愈。

消怒止血饮

治因怒气呕血。

黄芩 黄连 黄芪 地骨皮 生地黄 熟地 白芍 柴胡

右剉剂，水煎服。

三七止血饮

因郁怒劳倦，忽然吐红数口，十余日未服药，自后每日必吐数口，诊其六脉颇旺，胸膈尝紧，时或作痛，此郁火郁痰盛者。

片芩 黄连 花粉俱用酒拌蒸，晒干，各七分 贝母六分 前胡水洗 当归酒洗 玄参 连翘去心、蒂，研碎 侧柏叶炒 天门冬蜜蒸，各五分 黄柏酒炒 知母各六分 麦冬 童便 香附 牡丹皮酒洗 生地黄酒洗 白芍酒蒸晒，各七分 陈枳壳炒，七分 山栀仁慢火炒黑，六分 白桔梗三分 甘草三分 生姜一片

水煎，食远服。服至三十剂必安。倘自后遇劳触发，亦以此药服一二剂，有效。○若青年人禀气怯弱，忽患吐血，每日或二十余口，病势颇炽，治宜用三七止血饮，去连翘、枳壳、栀子三味，煎服一二十剂而愈。

制炒清凉饮

治因多饮烧酒，咳嗽吐痰有血，每日起即吐痰血一二十口。

麦门冬去心,八分　侧柏叶炒,六分　贝母去心　知母　黄柏俱用盐酒炒,各用六分　山栀仁炒黑,各六分　牡丹皮去骨,酒洗　黄连酒洗,炒　前胡　玄参去芦,各五分　天花粉酒蒸,八分　片黄芩酒炒,八分　生地酒洗,八分　香附童便制,七分　白桔梗五分　天冬去心,蜜拌蒸,六分　陈枳实炒,五分　生甘草四分

生姜一片,同煎,每日温服。又每日雪梨绞一瓯,饭上顿温服,过两旬必愈。

止血饮

治青年人患痰咳吐血,时或遍身发热,热退四肢冷而冰,瘦削将危者。

怀地黄酒浸,晒干,用六分;又姜汁拌,砂锅炒熟,用六分　牡丹皮去梗,酒洗,八分　麦门冬去心,八分　生甘草二分　大白芍生用四分,炒用六分　黄柏去皮　知母去毛,俱用青盐炒,各七分　天门冬去心、皮,蜜拌蒸,晒干,五分　贝母六分　白花粉人乳拌蒸,晒干,八分　当归身酒洗,六分

右水二碗,煎至七分,食远将饥时服。每一剂,各入法制发灰五分,调服。服二十余剂而血止热退,再用十四味滋阴丸一料而全安。

制发灰法

用壮年无病男女梳下乱发,温水肥皂洗油垢极净,又用清水洗净肥皂气,将发放入新瓦罐内,以塞满紧实为度,用瓦盖量罐口大小盖定,用盐泥封口,又将盐泥遍图[1]罐四围,日中晒干。然后用木炭煽红,围罐一大半,煅一炷香久,去火,候冷取出。其灰成块,仍研碎筛过入药。此发灰止吐血、咳血等症俱效,不特止衄血也。若衄血暴发流不止者,用童便三酒杯,好酒一酒杯和匀,调细发灰一钱服,立止。曾有流鼻血盈盆,单用此而止者多矣。

十四味滋阴丸

甘枸杞三两　白茯苓三两　北五味二两　怀牛膝去芦,二两　麦门冬　片黄柏　炒知母俱用青盐炒　大白芍酒炒　覆盆子去萼,酒蒸　酸枣仁拣净,炒熟　杜仲去粗皮,姜汁和酒拌湿,炒去丝,各二两　怀地黄姜汁拌炒过,三两　天门冬去心、皮,蜜拌,蒸晒干,二两　牡丹皮去梗,酒洗,一两五钱

1　图:通"涂"。唐代刘知几《史通·杂说》:"观其朱墨所图,铅黄所拂,犹有可议者。"清代浦起龙通释:"图,通涂。"

共磨为极细末，另用怀山药三两，碾末，入好酒打糊为丸如梧桐子大。每空心温酒下二钱五分。

化痰滋阴饮

治咳嗽吐痰，其中有线红而不止者。

天花粉酒蒸　片芩酒炒　麦冬各八分　侧柏叶炒，五分　天门冬七分　当归身七分　知母制俱同前　大白芍酒蒸，各六分　牡丹皮酒洗，五分　玄参去芦，水洗，五分　紫菀水洗，五分　生地酒洗，七分　贝母六分　前胡水洗，五分　陈皮去白，二分　生姜一片　龙眼肉三个

服三十余剂而咳止，吐痰亦无红。后或忽然大便下血，此血在下为顺，不可遽止。俟过十余日，用新制脏连丸服数次而便血立止。

新制脏连丸

用川黄连为细末，酒拌润，入猪大脏内，两头缚定，韭菜盖之，蒸烂捣匀，晒干或焙干，仍为末。每黄连末一两，入侧柏叶炒、当归末各二钱，和匀，米糊为丸如梧桐子大。空心温酒下二钱五分，或滚水下亦可。

滋润带补汤

治年久鼻衄之症。

当归身酒洗　怀生地水洗净，晒干，酒浸一时，生用五分，炒熟用五分　甘草生用二分，炒熟用二分　麦门冬去心，八分　杭白芍酒浸软，到片，生用四分，蒸熟晒干用四分　制何首乌六分　天门冬蜜蒸，六分　牡丹皮去骨，酒洗，五分　酒炒花粉七分　酒炒黄柏六分　片黄芩酒炒，六分　香附米童便炒，六分　酒炒黄连三分　知母蜜蒸，五分　龙眼肉三个　川芎三分

水煎，每剂煎二次。每次煎熟去渣后，调法制发灰五分，食远服。或三四十剂，或五六十剂，致病愈则止。〇如素无衄症，鼻中无故出血，用栀子烧存性，五钱、发灰五钱、百草霜五钱、白鸡冠花存性，五钱，共为末，酒调下。

滋阴抑阳汤

治阴虚火动，血热妄行，吐、衄、呕、咳、咯、唾等症。

生地黄忌铁　紫参　丹参　当归　芎䓖　牡丹皮　白芍各一钱　栀子炒黑，一钱　黄芩酒炒，一钱　麦冬去心，一钱五分

右剉剂，水煎，临服入童便一杯，温服。或磨犀角汁同服。

人参贝母汤

治咽喉作痒，血腥气，嗽痰带血丝，人瘦力倦。

人参一钱　川归一钱　白芍一钱　杏仁八分，去皮、尖　贝母一钱半，去心　白茯苓一钱　陈皮八分　桔梗六分　玄参七分　麦门冬去心，一钱

水一钟半，韭菜白三段，煎一钟，温服。

大阿胶丸

治肺虚客热，咳嗽咽干，劳伤肺胃，吐血、呕血者。

麦门冬去心　柏子仁　茯神去心　茯苓　阿胶炒　五味　熟地黄　百部根　杜仲炒，各一两　远志　人参各二钱五分

右为末，炼蜜为丸如弹子大。每服一丸，嚼化。

加减四物汤

治痰中血丝，是肺经实火。

生地八分　当归六分　白芍五分　陈皮去白，五分　红花七分　丹皮七分

水一钟，童便半钟，煎至一钟，去渣，空心温服。

青连饮

治忧思伤脾，怒气伤肺，肺血积热，心血杂宫，血从口鼻中出。

青皮去穰[1]　黄连酒炒，各七分　赤芍五分　生地五分　丹皮五分　柴胡　桃仁各七分　郁金四分　当归一钱　红花七分　栀子炒，七分　黄芩八分

水一钟，入乳半钟、童便半钟，煎至一钟，温服。

玄霜膏

治吐血虚嗽。

---

1 穰：原脱。据上文各方青皮制法补。

乌梅煎浓汁，四两　姜汁一两　萝卜汁四两　雪梨汁四两　柿霜四两　款冬花二两　紫菀二两，俱为末，已上药制下听用

另用白茯苓十两，取净末半斤，用人乳三斤，将茯苓末浸入，取出晒干，又浸又晒，乳尽为度。却将前冬花、紫菀末、柿霜、白糖，并各汁，再加蜜糖四两和匀，入砂锅内慢火煎熬成膏，丸如弹子大。每服一丸，临卧时嚼化一丸，薄荷漱口，半月即效，如神。

太平丸

治男妇咳咯血不止者。

麦门冬去心　天门冬去心　款冬花去梗，蜜炒　知母去毛，蜜炒　杏仁去皮、尖，各用五钱　贝母去心，五钱　胡黄连　薄荷叶　当归　阿胶炒　白桔梗各一两　生地黄一两　蒲黄　京墨各五钱，炒　白硼砂三钱　麝香三分　沉香五钱　灵砂五钱

○各如制法，炼蜜为丸如小指大。每用一丸，嚼化，薄荷汤下。

断红丹

治男妇吐血、便血不止者。

侧柏叶焙干　人参一两，焙干　百合五钱

右为细末。每服三钱，旋入飞罗白面三钱打和，用新汲井花水调如稀糊，啜吃，血如涌泉不过三服。后进茯苓补心汤。

当归和血散

治肠澼下血，湿毒下血。

槐花　青皮各六钱　归身　升麻各二钱　荆芥穗　熟地黄各六钱　白术六分　川芎四分

右为末。每食前清米饮调下二三钱。如粪前有血，单用石榴皮为末，煎茄子汤调一钱服。粪后下血，单用艾叶煎汤，以生姜汁三合和服。○如大便下血，不拘粪前粪后，用乌梅四两、白芷一两、百草霜五钱，各存性为末，早米糊丸如梧桐子大，每空心米汤送下百丸。

升麻蒲黄饮

治先积热日久，后犯房劳太过，大便下血。

当归一钱　蒲黄五分,炒　熟地九分　黄柏炒,九分　知母八分,炒　甘草三分　白芍三分　升麻三分　红花三分　丹皮六分　栀子七分,炒　阿胶七分,炒

右水一钟半，煎至一钟，空心温服。

槐角地榆汤

治食煎炒厚味，积热太过，大肠泻血。

槐角一钱　地榆一钱　当归一钱　生地一钱　柴胡八分　栀子仁　黄连各八分　条芩一钱　阿胶炒,一钱

右水一钟半，煎至一钟，食远温服。

生地黄饮

治溺血属热盛。下焦痛者为血淋，不痛者为溺血。

生地黄四钱　小蓟　滑石　通草　蒲黄炒　藕节　当归　山栀　淡竹叶　甘草用梢,各五分

右用水煎，空心服，并治血淋。或用生地黄汁、生姜汁各一合相合服，亦妙。○小儿溺血，用甘草、升麻煎汤，调六一散空心服，立效。

养血归源汤

治吐、衄、咳、唾，诸血失后，虚羸昏倦，精神怯弱。

人参　黄芪蜜炒　白及　百合　牡丹皮　鹿角霜　当归各一钱　阿胶蛤粉炒成珠,一钱　生地二钱　熟地二钱　炙甘草五分

右剉剂，藕节五个同煎，临时入童便一盏、藕汁二杯，俟温徐徐缓服。○若大吐血后昏倦，脉细微者，以人参四五钱煎汤服之。醒后再不可服，恐动火故也。

附　失血单方

凡遇诸失血，用壮血余烧灰存性，每服一钱，米饮调下，立效。衄者，以少许吹入鼻中，妙。或茅草根、侧柏叶煎汤常服，止血极效。○若吐血不止，用

干姜炒黑，腊月装入牛胆内，至春取出为末。每用方寸匕，童便下立效。此从治也，或青柏叶一握、干姜二片、阿胶一挺，炙、水二升，煮一升，另绞藕汁，或童便一盏，去渣服。

一方

治恚怒呕血，烦满少气，胸胁疼痛，青柏为末，米饮下二三匕。

一方

治热极呕血，用黄柏蜜炙为末，麦门冬汤下。

一方

治男妇呕血不止者，用葫芦干壳、旧败笔毫各等分，烧灰存性，每老酒调服一钱。

一方

治咯血，用柳絮焙研为末，每一钱，米饮下。

一方

治舌上无故出血，如线不止者，宜用槐花炒末，干掺之。

一方

治卒暴吐血，用藕节、荷蒂各七分、蜜少许，捣烂，水煎温服。

一方

心热吐血，用莲心七个、糯米二十七粒，末之，酒服。

一方

吐血，胸膈刺痛，川大黄一两为末，每一钱，以地黄汁一合，水煎服。

一方

吐血损肺，炼成钟乳粉，每三钱，糯米汤调下，立止。

卷之六

金溪　龚居中　应圆父编辑

潭阳　刘孔敦　若朴父订刊

痔　漏

痔漏之源，皆因饮食过度，色欲妄行，以致湿热内生，充于脏腑之中，溢于经络之内，坠乎谷道之左右，冲突而为痔，久而成漏。痔轻而漏重，痔实而漏虚。热甚则痛，热微则痒，皆火热攻击之所为也。《内经》曰：诸痛痒疮，皆属心火。宜以清热降火为主，凉血解毒为上。若以燥热之药，则终身而不愈。悲哉。

痔漏主方　并治肠风脏毒
用大雄鸡一只，罩地板上，不与食，伺其饥甚，别移于净地上，用猪胰四两，切碎，渐喂鸡，待其放屎渐收下，如此二三日，候鸡屎积至四两，晒干，加入后药。

透明矾四两　千叶雌黄　雄黄各六钱　胆矾五钱　朴硝二两

右各另研为粗末，用砂锅，须要宽高，贮药之余，上有半节空者，先以鸡粪一两在锅底，次以明矾一两，次胆矾，次以雌黄，次以朴硝，次以雄黄，后尽以明矾在内，次加鸡粪在上，然后以新碗盖锅顶，簇炭火煅青烟尽为度。候冷取出，入石碾研为极细面，再加乳香、没药各五钱，各研极细和匀，以小口瓷罐收贮。用时唾津调匀于手心，以新笔蘸点患处，日三五次，夜二次，先以羊毛笔蘸温汤洗净，软绢拭干，然后点药。庶得药力透肉，点后黄水沥出不止最妙，虽多不妨。三日后，其痔自干枯剥落。倘硬，煎汤频洗，自脱肛，自红软，收上。忌毒物、酒色一月，即除根矣。内服后方。

加味脏连丸
治饮酒食炙，热毒下坠，为肠风脏毒，痔漏下血。

用雄猪大脏一副，去两头各七寸，用黄连去毛净末一斤、槐花净末四两，装入脏内令满，用绳扎两头口上，用小麦数十粒，放甑上蒸三时，以脏黑，取看小麦极烂为度。入石臼捣如泥，丸如绿豆大。每服百丸，空心薄酒下。按此方药价廉而功极大。膏粱酒色人尤妙。

胆槐丹
治一切痔漏。

十月上巳日，取槐角子，拣肥嫩结实者，用新黄瓦盆二个，如法固济，埋于背阴墙下，约二三尺深。预先寻黑牛胆五六枚，腊月八日取出，装在胆内高悬阴干。至次年清明日取出，新瓷罐收贮。空心滚白汤下。一日一粒，二日二粒，以渐加至十五日，服十五粒止；以后一日减一粒，至三十日，复减至一粒止。如此周而复始，其效如神。

治远痔漏[1]仙方

岩泉石一分　雄黄五分　硇砂五分　乳香　没药　归尾　芫花各一钱三分　白丁香一钱三分　巴豆去油，五分　蟾酥三分　轻粉一分　甘草一钱　真番砂白的佳，二分　黄蜡三钱　川乌　草乌

门前挂蜘蛛四五枚，连纸包放在瓶内，黑铅三分，都放瓶内。用水三碗，煎成一碗，去渣。将丝线二三钱放瓶，将纸封固，再煎一二钟，将线取出，一日一浸，浸干了又浸，七日为度。用蜘蛛丝打合丝线听用，有口授。

附　痔漏单方

用猪悬蹄甲为末，陈米汤调二钱，空心服。或用荆芥、防风、朴硝煎汤洗之。次用熊胆、片脑和匀涂之，尤妙。

一方

治痔疮，谷道中虫痒不止，以水银、枣肉各一两，捣匀捻如枣形薄片，裹纳谷道，次日虫出。

一方

治痔漏疼不可忍，用地骨皮根皮、硝煎汤，熏蒸温洗，大效。

一方

治痔痛，用田螺一个，挑开，入片脑一分，过一宿，先以冬瓜瓢煮汤洗净，方取螺中水搽之。

一方

治痔，以鹅胆汁点之，或葱涎入蜜点之。

1　痔漏：原作"痔瘻"。"瘻"，字书查无此字。"痔瘻"当为"痔漏"之俗字。

脱　肛

脱肛者，大肠有热，泻痢日久，积气下坠，用力太过，努出大肠者。皆火热之气所为也。虽是火热，而有气血虚实之分。气虚者补气，血虚者补血，气血俱虚者加升提之药。

脱肛主方
半边莲、荆芥、细辛、苦参、芒硝、莲叶，同煎水熏洗，后将鲜莲叶托上。内服槐角、地榆、赤芍、归尾、荆芥、连翘、黄连、赤茯、皂刺、升麻之类。

加味四君汤
治气虚脱肛。
人参　白术　茯苓　黄芪　升麻　枳壳　条芩　川芎　甘草

加味四物汤
治血虚脱肛。
当归　川芎　白芍　黄连　黄柏　熟地黄　生地黄　枳壳

加味八物汤
治气血两虚而脱肛。
当归　川芎　白芍　地黄　人参　白术　茯苓　黄芩　黄连　升麻　柴胡　甘草

右三方俱等分，到剂，随症加减。再用文蛤子为末托上，一次未收，三五次即收。此内外兼治之治也。

附　脱肛单方
用屋檐前蜘蛛大者一个，去头足，烘研为末，以生桑叶盛之托肛头上熏半刻，即进去，神效。

一方

治积痢脱肛,用枳实石上磨令滑,钻着柄,蜜涂,火炙令暖,更易熨肛,取缩即止。

一方

治泻痢脱肛,用槐花为末,食前米汤调一盏,频频服之。

一方

治脱肛不止,取豆腐一块,微入雄黄末,炙热盖之即愈。

一方

治小儿泄泻脱肛,以赤石脂、灶心土为末,敷之。

淋闭 附不禁

淋闭之症,其种有五。或因房劳,阴火动也;或因忿怒,气火动也;或因醇酒厚味,湿热火动也。积热既久,热结下焦,所以小便淋闭,欲去不去,不去又来,而痛不可忍。初则热淋、血淋,久则煎熬水液,浑浊如膏,如沙,如石。以清热降火之药,以泻其下焦之邪热,热退则小便自利,《经》所谓"病在下者上取之"。王注曰:热攻于上,不利于下,热盛于上,则以辛温散之,苦以利之。若小便失禁,不觉而出,膀胱有热,邪火妄动,水不得宁,故不能禁而频频来也。年老之人小便多者,膀胱血少,阳火偏妄,补血清热而已,不治无效。

淋闭主方

当归　滑石　生地黄　牛膝　赤苓　山栀　枳壳　黄柏　知母　萹蓄　麦门冬去心　木通　甘草减半

右剉一剂,灯草一团,水煎,空心服。○血淋,加蒲黄、茅根汁。○膏淋,加萆薢。○气淋,加青皮。○劳淋,加人参。○热淋,加黄连。○肉淋,加连翘。○石淋,加石韦。○尿淋,加车前。○死血淋,加桃仁、牡丹皮、玄胡索、琥珀,去黄柏、知母。○老人气虚作淋,加人参、黄芪、升麻少许,去黄柏、知母、萹蓄、滑石。

车前子散

治诸淋，小便痛不可忍。

车前子生，五钱　淡竹叶　赤茯苓　荆芥穗　新灯草各二钱

右剉二剂，水煎服。

海金沙散

治小便淋沥及下焦湿热，癃闭不通。

海金沙研　木通　滑石　通草　瞿麦穗各五钱　杏仁去皮、尖[1]，麸炒，一两

右㕮咀。每服一两，灯心二十茎，水煎服。○如兼小腹痛不可忍，去海金沙、杏仁，加黑牵牛三钱。

茯苓汤

治心肾不足，精神恍惚，小便淋沥不禁。

赤茯苓　白茯苓

各等分，为末，水澄过，生地黄同酒捣汁熬膏为丸，盐酒下。

鸡肠散

治小便不禁，五十已上人是虚寒，少壮人是湿热。

肉桂一钱半　龙骨煅透红，一钱半　鸡肠一副，去秽，烧枯存性　淮熟地二钱　桑螵蛸益智仁末一钱

右水一钟半，煎一钟，空心热服。

附　淋闭不禁单方

凡遇诸淋急痛，用海金沙七钱、滑石五钱，或为末。每服二钱，煎木通、门冬、车前草汤，入蜜少许送下。如膀胱有热，小便不通，用朴硝研为末，每空心以茴香汤调下二钱。如老年虚弱人，小便不通，须用琥珀为末，每空心服一钱，以人参、茯苓煎汤送下。如遗尿失禁，用雌鸡肶胵一具，并肠洗净，及猪肺，二味烧灰，为末，每空心酒调服。

1　去皮、尖：原作"皮尖去"。据上文杏仁炮制法乙正。

白浊 脉验于尺，结芤动紧

浊者，尿前尿后凝面澄下，如脓相似。此盖心血亏，相火旺，所以中焦湿热，淫气不清，浊气渗入膀胱，则为之白浊，譬如井中取水至清，一烹之为白汤，则澄之有脚，岂非湿热浑浊者乎。故土燥水浊，土坚水清。治法宜抑火养心，安脾实肾，则水火相交，其流自清矣。

白浊主方

柴胡　黄芩　半夏　牡蛎火煅，童便盐淬　石莲子去壳　甘草

右为末。每酒调，空心服。○如浊七八日或半月日，加酒炒黄柏、知母。○日久小便后遗浊，加牛膝、当归、白芍、黄柏、盐水炒萆薢、栀子仁。○骨蒸，加地骨皮。○有寒，加官桂。○腰痛，加苏木、木瓜、槟榔。○但服此药，先宜表之。遇春冬，用香苏散加车钱、升麻、干葛、木通、瞿麦、麻黄表之；遇夏秋，用茹苓汤，仍加车钱、木通、升麻、瞿麦、干葛，俱以姜、葱煎，随量入烧酒和药服，以醉为度。俟汗透如流，即用此主方，服之即愈。

水火分清饮

治遗精白浊。

茯苓　芡实肉　益智取仁，炒　山药　土石莲　萆薢　甘草

右用姜一片同煎服。○尿色赤，加麦门冬、泽泻、黄芩。○小便频数多，加乌药、石菖蒲。

滋肾饮

治白浊初起半月者，极效。

川萆薢去皮　麦门冬去心　远志去心　黄柏酒浸　菟丝子酒炒　五味子酒炒

右各等分，剉作剂，竹叶三个，灯草七根，大黄少许，水煎，空心服。

清火二连饮

治遗精梦泄，赤白浊。

黄连　生地黄酒洗　麦门冬　当归酒洗，各一钱　茯苓一钱二分　酸枣仁八

分 远志七分 石莲肉一钱二分 人参八分，初起不用 甘草半生半炙，五分
右用水煎，空心服或加知、柏、龙骨，牡蛎、萆薢，或再加菟丝子。

血分饮
治湿热干血分，赤浊之症。
阿胶炒，二钱 猪苓 泽泻 赤茯苓 滑石各一钱 车前五分
右水煎，空心服。

气分饮
治湿痰干气分，白浊之症，形肥味厚者多宜。
陈皮一钱 半夏七分 白茯苓五分 甘草四分 苍术六分，制 升麻 柴胡
各四分白术七分
如用升动胃气药，觉胸满作胀，此必素有痰也，加神曲、香附以泻其满，兼
用青黛、樗白皮、蛤粉、炒黄柏、炒干姜、滑石，以神曲糊为丸，神效除根。

清心莲子饮
治小便白浊，或有沙漠，夜梦走泄，遗沥涩痛，或赤或白，上盛下虚，心火
炎上，口苦咽干，发热烦燥等症。
麦门冬去心 黄芩蜜炒 黄芪蜜炒 地骨皮 车前子 石莲肉去心，各一
钱 白茯苓一钱 人参 甘草各五分
右剉剂，水煎，食前服。有热加柴胡、薄荷。

山药桂皮汤
治白浊不止，名曰淫精。日久肾虚无力，午后微热。
山药炒，七分 桂皮三分 枸杞四分 黄柏五分 知母五分 地骨皮五分 白
芍炒，五分 熟地一钱 甘草五分，炙 当归一钱
右水一钟半，姜一片，煎至一钟，空心温服，连进十贴全愈。

肤子车前饮
治白浊，玉胫管疼痛，小便黄热症。

地肤子三分　车前子七分　黄柏炒　知母各八分　生地一钱　瞿麦五分　白芍五分　赤茯苓七分　海金沙炒,五分　木通六分　甘草十分,炙　当归九分

右水一钟半,煎至一钟,空心温服。

枸杞知母汤

治小便如米汤色,下消不足。

枸杞五分　知母七分　杜仲炒,五分　柴胡五分　白茯七分　升麻三分　香附子童便炒　甘草各三分　当归一钱　白芍四分　熟地一钱　桂皮三分　黄柏人乳炙,三分

右水一钟半,姜一片,灯心三十条,煎一钟,早服。

淡竹叶汤

治五淋白浊通用。

车前子　淡竹叶　荆芥穗　赤茯苓　灯心各二钱

右水二钟,煎一钟,空心温服。

分清饮

治白浊小便后多。

益智酒浸一宿　石菖蒲童便浸　赤茯苓　乌药　萆薢各一钱　甘草四分

右共为末。每服二钱,空心盐汤调下。

芡实丸

治思虑伤心,疲劳伤肾,心肾不交,精元不固,面无颜色,惊悸健忘,夜梦不宁,小便赤涩,遗精白浊,足胫酸疼,耳聋目昏,口干脚弱者。

芡实肉二两　莲须　茯神去木　五味子　肉苁蓉　熟地黄各一两　龙骨火煅,研　韭子各五钱　枸杞子一两　石枣肉二两　紫石英火煅,研,五钱　牛膝肉二两

右为末,酒煮山药糊丸如梧桐子大。每七十,淡盐汤下。

十味附子汤

治假阴虚,白浊不固。

当归　柏子仁　黄柏盐水炒　厚朴　知母盐水炒,各一钱　麦门冬炒,二钱　熟地一钱　干山药一钱　茯神猪心血炒　熟附子三片

右水二钟,枣一枚,灯心五十根,煎一钟,空心服。

浊症单方

用茅珠根,研生酒一碗服。如浊症,小便数且痛,自觉阴头气坠如肿,陈屋茅煎水,入枯矾少许,先熏后洗。如漏精白浊,小便数多,白苓、山药、矾水,水煮过,等分为末。每饮调二三钱服。○若初发白浊,小便疼痛,用牛刮浪根,取皮一两,海金沙五钱,共为细末,每无灰酒空心送下一钱。

夜 梦 遗 精

人身之精气,静则安位,动则妄行。何以言之?左肾所藏者精也,真水也;右肾所藏者气也,相火也。人心爱欲之甚,动其相火,所以夜梦妇女而遗精。遗之日久,气血俱虚,身体瘦弱,虚火益甚,所以滑精,出而不觉。心火一动,相火翕然而动,所以激搏真水而疏泄也。切不可概用燥热涩精之药,以火济火,只宜详其证而施治之。

梦遗主方

当归　川芎　黄柏　知母各酒浸　白术各八分　熟地黄一钱　白芍一钱　甘草六分

右剉剂,水煎服。○如因房欲损伤精血而梦遗,脉见浮涩者,加小草、茱萸肉、淮山药、莲须各八分、枸杞子一钱。○若因思想而梦遗,脉见沉涩,加远志、莲肉、枣仁、茯神各六分。○若因厚味而精滑,脉见滑而有力者,加酒炒黄连、蛤粉、神曲各八分、苍术泔炒,六分、升麻二分。仍须断酒厚味。○若因虚损身发潮热,夜多梦遗者,加人参、茯苓、麦门冬、前胡、五味、龟板、地骨皮、银柴胡。

治遗精方

覆盆子一两五钱,去梗　石莲子一两五钱　白龙骨五钱,炼存性　菟丝子二

两,酒浸三宿,煮菟丝子干为度　　芡实二两,去壳　　沙菀蒺藜三两,如茄子相似微炒黑色　　白莲须一两五钱

右用金樱糖为丸梧桐子大。每服一百丸,盐汤送下。

固精丸

治梦遗。

川黄柏一斤,要选肉厚皮薄者,去皮,劈成条子,将水酒浸稍透,取起,咀成片。用牡蛎半斤,要青色不枯者,火烧一红,取起为细末。与黄柏各均,作四次,柔火炒茶褐色,不可焦,筛去牡蛎,独用黄柏为末,炼蜜为丸如梧桐子大。要丸得大而圆,取其易下,不停胃中。空心用盐滚水服下三钱。服后手摩胸膈,徐行一二百步,即食水煮饭压之,使坠下速入肾经,免停滞也。服时切忌房室,譬犹筑坝未固,水即冲之,坝岂能成。更宜戒暴怒,少劳顿,忌食椒蒜辛热之物。如药未服之,先自觉精欲泄,必待其泄去方可服药。不然谷道作痛,盖精已离舍,服药中道而止,故此作痛。数日内,其火降下,小便反黄;数日后,小便即清,是其验矣。如心有妄想不宁,则用朱砂为衣,如无不必用也。

治精滑梦泄方

人参去芦　　沙苑蒺藜炒　　甘州枸杞子去蒂　　远志去心　　天元一气已上各一两　　芡实去壳,一两　　山萸肉二两

制天元一气法

取头生男河车一具,米泔水浸洗极净;用大脚鱼一个,煮死,去其内肉,以河车入之,四围厚纸封固,微火烘干。外鱼烹食,取内河车入药蜜丸梧桐子大。子丑时,滚汤下一百丸。

猪肚丸

治梦遗减食面白。此方久服,身肥食进,而梦遗自止。

苦参三两　　白术五两　　牡蛎煅,四两

为末,用雄猪肚一具,洗净,砂锅煮烂,石臼捣,和药,干则入汁,丸小豆

大。每四十九丸，米汤送下，日三服。

心肾丸

治水火不能济，心下怔忡，夜多盗汗，便赤遗精者。

牛膝肉酒洗　熟地黄忌铁　菟丝子酒蒸　白茯神去木　淮山药　当归各二两　肉苁蓉　肥远志去心　五味子　鹿茸去毛，酥炙　黄芪蜜炙　人参各一两　龙骨煅，五钱

右为末，淡盐汤，另以山药末糊丸梧桐子大。每七十，空心淡盐汤下，即止。

金樱煎丸

治梦遗精滑及小便后遗沥，或赤白浊。

芡实粉四两　白莲花须未开者佳，二两　白茯苓二两，去皮　龙骨煅，五钱　秋石真者，一两

右药为末听用。外采经霜后金樱子，不拘多少，去子并刺，石臼内捣烂，入砂锅内用水煎，不得断火，煎约水耗半，取出澄滤过，仍煎似稀饧，和药末为丸如梧桐子大。每服七八十丸，空心盐汤下。余膏每用一匙，空心热酒调服。其功不可具述。

菟丝子丸

治梦遗精滑，腰肾不足，疼痛。

菟丝子五两　山药　莲肉三两　白茯苓二两五钱

一方加五味子一两。右为细末，酒糊丸如梧桐子大。每服二钱，白汤空心下。

金锁匙丹

治男妇精滑，遗泄不止，梦与鬼交，久泻久痢，并皆治之。

茯苓　茯神各二钱　远志　龙骨各一钱　左顾牡蛎煅，四钱

右为末，醋糊为丸如梧桐子大。每服五十丸，空心盐汤下。○脾胃虚弱，胸膈痞满，加人参、白术、枳实、陈皮。○如气虚下陷，加升麻、柴胡、黄芪、

人参。○口干烦渴，加麦门冬、五味子。○血少脉数，加当归。○心神恍惚，加朱砂为衣。○小腹痛，加益智仁、小茴香。○早晨泻多，加肉豆蔻、木香。○腰腿酸，加杜仲、牛膝、枸杞。○虚脱迟效，加芡实粉，金樱膏为丸。

九龙保真汤

治玉门不禁，脱阳漏精。

金樱子皮　石莲肉　莲花须　枸杞子　当归　芡实粉　淮熟地黄　白茯苓各一两　龙骨五钱

右为细末，煨蜜为丸。每空心盐汤送下。○如服此不愈，再用芡实肉四两、人参一两、白苓四两、莲肉去皮、心二斤、糯米一升炒赤，每朝米饮调服。

滋阴百补固精治病膏

先用香油一斤四两，入苍耳草一两，熬数滚，再下

谷精草五钱　天门冬　麦门冬　蛇床子　远志去心　菟丝子　生地黄　熟地黄　肉豆蔻　虎骨　续断　鹿茸　紫稍花各一两　熬得药黑色，又下

木鳖子去壳　肉苁蓉　大附子　官桂各六分

少熬，待药俱焦黑枯，滤去药，将油又熬滚，方下黄丹八两、柏油二两，用槐条不住手搅，滴水成珠，方将后药为细末，投入

硫黄　赤石脂煅过　龙骨煅　木香各二钱　阳起石四钱　乳香　没药　丁香　沉香各四钱　麝香一钱

下尽搅均，又下黄蜡六钱，倾在罐内，封固好，井水中浸七日，每个膏药用红缎[1]一方、药三钱，贴在脐上。再用二个贴在两腰眼，只用一钱一个贴。男子精冷寒，阳不举，梦泄遗精，小肠疝气等，贴在丹田脐下。女人血崩，赤白带下，经水不调，脏寒，贴脐上下。

附　梦遗单方

凡夜梦鬼交，精泄，巴戟天一味煎服。如虚滑遗精，白茯苓二两、砂仁五钱为末，入盐二钱，精羊肉批开，掺药炙食，以酒送下。

1　缎：原作"叚"。此为"段"之讹，而此处"段"同"缎"，据改。

眩运 脉宜浮紧数

眩运者，目花黑而头旋也。丹溪谓痰在上，火在下，火炎上而动其痰也。《经》曰：诸风掉眩皆属肝木。盖木中有火，得风则焰；火中有痰，得风则运。所以旋转也。治宜消痰退热，热退则运自正，痰消则头自清矣。

眩运主方
陈皮　白茯苓　半夏汤泡　黄芩酒炒　黄连酒炒　白术　天麻各一钱　苍术泔炒，八分　羌活三分　川芎六分　甘草五分

左手脉数，热多者，倍黄连，加山栀仁酒炒，八分。○脉芤涩，有死血，加桃仁去皮、尖，杵，一钱、红花少许。○右手脉实，有痰积，加南星汤泡，八分、香附盐水炒，八分。○挟风，去苍术、芩、连，加防风、荆芥、秦艽、白附子各八分。○挟寒，去芩、连、二术，加干姜、肉桂、附子各八分。○因七情，去芩、连、苍术，加丁香、砂仁各六分。○如停水心悸，加猪苓、泽泻、肉桂。○如久病之人气血虚而脉大者，痰浊不降，倍白术，加枳实炒，六分。○去血过多而眩运者，去芩、连、苍术、羌活，加大麦芽炒，杵，一钱、枳实炒，一钱，倍白术。○伤饮食作运者，去芩、连，加山查肉一钱半、大麦芽炒，杵，一钱、枳壳炒，八分、砂仁八分。○如胸中宿痰，眼晕手麻，发脱，健忘眩晕者，用此主方探吐之，吐后再服清上辛凉之剂。

清阳除眩汤
治因虚，痰火炎上而眩运者。
旋覆花八分　半夏制　陈皮　白术　白茯苓各一钱　槟榔八分　人参六分　甘草四分
右用姜三片，水煎，食远服。

加味四君汤
治肥白人头眩晕，气虚湿痰。
人参　白术　茯苓　天麻　半夏　陈皮　白芷　黄芪蜜炒　桔梗　当归　川芎　甘草

右剉剂，姜、枣煎服。痰盛而挟气虚者，去白芷、桔梗、当归，少加炮附子煎，入竹沥、姜汁服。

加味四物汤

治瘦人头眩运，血虚有痰火。

当归　川芎　白芍　地黄　陈皮　片芩　天麻　茯苓　山栀　人参　甘草

右剉剂，姜煎，少入竹沥、童便同服。

独活散

消风化痰，治头目眩晕。

细辛去叶　防风去芦　藁本去土　旋覆花　蔓荆子　川芎　独活各一两　石膏研　甘草炙，各五钱

右为末，水一钟，姜三片，每服二钱，煎至六分，食后热服。

芎术汤

治冒雨中湿，眩运呕逆，头重不食。

川芎　白术　半夏各一两　甘草炙，五钱

右剉剂，每服四钱，姜一片，水一钟，煎半钟，温服。

黑神丹

治男子妇人头目眩晕，暗风不时举发，并头疼皆效。

广木香三钱　没药煅　沉香　乳香煅　藿香酒洗晒干，各三钱　川椒去子，五钱　白檀香二钱　白茯苓五钱　人参一两，去芦　麻黄五钱，去节　大黄五钱，酒蒸透　防风一两　生地黄一两　熟地黄一两　金钗石斛一两　青皮五钱，去穰　陈皮五钱　天麻一两，酒浸　全蝎三钱，酒洗，去尾，焙干　甘草二钱，炙

右共为末，炼蜜为丸如弹子大。每服一丸，不拘时，茶、酒任下。

清头钩藤散

治肝厥头运。

钩藤　陈皮　半夏　麦门冬　茯苓　茯神　人参　防风　甘菊各五钱　石膏一两

右为粗末。每服四钱，加姜三片，水盏半煎服。

附　眩运单方

凡遇风痰上攻眩运者，用白芷一味为末，食后沸汤调服。如眩运不可当者，以酒炒大黄为末，茶汤调服。

一方

治头旋眼眩，用干姜为末，每服五分，热酒调下，立效。

一方

急救痰晕，用姜汁半小酒盏，好真糖一二匙，服时入盐少许，再入白滚水，共一处化下。

头痛 脉宜弦浮而滑，忌短涩

头为诸阳之首，贵乎清静，不可有邪气以熏蒸之，况人有内火郁热、阳气上攻，毛孔常疏，风寒易入，外寒内热，闭逆而为痛。有痰火上攻而作痛者，有血虚而作痛者，有感风寒而作痛者。痛之甚者，火多也。宜降火清金为主，则火消而痛自止也。

头痛主方

陈皮　半夏　川芎　白苓　白芷

右剉剂，姜煎，饭后热服。○太阳头痛，恶风寒，脉浮紧，加羌活、麻黄或十神汤主之。○少阳头痛，往来寒热，脉弦细，加柴胡、黄芩。○阳明头痛，自汗，发热恶寒，脉浮缓长实，加升麻、干葛、石膏。○太阴头痛，体重有痰，或腹痛，脉沉缓，加南星、苍术。○少阴头痛，寒厥，脉沉细，加附子、细辛。○厥阴头痛，吐沫厥冷，脉浮缓，加吴萸，或吴茱萸汤。○偏头风在左，加当归、白芍、羌活、荆芥、防风、芩、连。○偏头风在右，加酒炒芩、连、蔓荆子。○左右头俱痛，治宜调中益气汤。○肥人头痛，加苍术、南星、羌活。○若体虚肥人，加细辛、白芍、羌活、桔梗、人参、荆芥、白术。○瘦人头痛，加当归、芍药、酒炒芩、柏、天麻、蔓荆，或加当归、生地、细辛、羌活、酒芩、桔梗。○巅顶痛，加藁本、升麻、防风。○头顶项背俱痛，加羌活、吴萸。○眉棱骨痛，去川芎，加羌活、酒芩、甘草。○患伤寒头痛，似疟，加柴胡、黄芩、人参、草果、紫苏、青皮。

清火止痛饮

治诸般头痛。

片黄芩酒浸炒，一钱半　苍术　防风　白芷　羌活各一钱　细辛六分

右用姜三片，水煎，食略远服。○左痛属风与血虚，加川芎、当归各一钱半、荆芥、薄荷各八分。○右痛属痰，加半夏一钱半、茯苓、陈皮各一钱、甘草生三分。○瘦人多兼热，倍用酒芩，少佐石膏。肥人多是湿痰，加川芎、半夏各一钱，倍苍术。○痰厥头痛，非半夏不能除。头旋眼黑，风虚内作，非天麻不能除，并宜倍用。

当归补血汤

治头痛偏左。

当归　白芍　川芎　荆芥　藁本　柴胡　防风　香附　蔓荆　甘草

黄芪益气汤

治头痛偏右。

川芎　当归　人参　藁本　白术　陈皮　半夏　升麻　黄柏　细辛　甘草

调中益气汤

治左右头俱痛。

人参　当归　黄芪　黄柏　柴胡　川芎　苍术　陈皮　细辛　蔓荆　升麻　甘草

半夏白术天麻汤

治痰厥头痛，眼黑头旋，恶心烦闷，气促上喘，心神颠倒，目不敢开，如在风云中，及头痛如破，身重如山，四肢厥冷，不得安卧。

黄柏酒洗，一分　干姜三分　泽泻　茯苓　天麻　黄芪　人参各五分　神曲

一钱　白术一钱　苍术五分　半夏　麦蘖曲　陈皮各一钱五分

右剉剂，每服五钱，水煎，食前热服而愈。

清空膏

治偏正头痛，年深不愈，及湿热上壅，损目及脑，痛不止者，惟血虚头痛者不治。

川芎五钱　柴胡五钱　黄连炒　防风　羌活　甘草炙，各一两　条芩三两，一半酒制，一半炒

右为细末，每服二钱，热盏入茶少许，汤调如膏，临卧抹口内，少用白滚汤下。○如若头痛，加细辛二分。○如痰厥头痛，去羌、防、芎、草，加半夏一两半。○如偏正头痛，服之不愈，减羌、防、芎，加柴胡一倍。○顶巅痛，加藁本，去川芎。

芎芷散

治远年近日偏正头风痛，诸药不效，收功如神。

白芷　川芎各三钱

右共为细末，黄牛脑子一个，擦药末，瓷器内加酒顿[1]熟[2]，乘热和酒食之，尽量一醉，睡后酒醒，其疾如失。

吹鼻散

治偏正头风，以此药鼻中吹之，火眼亦可。

火硝四两　黄丹五两　石膏五两　没药　乳香　天麻各二钱　藜芦　细辛　雄黄各三分　川芎三钱　皂角　甘草　麦门冬　天门冬各六钱

右为末。吹时，须令病人含水一口。

顺气和中汤

治气虚头痛。

黄芪一钱二分，蜜炙　人参一钱　白术五分　陈皮三分　当归五分　白芍五

1　顿：通"炖"。元代关汉卿《金线池》第一折："这纸汤瓶儿再不向红炉顿。"

2　熟：原作"热"。据明代龚信撰、龚廷贤编、王肯堂订补《古今医鉴》卷九《头痛》"芎芷散"改。

分　甘草三分　升麻　蔓荆子　柴胡　细辛各二分

右水二钟，煎一钟，温服。○其一切新久偏正头疼，风毒上攻，眩运心烦，项背拘急，面上若虫行瘙痒，俱宜风门龙蛇换骨丹，服之如神。

石膏散

治热燥上、中二焦，实火头痛。

石膏五钱　川芎五钱　生大黄　熟大黄各三钱

右水二钟，竹叶三十，灯心三十，煎一钟，食后服。

防风散

治偏正头风，一切诸风，一通治之如神。

胆南星一两　姜蚕直者，四枚　川乌去皮、尖，火炮，一两　防风一两

右四味共为细末，每服一钱半，米饮下。

治头风痛

细辛　川芎　石膏　皂角末各五分　雄黄七分　焰硝七分

右共为末，口中含水，右边疼吹右鼻，左边疼吹左鼻，效验如神。

治偏正头风

当归三钱，酒洗　川芎三钱　人参七分　藁本三钱　黄芪三钱，蜜炙　甘草五分　山栀仁二钱　枸杞甘州者，三钱　龙胆草三钱，酒洗　柴胡五分　黄芩一钱五分　升麻八分　枳实一钱五分　生地三钱，酒洗　薄荷一钱　甘菊一钱　防风五分

右十七味，用水五钟煮，酒一钟，煎二钟半，饱服。第二次，水二钟半，酒不用，煎一钟半。第三次，水二钟煎一钟，俱饱服，只吃一剂全好。

一粒金搐鼻方

治偏正头风。

荜拨不拘多少，细研，用公猪胆汁拌匀，再入胆内悬阴干　玄胡　藁本　白芷　川芎各等分

右为末，入制荜拨末，用无根水丸。每用一粒，以长流水化开，搐鼻，以铜

钱二三文口咬定，出涎为度。

选奇方
治眉棱骨痛不可忍，大效。

羌活　防风　甘草夏生冬炙，各三钱　酒芩一钱，冬月不用，有热者用之

右每服三钱，水煎，食远服。

通气防风散
治肩背痛不可回顾，脊痛项强，腰似折，项似拔也，是太阳经气郁不通行也，以本经药散之。

羌活　独活各一钱　藁本　防风　甘草各五分　蔓荆子三钱　川芎三钱

右剉片，水煎，半空通口服。

都梁丸
治风攻项背，头目昏眩，以及脑痛，妇人胎前产后头风、头痛并宜。

香白芷拣白色大块者，洗净晒干

右为末，炼蜜和丸如弹子大。每服一丸，食后荆芥汤点茶细嚼下。

附　头痛单方
凡头风经年不愈者，灸囟会、百会、前顶、上星等穴即痊，或用蕲艾烧熏之亦妙。如雷头风，发闷恹恹，用羊屎捣烂，筛过为末，酒调热服，神效。

一方

治诸风上攻头目，痛如斧劈者，用川乌为末，烧烟熏碗内，以热茶刺烟服，神效。

一方

治头风痛，百药不效，取水银置手心中，用口水研死，擦头痛处，仍用青衣大襟接水银落下者，仍如前死之，擦上最效。

一方

治偏头痛，生萝卜汁一小钟，仰卧注之鼻，左痛注左，右痛注右，左右痛俱注。

一方

治八般头风，用鱼鳔胶烧灰，每服三钱，临睡葱酒下。

一方

治头风极验，用附子一枚，生，去皮脐，以绿豆一合同入铫子内煮，豆熟为度，去附子，服豆，即时立愈。每个附子，可煮五服，后为末，服之。

一方

治脑顶空痛，用马牙硝研细，和酥油为饼，安鼻上，即愈。

一方

治头痛连睛，用石膏、鼠粘子炒为末，或茶或酒下。

眼　目

眼目为五脏之精华，虽有五轮八廓之不同，皆宗脉之所聚，其白仁属肺金，肉轮属脾土，赤脉属心火，黑水神光属肾水，兼属肝木。目不因火则不痛，何以言之？白仁变赤，火乘肺也；肉轮赤时，火乘脾也；黑水神光被翳，火乘肝与肾也；赤脉贯目，火自甚也。故曰，善医目者，一句可了，治火而已。年少之人，水在上，火在下，其目则明。年老之人，火在上，水不足，其目则昏。暴赤者，散其风热。花暗者，补其肾水。至于攀睛瘀胬[1]，翳膜赤烂，弥年不愈，失其调理，过服辛热之药，点其冰片之剂，外用干姜点目，则血散而热退，自愈矣。若徒一时快乐，悔之何及。

眼疾主方

当归　川芎　黄芩　生地　赤芍　白芍　栀仁　薄荷　黄连　蔓荆各八分　柴胡　菊花各七分

右剉剂，灯心七根，莲子五个，同煎服。○如肾经有火，加知母、黄柏。○如有翳膜，加木贼、白蒺藜。○退赤，加大黄。○除昏，加夜明砂，水洗去土，五分。○止泪，加苍术、木贼、香附。○止痛，加防风、白芷。

1　胬：原作"努"。据文义改。

四物三黄汤

治目赤暴发，云翳赤肿，痛不可忍。

当归　川芎　芍药　生地黄各一钱　羌活　防风　黄芩各八分　黄连　胆草　甘菊花各八分　玄参　薄荷各五分

右用水一钟半，煎八分，食后通口服。

石膏羌活散

治久患两目不见光明，远年近日内外气障，风热上攻，昏暗，拳毛倒睫，一切眼疾，并宜服之。

羌活治脑热头风　密蒙花治羞明怕日　木贼退翳障　白芷清利头目　甘菊花明目去风　麻子起拳毛　细辛起倒睫　川芎治头风　苍术行气开郁　石膏去胃热　甘草和诸药　荆芥治目中生疮　片黄芩退肺火　藁本治偏正头风，各等分

右为末。每服一钱至二钱，食后临卧用蜜水一盏调下，或清茶亦可，日进三服。十日渐明，二十日大验。此方治数十人俱效。后人加当归、枸杞子、栀子仁、连翘、柴胡、薄荷、防风、桔梗、天麻各等分，为小丸服，亦效。

防风清热饮

治肥人眼痛，乃是风热。

防风　羌活　荆芥　酒芩

右水煎服。

养血清热汤

治瘦人眼痛，乃是血少兼热。

当归　玄参　川芎　菊花　防风　荆芥　酒生地

右水煎服。久昏暗者，亦以当归、熟地黄为君，防风、甘菊花之类佐之。

万选方

治眼生翳障。

牛蒡子　蔓荆子　蒺藜　石膏　栀子　归尾　石决明　木贼草　黄柏皮　赤芍　细辛　前胡　莪术　荆芥穗　甘草

初服用大黄，痛加羌活，或加些雄黄。右为末散，煎服。

祛风清火饮

治风火眼，及暴赤昏翳等证。

蔓荆子　白蒺藜　连翘　黄连　防风　川芎　甘菊花　龙胆草　车前草　蝉退　黄芩　甘草　木贼

右剉一剂，加生姜三片，葱一茎，水煎服。首帖加大黄二三片，外用赤芍、荆芥穗、当归梢、川黄连各等分，剉细入碗内，以滚水泡，仍将一碗合上，毋令泄气，俟温热洗眼。

金花明目丸

治火炎上，目先眵而渐红肿痛，服洗心洗肝、发散清浮之剂不效者。

川黄连酒炒　黄芩酒炒　山栀子连壳捣炒　白菊花　川黄檗盐水炒褐色

右等分，为末，清水滴丸绿豆大。食远百沸汤吞百丸，甚者日二服。

还睛妙丸

治色眼及虚眼。

楮实子二两　覆盆子一两　枸杞子一两　防风五钱　荆芥五钱　川芎一两　当归一两　净连翘五钱　车前子五钱　密蒙花二两　白蒺藜一两，炒　生地黄　熟地黄　人参　甘草　青盐各五钱　木通　白芷　山药各一两

右为细末，炼蜜为丸如梧桐子大。每服六十丸，家菊煎汤，半空心下。

地芝丸

治不能远视，反能近视，此除火风热。

生地黄　天门冬各四两　枳壳炒　甘菊花各二两

右为末，炼蜜为丸，酒、茶任下。

定志丸

治不能近视，反能远视。

人参　远志甘草水泡，去骨　白茯神去木，各一两　石菖蒲二两

右为细末,炼蜜为丸,朱砂为衣。每服二十丸,临卧白汤下。

明目益肾还睛丸

治人中年之后,眼目昏花,肾水不足滋溉者。

当归身四两,酒洗　天门冬去心　麦门冬去心　生地黄酒洗　百部酒洗　山药炒　川杜仲酒炒　川牛膝酒洗　甘菊花各二两　陈皮二两,洗　川黄柏四两,用盐炒　白芍药一两,醋炒　知母八两,盐汤炒　黄芪三两,酒炒

右为末,炼蜜丸如梧桐子大。早晚白汤吞百丸。

加味羊肝丸

治一切目疾,翳膜、内外障。

白乳羊肝一具,以竹刀割开,去膜蒸熟,捣如泥　黄连一两　甘菊花　防风去芦　薄荷去梗　羌活　当归　荆芥去梗净　生地黄各五钱　川芎三钱

右为末,羊肝泥和为丸,不就加少酒糊丸如梧桐子大。每服六七十丸,食后浆水下,临卧茶清下,减半。

育神夜光丸

明目,去翳障,神效。

菟丝子酒洗去土,再以酒浸经宿,煮烂捣成饼,晒干听用　牛膝去芦,酒洗,怀庆者佳　甘菊花去梗叶　怀熟地黄酒洗,同生地黄煮烂,二味同入石臼内捣如泥　怀生地黄酒洗　当归酒浸洗,全用,烘干　远志以甘草水煮,去心　甘州枸杞子去梗　地骨皮去木,洗净

右除地黄外,共为末,以地黄膏和匀,炼蜜为丸如梧桐子大。每服六十丸,空心盐汤、食后温酒、临卧茶清送下。

明目紫金膏

点时热火眼、气眼,如神。

黄连　黄芩　黄檗　山栀子　野菊花　蔓荆子　玄参　连翘　防风　薄荷叶　六月雪　九里明　荆芥　大黄　芒硝　羊胆一个　草决明　当归尾　生地黄　猪胆二个　熊胆五钱　谷精草　天门冬　女贞实　扁柏枝　甘

草梢　白硼砂一两　青鱼胆二个　冰片一钱

右除胆、硼在外，咀药二十四味，用大锅井花水一斗，煮一炷香，以净瓷器盆盛汤，渣再入热水又煎一炷香，倾汤于一处，再入热水煎，共四次，其渣无味去之。用前汤煎熬过三分之二，以密绢滤净，再用净砂锅熬成膏，方入胆汁熬和如饴，用小瓷器罐分收之，或即以硼砂和匀亦可，或临用加硼、片亦可。热火眼、气眼，井水调点三五次，应手而愈。

拨云膏

点风热翳障，赤肿痒烂等眼。

上等黄丹用水飞过九次以去咸味，定下粗滓，只取浮于上面者，烘干，三钱　胆矾一分　硼砂五分　制熟炉甘石煎黄连汁汤研而飞过，三钱　乳香　没药二味各三分，铜器内炒去油，研　冰片　麝香各五分　海螵蛸二分，滚汤煮淡，去外皮

右药皆研极细，口内试嚍，以无砂为妙，用上好蜂蜜沸汤中阴炼，滴水成珠，入药和匀，瓷罐盛之，不时点用。

八宝膏

点诸般翳障虚热之眼。

硼砂二钱，石制　珍珠二分，匙制　乳香二分半　血蝎　辰砂各一分　琥珀盐叶制，一分　麝香半分　螵蛸　没药各二分　甘石三黄汤煅过，水飞，二钱　玄明粉二钱　雄黄半分

右共为极细末，听用。

三花散

专治男妇热眼红肿如桃，不能开者，神效。

玄明粉五钱　牙硝一钱　雄黄五厘　冰片五厘　麝香三厘

右为细末，收贮听用。或用大硼砂一钱、冰片一分为末，点入目，至冷如水矣，自不疼痛。

洗眼方

去热明目。

当归　黄芩　黄连各一钱　铜绿　皮硝　白矾各七分

右药以绢袋盛，煎汤洗目。

扫云汤

专治男妇眼目迎风流泪者，神效。

铜青半分，末　白矾称过一分，末　灯草一分　铜钱一个

将井花水和蒸几次，将水蘸洗数次，神效。

光明子

专治男妇诸般风热，眼目疼痛，烂弦瘙痒者，神效。

五倍子一钱，生　雄黄三分　铜绿　胆矾　牙硝各三分

右为极细末，面糊为丸，不拘大小，气合于定入眼，俟磨一二次，其风虫即死，其痒即止，神效。

二龙夺珠散

专治男、妇、小儿眼生白翳遮睛，此因痰积，吹之神效。

苦丁香四枚，即瓜蒂　朱砂三分　狸射[1]五分　片脑五厘　轻粉三厘

右为细末，右有吹左，左有吹右，吹入鼻中，不过五七次即去，神效。

附　眼疾单方

凡遇火眼，用川黄连五分、白矾末一分半，用生姜一大块，中挖一孔，藏连及矾于内，合着，将纸包，水湿煨过，取出黄连置小杯内，用生地黄汁同蒸，滤过，点眼立效。如云翳障膜，只用白矾将上好米醋煮过，为极细末，久点自除。如眼昏暗，用真桑白皮烧灰，淋漉澄清，一月洗二三次，必明。

一方

治火眼及眼昏，用王瓜去穰，以皮硝装入内，腌一宿，待其硝吐出，点洗，眼目极明。

---

1 狸射："射"乃"麝"之俗写。"狸"即《本草图经》所云"香狸"，为灵猫科动物。其香腺囊气香如麝，即本书所称"狸射（麝）"。

一方

治火眼，取艾烧令烟起，以碗盖之，候烟上碗成煤，拭下，用温水调化，洗之即愈。更入黄连甚妙。

一方

治暴赤眼痛，以枸杞子汁点之，立效。

一方

治眼睛无故突出一二寸者，以新汲水灌溃睛中，数易水，睛自入。

一方

治眼眩赤烂，用杏仁一粒，去皮尖，研如泥；铜绿如绿豆大一块，为末，入乳调匀，重汤煮之，擦。忌发物。

一方

治诸物落眼中不出，取好墨，清水研，以铜箸点之，即出。或吹皂角末取嚏，亦妙。

一方

治雀目，用鲤鱼胆及脑敷之，燥痛即明。

一方

治眼翳，用蜂房、细辛等分，浓煎含之即愈。

一方

治天丝入眼，以乳汁点之即妙。

一方

治冷泪，用五倍子，打碎洗净，焙干，为极细末，点水出处，除根。

耳　聋　耳　鸣

耳聋者，多属于火也。有忿怒过甚而动少阳胆火，从左耳聋也；有色欲过度而动膀胱相火，从右耳聋也；有饮醇酒厚味过度，而动阳明胃火，从左右俱聋也。又有耳鸣者，或如擂鼓，或如蝉鸣，人皆以为肾虚。殊不知痰火上攻，充于耳中，鼓其听户，随其热之微甚而作声也。火微则鸣微，火甚则闭塞。必审其平昔，素有痰火，而以清热降火之药治之；若是肾虚而鸣者，其鸣不甚，其人必多欲，当见劳怯等症，须详辨之。

聋鸣主方

木通去皮　麦门冬去心　茯苓　前胡　黄芩酒炒　川芎　菊花各八分　甘草　生地黄各一钱　赤芍七分　升麻六分

肾虚鸣者，其鸣不甚，加川归、玄参、枸杞子各八分、黄柏、知母各酒炒，六分。○大病后聋者，余热未尽，因虚而聋也，加玄参八分、连翘、川归、黄柏酒炒、知母酒炒，各六分。○痰因火动者，加贝母去心一钱、天花粉八分、青黛六分。○耳痛及出脓汁者，加石膏一钱、天花粉一钱、防风六分。○因郁而聋者，通圣散内大黄酒煨，再用酒炒，三次后，入诸药，通用酒炒。○因酒过耳鸣者，亦用大剂通圣散加枳壳、柴胡、大黄、甘草、南星、桔梗、青皮、荆芥。○因肺火盛，肾气虚而鸣者，用四物汤四钱、黄柏三钱，童便煎，空心服。

加味凉膈散

治耳湿痛肿。

大黄酒炒　黄芩酒浸　防风　荆芥　羌活　朴硝各二两　连翘四两　甘草二两　栀仁　薄荷各一两

右为末，加竹叶些小，水煎服。○如体薄下者，去大黄、芒硝，加白芷、桔梗、柴胡、枳壳、赤芍、川芎、当归。

蔓荆子散

治上热，耳出脓汁。

蔓荆子　赤芍药　升麻　赤苓　甘草炙　菊花　桑白皮　生地黄　前胡　木通

右每到三钱，加姜、枣煎服。

龙胆汤

治因忿怒太甚，动胆火，左耳聋者。

龙胆　干姜　木香　胆星　陈皮　栀子　黄连　黄芩　香附　当归　青黛

滋阴汤

治因色欲过多，动相火，右耳聋者。

地黄　茯苓　山药　泽泻　知母　黄柏　川芎　当归　白芍　远志　菖蒲　丹皮　山茱萸

犀角饮子

治因风热上壅,两耳聋闭,外内疼痛,脓水流出。

石菖蒲　犀角　玄参　木通　赤芍　粉草　赤小豆各等分　甘菊等分

姜煎服。○如左甚,加蔓荆、生地;右甚,加桑皮、麦门冬。

治肾虚耳聋诀

用花椒一斤,同葶苈四两、艾一两装枕,昼夜枕之,极妙。内服通肾丸。

木香　川椒去子,炒去汗　巴戟去心　川芎　杜仲麸炒去丝,各三钱　当归五钱　乳香煅,五钱

○共为末,酒糊为丸如绿豆大。每服二十丸,空心温酒送下。一料药完见效。

上清散

治气虚耳中风响。

当归一钱　白芍四分　甘草二分　熟地一钱　麦门冬去心,一钱　黄柏八分　知母七分　香附三分　陈皮四分　白茯六分

右水一钟[1],煎一钟,温服。

苁蓉丸

治因房劳过度,耳聋耳鸣者。

菟丝子　肉苁蓉　鹿茸　全蝎　羌活　石菖蒲　大附子　石龙芮[2]　山茱萸　石斛　磁石　射干　麝香一字

右炼蜜为丸,空心酒下。

---

1 水一钟:煎前、煎后水量相同,或有误。

2 芮:原作"芮",误。《证类本草》卷八、《本草纲目》卷十七均作"石龙芮",据改。

当归龙荟丸

治耳鸣耳聋。

当归　龙胆草　栀子　黄连　黄芩　青皮各一两　大黄五钱　芦荟　青黛各五钱　木香二钱半　柴胡五钱

右为末，神曲糊为丸。每六十丸，姜汤下。

磁石羊肾丸

治诸般耳聋，补虚，开郁行气，散风去湿。

磁石三两，火煅醋淬七次，用葱子一合、木通三两，以水同煎一昼夜，去葱子、木通不用，取净二两　川椒去目　川芎　白术　肉枣去核　防风　茯苓　细辛　山药　远志去骨　川乌泡　木香　当归　黄芩　鹿茸酒浸宿，炒，各一两　熟地二两　菖蒲一两半　肉桂六钱半

右为末，用羊肾两对，去皮膜，以酒煮烂，研细，以好酒糊丸如梧桐子大。每五十丸，空心温酒下，盐汤亦可。

通窍筒

治耳中似风水声，或如钟鼓声。

川椒　巴豆肉二味同去油　菖蒲　松脂各五分

右为末，以蜡溶纸上，候冷，卷筒塞耳，一日一换。

通灵丸

治耳聋。

松香五钱　巴豆二十粒，为末

右将松香溶化，入巴豆末，和匀，葱汁为丸如枣核大，绵裹塞耳。左聋塞右，右聋塞左，两耳聋次第塞之。如暴聋者，只外用甘遂为丸塞耳内，服甘草汤妙。

附　耳疾单方

治耳聋用大菖蒲叶，揉软塞之。

一方

治耳聋，以茱萸、乌尖、大黄为末，署涌泉足心。

一方

治聤耳脓出，用桑螵蛸一个炙、麝香二分，为末，渗之。

一方

治耳疳出脓，用白枯矾五钱、麝香五厘、胭脂三分、陈皮灰五分，共为末，先用棉枝子缠去脓，另用绵裹药作丸，塞耳内。

一方

治诸虫入耳中，香油灌入即出。或驴牛乳、鸡冠血，皆妙。

一方

治冻耳，用橄榄核烧灰，青油调敷。

一方

治耳聋，用蓖麻子四十九粒、枣肉十枚，人乳捣膏，石上晒干，丸如梧桐子大，绵裹塞耳中。

一方

治耳烂，用贝母研末干掺，俱效。

一方

治大人、小儿耳内生疮，或刺伤出脓，痛，只以人家花台生的虎耳草，又名金丝荷叶，寻来，捣取自然汁，以茶匙滴入耳中数次，立效。不可轻用别药。

鼻　病

鼻为肺窍，气出入处，贵清净，不可有壅滞者也。其间不闻香臭者，有遇寒月壅塞者，有感风寒而塞者，不时举发。人便以为肺寒，而用解表温散之药。殊不知肺经素有火，邪火郁之甚，喜见热而恶见寒故，遇寒便塞，遇感便发也，治宜清金降火为主，而佐以通气之药自愈矣。又有饮酒过多，鼻面紫黑，酒热熏蒸，血凝不行，宜以化血为主。又有鼻流浊涕不止，胆移热于脑[1]，则为辛额，名曰鼻渊，宜以辛凉之剂。鼻中生瘜肉，肺气盛而生此物，以瓜蒂末吹之即落。若曾生梅疮者，宜以疮门究之。大抵鼻窍属肺，温和气清，风热气浊也。

1　脑：原作"胸"。据此处言"辛额"及下文"鼻病主方"加减中云"胆移热于脑，流泪浊臭"改。

鼻病主方

桑白皮　桔梗　黄连　黄芩　羌活　防风　白芷　细辛　广陈皮　甘草

右剉剂，白水煎食后服。○若偶感风寒，鼻塞声重，流涕喷嚏者，治宜九味羌活汤、参苏饮之类方见伤寒门。○肺伏火邪郁甚，则喜热恶寒，每略感冒而鼻塞等症便发，加荆芥、连翘。○若不外感，而四时鼻塞干燥，不闻香臭者，宜清气化痰丸方见痰门。○若鼻鼽[1]清涕不止，治宜陈皮、半夏、白芩、芎、归、细辛、白芷、防风、羌活、桔梗、姜煎，入薄荷少许，食后服。○若胆移热于脑，流泪浊臭，治宜防风通圣散加薄荷、黄连；外用苍耳根苗子烧灰，醋调涂鼻内方见中风门。○若鼻息肉，名鼻痔，乃肺气盛，用瓜蒂、枯矾，研细末，脂绵裹塞鼻，数日自消，无服防风通圣散佳方见中风门。○若鼻痛，乃风邪入鼻，与正气相抟，鼻道不通而作痛也，治宜藿香正气散方见中风门。○若鼻膈隐痛，乃痰火冲肺也，加半夏、白芩、栀子、麦门冬之类，去细辛、防风、羌活。

御寒汤

治寒邪伤于皮毛，令人鼻塞，咳嗽上喘者。

黄芪一钱　黄柏　黄连　羌活各二分　人参　升麻　陈皮各五分　甘草炙　款冬花　佛耳草　防风各三分　苍术七分

右水煎，热服。

增[2] 损通圣散[3]

治肺气不清，鼻塞不利。

鼠粘子　桑白皮　桔梗　紫菀　荆芥穗各三两　甘草生，二两

右㕮咀，生姜五片同煎，食后温服。

丽泽通气汤

治火郁清道，鼻不闻香臭者。

1　鼽：原作"鼾"。鼻流清涕不止，病名曰"鼻鼽"，"鼾"乃"鼽"字形讹，据改。

2　增：原作"撍"。据《康熙字典》此为"增"字之讹字，故改。后同径改。

3　增损通圣散：此方剂量可疑，疑方中之"两"均为"钱"之误。

羌活　独活　苍术　防风　升麻各三钱　葛根三钱　甘草炙　川椒　麻黄留节用佳　白芷各一钱

右剉剂，用生姜三片，枣二枚，葱白三寸，煎服。忌冷物、风寒。

防风汤

治鼻渊，浊涕不止。

防风二两半　黄芩　人参　甘草　川芎　麦门冬去心，各一两半

右为末。每服二钱，沸汤调，食后服。

辛夷散

治肺虚，为四气所干，鼻肉壅塞，涕出不已，或气息不通[1]，或不闻香臭。

辛夷仁　川芎　木通　防风　甘草　细辛　藁本　升麻　香白芷各等分

右为末。每服三钱，茶清调下。

苍耳丸

治鼻流浊涕不止，名曰浊渊。

苍耳子一钱五分　辛夷去梗，五钱　白芷一两　薄荷叶五钱

右为末，水丸弹子大，每丸一钱。每服二丸，食后葱茶汤下。

加味四物汤

治血热入肺，鼻赤，准头红，名曰酒齄鼻。

当归　川芎　芍药　地黄　红花　黄芩酒炒　陈皮　茯苓　甘草各等分

右用水二钟、姜三片，煎八分，滴好酒数点于内，调炒五灵脂末同服。气弱者加黄芪。

又丸方，用苦参净末四两、当归净末二两和匀，酒糊丸如梧桐子大。每服七八十丸，食后热茶下，一方尽立效。或外枇杷叶去毛，炙焦为末、栀子仁洗去穰炒黑、苦参倍用，井花水调敷，一日一换。

----

1 通：原字漫漶不清。据《普济方》卷五十七引《医方集成》"辛夷散"补。

石膏酒

治肺风，酒齄赤鼻，如神。

石膏半斤　地龙二十一条

共捣烂，糯米粽子为丸，作十丸，每丸用酒半斤将丸烧红十余次，淬酒内十余次，去药取酒饮之，以后药搽之。大枫子肉去油、白芷末、好硫黄、真轻粉各等分为末，每临睡以唾津涂抹擦上。

附　鼻证单方

治鼻内窒塞不通，不得休息，用菖蒲、皂角等分为末。每用一钱，绵裹塞鼻中，仰卧片时。

一方

治酒齄，并满面紫赤酒刺，用青黛、槐花、杏仁研，傅之。

一方

治鼻中瘜肉，胡荽揉烂，塞鼻中，一夕自然落出。〇若鼻中时时流臭黄水，甚者脑亦作痛，俗名脑漏，有虫食脑中，用丝瓜藤近根三五尺许，烧存性，为细末，酒调服之立愈。若鼻中生疮，用辛夷为末，入脑、麝少许，绵裹塞鼻。

口　舌

舌为心窍，热毒蕴积于心，中焦土虚，相火上冲，所以口舌生疮，咽喉不利，或时肿痛，唇上破裂，皆心火之所为也。以降心火之药下之，则热散而疮自愈。

凉心散

治心热口苦，或生疮。

连翘　黄芩　炒栀子　薄荷　黄连　甘草

右剉剂，水煎服。或单黄连去须为末，清水调服，更妙。

加味小柴汤

治肝热口酸而苦者，并怒则口苦，或胁胀，或发热，俱可服。

柴胡　黄芩　人参　半夏　甘草　龙胆草　青皮

右㕮咀剂,食远温服。○如谋虑不决,胆热而口苦者,去龙胆、青皮,加麦门冬、酸枣仁、远志、地骨皮。○口苦甚者,当归龙荟丸方见耳门。

二黄汤

治脾热,口甘或臭。

黄连　黄芩　山栀　石膏　芍药　白术　桔梗　陈皮　茯苓　乌梅　甘草

右㕮咀剂,水煎服。又方用枳壳、枇杷、石斛、茵陈、天麦门冬、生熟地黄、黄芩之类。

泻白散

治肺热口辣。

桑白皮二钱　地骨皮二钱　甘草一钱

右㕮咀剂,水煎服。或甘桔汤亦可。

滋肾丸

治肾热口咸。

黄柏二两,用酒拌湿,阴干　知母二两,酒浸湿,阴干　肉桂一钱

右三味俱为末,以热水丸,百沸汤下。

化痰清火饮

治舌下肿结如核,或重舌木舌,及满口生疮。

陈皮八分　茯苓一钱　制半夏一钱三分　桔梗五分　黄连酒炒,一钱　生地黄酒洗,一钱半　当归酒洗,八分　竹茹一钱　甘草三分

右用生姜三片,水煎,食后服。

清热如圣散

治舌下肿如核大,取破出黄痰,已瘥又后发者。

枳壳　荆芥　薄荷各五分　牛蒡子　黄连各八分　连翘一钱　柴胡四分　甘草三分　山栀　天花粉各六分

右用灯草十根,水煎,食后稍冷服。忌鱼腥厚味。

泻黄饮子

治风热蕴于脾经，唇燥折裂，口舌生疮。

白芷　升麻　枳壳　黄芩　防风　半夏　石斛　甘草

右㕮咀，生姜三片同煎，温服。

芎芷香甘丸

治虚火郁热，蕴于胸中，乃作口臭。

白芷五分　川芎一钱　丁香三钱　甘草炙，一钱

右蜜丸弹子大，绵裹含化。或单用白芷、川芎等分，蜜丸含化。

黑参丸

治口舌生疮久不愈者。

黑参　天门冬去心　麦门冬去心，各炒一两

右为末，炼蜜丸如弹子大。每用一丸，绵裹嚼化，咽津。如口疮久不愈，服凉药反甚者，乃虚炎[1]上攻，用理中汤。甚者，加附子。阴虚者，四物汤加知、柏。

砂水散

治口舌生疮。

寒水石一钱　硼砂一钱半　黄柏末七分　辰砂七分　冰片半分　儿茶五分

共为极细末。先将口舌嗽洗净，搽上即愈。

阴阳汤

治口疮立愈。

黄连　干姜各等分

共为末，糁上。流去涎水，立愈。

滋肾养心丸

专治血少，心火炎上，口生疮毒。

---

1 炎：疑为"火"之误。

肉苁蓉酒浸,去鳞　家菊花蕊　枸杞子　生地黄酒浸　白芍各一两
共为末,炼蜜为丸如桐子大。每服七十丸,滚白汤送下。

杏连散
治热甚口舌生疮。
杏仁去皮、尖　黄连炒　黄柏盐水炒　地骨皮　黄芩　升麻　石膏　玄参　山栀仁炒黑　大黄酒炒,各一钱　甘草五分
水二钟,姜一片,煎一钟,温服。

碧青散
治重舌。
皂角刺烧灰　朴硝　黄柏　青黛各一钱
共研极细末。先用布蘸[1]水擦口舌,以此药糁舌上下,涎出自消。

附　口舌单方
如口中疮赤者,乃心热也,用枯矾末掺之,或生矾一块噙,良久水漱,又噙。○如口中疮白者,乃肺热也,用黄柏、荜拨等分,为末,醋调搽,水漱口。
　一方
如口疮赤白者,心肺俱热也,用文蛤末频糁之。夏秋月,西瓜水徐徐饮之,犹妙。或黄柏五钱、青黛钱半、甘草一钱,为末,糁舌上,一宿即好。
　一方
如口疮疼痛者,用五味子一两、滑石五钱、黄柏蜜炒,五钱,为末,干糁疮上。
　一方
治虚炎[2]口疮者,甘草、干姜和匀,细嚼噙之。
　一方
治上热下寒,口舌生疮者,用黄连、干姜等分为末,搽上,流涎即愈。

---

1 蘸:原为一字阙。据文义补。
2 炎:疑为"火"之误。

一方

如小儿口疮，不下乳食，以白矾汤于脚上浸半日，顿宽。试效，再以黄柏蜜炒、僵蚕炒等分，为末，傅疮上，立下乳而安。

一方

如唇疮疼痛，用诃子肉、五倍子、枯矾，为末，贴唇上效。

一方

如舌肿满口，真蒲黄掺之，即消。

一方

如舌胀出口，大麻子取油蘸纸捻子，烧烟熏之，即愈。

一方

如满口如白面片相似，谓之口糜，用江茶粉草为末，傅之。

一方

若舌上血出如线不止，用槐花炒，为末，掺之。

一方

若小儿走马牙疳，一时腐烂即死，治宜用妇人溺桶中白垢火煅，一钱，铜绿三分，麝香一分半，各研和匀，敷上立愈。

一方

治口臭，用枯矾为末，麝香少许，擦牙根上，即止。

卷之七

金溪　龚居中　应圆父编辑

潭阳　刘孔敦　若朴父订刊

牙齿 左寸关脉洪数，或弦而洪，肠胃中风热尽痛；尺脉洪大而虚者，肾虚，主齿动摇疏豁，相火上炎而痛。

夫齿者，肾之标，骨之余也。足阳明胃之脉，贯络于齿上龈。手阳明大肠之脉，贯络于齿下龈。属热，属胃热，有风寒，有虫，有湿，须因类而施治可也。

牙齿主方

牡丹皮　黄连酒炒　生地黄　当归各一钱五分　升麻一钱

右水一钟半，煎至七分，食后热服。或为末作丸，亦可粥汁糊丸，日间食后、夜间临卧，俱白汤下。〇若连颧额半边痛者，加防风一钱、白芷一钱、羌活一钱五分、细辛三分。〇若牙龈脱而血出者，加扁柏叶一钱五分、黄芩酒炒、荆芥、栀子各一钱。〇虚损人牙痛者，加知母一钱、黄柏一钱、人参七分、甘草五分。〇满口浮而疼，不能力嚼者，加连翘一钱半、玄参一钱、芍药一钱。

擦牙止痛散

白僵蚕去嘴足，五条，炒　蝎梢五条，洗净炒燥　细辛一钱　草乌二钱，米泔水浸，去皮，麸炒焦色

右为细末后，加冰片一分研匀，少少搽在痛牙根缝中，其涎开口任流出之。

滋阴舒郁饮

治阴虚气郁，牙出鲜血。

白芍药　生地黄　川芎　当归　侧柏叶　牛膝　香附　生甘草减半，各等分

右[1]用水一钟半，煎八分，食稍远服。〇如牙缝出血，用草乌、青盐、皂角等分，烧灰存性为末，擦之即止。或盐水漱之亦妙。

---

1 右：原作"有"。按本书体例及文义改。

祛风虫散

治风虫牙,疼痛不止。

芫花 小麦 细辛 川椒 蜂房 食盐各一钱

右用水煎,漱之勿咽,极妙。

白蒺藜散

治牙痛龈肿,摇动,常擦固齿。

用白蒺藜不拘多少,去刺,为粗末。每服五钱,淡浆水半碗,煎七八分,去渣,入炒盐末一撮,带热时时漱之。

乌须固齿方

七月取旱莲草连根一斤,用无灰酒洗净,用青盐四两腌三宿,取出,无油锅内炒存性,时将原汁渐倾入,炒干为末。每日清晨用一钱刷牙,连涎咽下。

壮阳固齿散

治牙齿肿摇作痛,甚则酥损如灰,成块而脱者,俗谓灰牙。

旱莲草一两 花椒三钱,炒 石膏二两,煅 青盐二两,煅 小茴香一两 白芷五钱 升麻五钱

右为末,早晚[1]擦牙,少顷漱之,咽下尤妙。

滋阴清胃固齿丸

善治牙齿,力能坚齿。

黄柏酒炒 黄连酒炒 山药 升麻 牡丹皮 知母 当归 玄参 干葛各一两 山查肉二两

右以山查肉浓煎汤,去渣,将清汁煮葛粉为糊,又用籼米饭一盏,研烂,和葛粉同又研匀,调上八味净末为丸如绿豆大,以飞过朱砂为衣,晒干。每服三钱,食后白汤送下。

---

1 晚:原作"挽"。当为"晚"之音讹,据文义改。

旱莲散 治邪风齿疾，黑发乌须。

旱莲草捣汁，一斤　何首乌一斤，切片，用黑豆蒸三次　青盐六两，水澄过，炒　白芷五钱　黑豆一升　北细辛五钱　石膏八两，火煅　桑寄生四两

共为末。每日侵晨、夜晚擦牙。

七宝散

治一切牙疳。

白硼砂一钱　白矾一钱，共研，火飞枯　青黛三分　轻粉二分　冰片一分　真芦荟五钱　雄黄二分

右为细末，候熟睡去时，轻巧以竹管引药吹在牙疳处，或鸡毛敷之。

人中散

治牙疳腐烂臭恶。

人中白火煅透红，冷定，扫去，煅出毒霜，净取一钱　铜绿三分　麝半半分

共为极细末，搽上立愈。

附　牙齿单方

凡遇风牙、虫牙及牙根肿痛，用地虱子三五个，慢火焙末，以热清油敷患处，吐出涎，即愈。

一方

治牙痛不可忍，取鸡屎白烧末，绵裹安痛处，咬牙立愈。

一方

治牙根肿痛，用猪牙皂角一挺，于门限上砍作两截，以好醋一盏□□，候温漱之。

一方

治牙齿动摇，用核桃壳一二个，将白矾研细填满，于炭火上煅令存性，共研为末，不时擦牙，立稳。

一方

治齿间出血，以竹叶浓煮，加盐少许，噙嗽吐之。

喉痹

喉痹之起，速然而来，或因饮酒过度，或因忿怒失常，或因房室无节，或因过食椒、姜，素有痰火，胃与肝肾忽然火动而发，上攻咽喉，内外肿痛，水浆不下，其症可谓急矣。急以药吹之，后服凉剂以解热毒，若事在危急，用针刺破，血出即好。

喉痹主方

大南星鲜者，二十五个，切片　大半夏鲜者，五十个，切片　白矾四两　防风四两　桔梗二两　皂角四两，去核子，炒　朴硝四两　盐四两

拣七分熟梅子大者一百个，先将硝盐水浸一周时。然后将各药碾碎，入水拌匀，却将梅子置于水中，其水过梅子三指为度，浸至七日，取出晒干，又入水中浸透，又晒干，候药水尽为度。却将梅子入瓷瓶密封之，如霜衣起雾妙。若用时以薄绵裹之，噙在口，令津液徐徐咽下，痰出即愈。一梅可治三人，不可轻弃。喉痹一十八种，俱效。

牛蒡子散

治风热上攻，咽喉肿痛，或生痈疮溃烂。

牛蒡子二钱　玄参去芦　升麻去芦　生甘草　犀角镑　木通各一钱　黄芩一钱

右作一服，水二钟，煎八分，食后服。

加味四物汤

治咽喉干燥痛。

当归　川芎　芍药　地黄　荆芥　桔梗　黄柏　知母

右剉剂，水煎，食后服。

青龙胆

治咽喉闭塞肿痛，并单双乳蛾，神效。

用青鱼胆不拘数，以好鸭嘴胆矾逐个装满，阴干，为末，净用三钱；黑牛胆一个，以白硼砂装入，阴干为末，净用二钱；山豆根末一钱。

右三味和匀，加冰片三分，点至蛾上，或吹入，神效。如有熊胆、牛黄，各加三分入内，尤妙。

甘石散

治喉疳久不愈，神效。

羊脑炉甘石一两，煅红，三黄汤淬七次，取净粉，以童子便拌湿，晒干用　红粉霜一钱　冰片二分　瓦垄子即蚶子壳，取放罐煅红，以真六安茶汁淬七次，取净粉二钱

共研极细粉，将笔管吹喉，纳入些少，立愈。

开声丸

治男妇失音不清。

柯子五钱　知母五钱　黄柏一两，蜜炒　真阿胶五钱　白茯苓一两　当归一两　人参三钱　乌梅十五个，去核　天门冬五钱，盐炒　麦门冬五钱，盐炒　黎汁一碗　牛乳一碗　人乳一碗　生地黄一两　熟地黄一两

右为细末，炼蜜为丸如黄豆大。每服八十丸，柯子煎汤送下，或萝卜煎汤送下。○如制丸不及，用柯子三钱、半生半熟泡、木通三钱，半生半熟泡、甘草三钱，半生半炙、桔梗五钱，去头、剉，水煎，将生地黄捣烂入药服。

熏法

治咽喉牙关紧闭。

用巴豆去壳，以纸包巴豆肉，用竹管压出油在纸，就将此纸作为纸捻点灯，吹灭，以烟熏入鼻中，一霎时口鼻流涎，牙关开矣。○如走马牙疳，用巴豆去皮，以绵纸微裹，随左右塞于鼻中，立透。如左右俱有，用二枚塞左右鼻中。

附　华陀[1] 危病方

凡治缠喉风喉闭，其症先两日胸膈气紧，出气短促，蓦然咽喉肿痛，手足厥冷，气闭不通，顷刻难治，须用雄黄皂子大，明者、巴豆十粒，三生四熟，生者去壳研，熟者去壳炒，去油存性、郁金一个

1　陀：原误作"院"，据明·万表《万氏济世良方》卷三"喉痹"改。古代称"华佗"为"华陀"是很常见的。

右三味研细。每服半匙,茶调,细呷。○如口噤咽塞,用小竹管纳药吹喉中,须臾吐利即醒。如无前药,用川升麻四两,到碎,水四碗煎一碗,灌服,或吐或不吐,即安。

消渴 脉宜数大,不宜虚小

二消之症,总是水涸火炎,阴虚阳盛。火既炽,必上炎,故上消于心,移热于肺,而为消上者也。其症舌上赤裂,善饮而易渴,宜补肺而生津。消于脾,移热于胃,而为消中者也。其症善食易饥,自汗而瘦,小便赤黄,大便硬,宜调中而益胃。下消于肾,移热于膀胱,而为下消者也。其症烦渴引饮,耳轮焦干,大便难,小便如膏状,宜滋肾而强阴。是在医者,详而酌之。

三消主方
人参　茯神　知母　麦门冬　五味子　葛根　栝蒌根　竹叶　甘草　生地黄

右到剂,水煎服。○一上消,大渴饮水不厌,烦乱,小便数,宜用白虎汤加人参。○一中消,不大渴,能食快饥,小便数,宜用调胃承气汤。○一下消,饮不多,随即溺下成膏,亦能食快饥,强中多死。惟中进气法可治,此法三消皆医,诀在固真门。

黄连泻心汤
治上消之症。
黄连一钱　黄芩二钱　知母　生地黄各一钱　甘草五分
右到剂,煎服,或用人参白虎汤。但饮酒人,加生葛汁。

二黄饮
治中消之症。
黄连　黄芩　山栀　天花粉　麦门冬　石膏　知母　甘草
右到剂,煎服,或用调胃承气亦可。

滋阴汤

治下消之症。

当归　川芎　白芍　地黄　知母　五味子　玄参　黄柏

右剉剂，水煎服，或六味地黄丸亦可。

附　三消效方

用黄连、天花粉，二味为末，藕汁、人乳汁、生地黄汁，佐以蜜、姜汁为膏，和二味末，舌上徐徐以白汤少许送下。能食者，加石膏。

一方

治中消病，用雄猪胆一个，将川黄连末入胆内，以满为度，于老米饭上蒸之，待饭熟取起，去皮，将近胆饭捣烂为丸如梧桐子大。每食后，用滚水服一二钱，即愈。

燥　结

燥结之症，大便干燥而不通也。有虚，有风，有湿，有火，有津液不足，有寒者，有气结者。久病腹中有实热，大便不通，宜用润肠丸微利之，不宜峻利。须知在西北，以开结为主；在东南，以润燥为主。

燥结主方

当归尾　白芍药　生地黄　枳实　桃仁去皮、尖，各一钱　生甘草六分　麻子仁去壳，二钱　红花酒洗，六分　升麻三分

右剉，一帖，水煎服。如欲下者，加大黄一钱。

东垣导滞通幽汤

治血虚燥涩，大便不通，幽门秘结，用此辛润之药。妊娠忌服。

当归　生地黄　熟地黄各二钱　桃仁泥一钱　升麻五分　红花一钱　炙甘草五分　冬葵子　榆白皮各一钱

右水二钟，煎八分，去渣，调槟榔末五分，稍热服。○虚寒腹疼，四肢厥，加人参、良姜。○腹中有块，加莪术。○寒热往来，加柴胡、人参、黄芩。

○口干,加麦门冬、干葛。○小便秘涩,加木通、泽泻。秘甚者,加肉桂。○心气不足,不寐者,加酸枣仁、远志、柏子仁。○虚烦燥,加人参、麦门冬、石膏。○气滞血不行,加人参、木香。○头眩运,加天麻、细辛。○头痛,加川芎、白芷。

生血润燥汤

治血虚气弱,口干唇燥,发燥须黄,肌肤白屑,大便秘结,水少火多,此方养血而润之。

当归　生地黄　熟地黄　红花　天门冬　桃仁　麦门冬　升麻　栝蒌仁　紫石英　阿胶各等八分

右水二钟,煎八分,食远温服。○肌肤燥烈,加黄芪、桂枝。○口渴,加天花粉、葛根。○心烦,加山栀、五味、柏子仁。○夜不寐,加酸枣仁、玄参。○身热,加柴胡、黄芩。○齿颊肿痛,加牡丹皮、石膏。○气弱,加人参、黄芪。○脾虚少食,加白术、陈皮。○头痛,加川芎、蔓荆子。○耳鸣,加木通、山栀、石菖蒲。○小水不利,加车前、滑石。○腹痛,加芍药、甘草。○大便秘结,加火麻仁、郁李仁;甚者,加酒炒大黄。

甘草芍药汤

治诸病攻补不效,愈觉撩躁,宜用此剂以缓之。

甘草　白芍药　白茯苓各一钱

右水钟半,姜一片,枣一枚,煎七分,温服。○口渴干,加干葛、麦门冬。○心血不足,加当归。○烦燥不寐,加酸枣仁。○惊悸,加远志、莲子、茯神。○胸膈满闷,加枳实、连翘、炮姜。○头痛,加天麻、黄芩。○有痰,加半夏。○小水涩,加泽泻、木通。○有汗,加黄芪。○呕吐恶心,加陈皮、藿香。

小麻仁丸

治血燥,大便不通。

麻仁　当归　桃仁　枳壳　生地黄各一两

右为末,炼蜜丸如梧桐子大。每服五十丸,空心白汤送下。

大麻仁丸

治小便数而大便闭者。

麻子仁去壳，一两　白芍五钱　枳实麸炒，五钱　大黄酒浸，七钱　厚朴三钱　杏仁五钱，去皮、尖

共为末，炼蜜为丸。每服五十丸，白汤送下。

润肠丸

治久病腹中有实热者，脾胃中伏火，大便秘涩，不思饮食，及风结血秘。

桃仁去皮、尖　麻仁各一两　大黄煨　羌活　当归梢各五钱

右除二仁另研，余为末，炼蜜同丸，白汤下。○如风湿，加皂角煨，去皮、秦艽。○如脉涩，觉气短，加郁李仁，俱炼蜜梧子大。每服二三十丸，空心白汤下。○如风热之人及老年人大便燥结，用搜风顺气丸。方见痛风。

加味四物麻仁汤

治阴结大便不通，脉沉而迟，不能食。

川芎七分　当归身七分　白芍七分　熟地七分　干姜炒，四分　麻仁七分　附子六分　官桂六分

右水二钟，煎一钟，去渣，候温服。若阳结不通者，其脉浮而数，宜调胃承气汤主之。

附　燥结单方

凡诸秘结不通，或无他症，又或老弱虚极不可用药者，用蜜入皂角末少许，同熬至蜜老，乘热捻如枣子大，以鹅管为骨，纳入谷道中，良久即通。如大小便不通，用蜗牛三枚，连壳为泥，再加麝香少许，贴脐中，以手揉按之，立通。田螺亦可。

一方

治二便不通，关格不利，用连根葱二茎、带土生姜一块、淡豆豉二十二粒、盐一撮，同研烂，捻作饼子，烘热掩脐中，宽布条扎定，久之气透自通。

一方

治大便不快，用麻子水研汁服之即止。

一方

治大便燥结，常食蜜有效。

六郁　郁脉皆沉，甚则伏，又甚则歇，惟有胃气可治

夫郁者，气之滞也。人身以气血冲和而运乎百骸，斯无病矣。若夫七情内中，六淫外侵，气道阻滞，结聚不得发越，升降失常，故而郁也，皆气之使然耳。至如郁久而成病，或病久而能成郁者有之。《内经》立有五郁之治，木郁达之，令吐条达也；火郁发之，令汗疏散也；土郁夺之，令下无壅滞也；金郁泄之，令渗泄解表利小便也；水郁折之，令抑之制其冲逆也。惟诸火郁不同，当看何经而治之。戴氏又明六郁之证，有气、湿、热、痰、血、食也，亦当参用。

六郁主方

抚芎　陈皮　神曲　山查子各一钱　香附米童便浸炒，八分　甘草五分　苍术米泔浸炒，八分　青橘叶六片

气郁者，胸胁痛，脉当沉涩，倍香附、苍术、抚芎。○湿郁者，周身走痛，或关节痛，遇阴寒则发，脉当沉细，宜加白芷、防风去芦，各六分。○热郁者，目督，小便赤，脉当沉数，宜加山栀仁、黄连各酒炒八分、青黛六分。○痰郁者，动则喘，寸口脉沉滑，加海粉一钱、半夏汤泡，八分、瓜蒌仁去壳，八分、枳壳炒，七分、白茯苓八分、生姜三片。○血郁者，四肢无力，能食，大便红，脉沉，加桃仁去皮尖，杵，一钱、青黛六分、红花酒洗、五厘。○食郁者，嗳酸，腹胞不能食，左寸脉平和，右寸脉紧盛，加大麦芽炒，杵，八分、山查肉一钱、砂仁杵，八分。

六郁汤

治气、血、痰、热、食、湿六郁，四时皆可用。

香附子　陈皮　半夏　赤茯苓各一钱　砂仁五分　山栀仁　苍术　抚芎各八分　炙甘草五分

右为一剂，水二钟，姜三片，枣一枚，煎八分，食远服。渣再煎。○气郁

者，加木香、紫苏。○气虚者，加人参。○血郁甚者，加当归、牡丹皮、桂枝。○痰郁甚，加瓜蒌、南星、神曲。○女人经秘，加桃仁、红花、玄胡索。○食郁甚，加神曲、麦芽、白蔻。○春月，加升麻、葛根。○夏月，加木通姜炒、黄连。○秋，加旋覆、香薷、荆芥穗。○冬，加羌活、防风、细辛、白芷。

开郁汤

治恼怒思虑，气滞而郁，一服即效。

香附童便浸炒 贝母各一钱半 苍术 抚芎 神曲炒 山栀炒 陈皮去白 茯苓 枳壳去穰，麸炒 苏梗各一钱 甘草三分

右用姜一片、水二钟煎一钟，食远服。○有痰，加半夏、南星各一钱。○有热，加黄芩、黄连各八分、柴胡一钱。○血郁，加桃仁、红花各八分。○湿，加白术、羌活各一钱。○气，加木香五分、槟榔八分。食积，加山查、神曲各一钱、砂仁七分。

火郁抑遏汤

治四肢五心烦热，热伏土中，或得之血虚，又或得之胃虚，多食冷物，抑遏阳气不得上升。

羌活 葛根 白芍 柴胡 人参各一钱 防风三钱 甘草生三分，炙三分
右用水钟半，煎七分，温服。忌生冷寒物。

铁瓮先生交感丹

治一切富宦商贾，名利失志，抑郁烦恼及妇人七情郁结，师尼寡妇，抑郁不开，饮食不思，面黄形瘦，胸膈痞闷。

香附童便浸高一指，待七日洗净，晒干捣烂，醋炒，一斤 白茯神去皮心，四两，人乳浸，日晒夜露七日七夜

右二味为末，神曲三分、炼蜜七分，神曲打糊和为丸如弹子大。每服一丸，不拘时，滚白汤化下。

加味越鞠丸

常服调脾，开郁思食。

香附童便浸炒,晒干,四两　苍术米泔浸,去皮,麸炒,四两　抚芎四两　山栀四两,姜汁炒　白术炒,一两　山查去子,净肉二两　黄芩酒炒,一两五钱　神曲炒,四两　陈皮去白,二两　白术炒,一两半

右为末,水丸如梧桐子大。每服六十丸,食后白汤下。

附　郁气单方

凡男无室,女无夫,思欲动火,以致胃脘诸痛,自汗,唇红颊赤,脉乱者,用芙蓉花叶采一朵,烂如泥,并水调和,去渣温服。

气 脉沉是气,涩弱难治

人身之气,一身之主也,要在周流顺行,而无病矣。逆则诸病生焉。男子宜养其气以全其神,妇人宜平其气以调气经。又云,气症有九,其治则一。顺与降,最为要法也,惟顺则宜补。学者辨之。

气症主方

即分心气饮。

木通　半夏姜制　茯苓　官桂各三钱半　桑白皮　青皮　陈皮各五钱　紫苏二两　桔梗五钱　赤芍三钱五分　大腹皮五钱　甘草二钱

右用生姜三片,枣二枚,灯心一团,水煎,微温服。○一治诸气,加枳壳、槟榔、香附。○如忧思郁闷,怒气痞闷满,加枳壳、桔梗、木香、槟榔、香附、藿香、莪术。○走气,面目浮肿,加猪苓、泽泻、车前子、木瓜、葶苈、麦门冬。○气块,加莪术。○性急,加柴胡。○多怒,加黄芩。○食少,加砂仁、神曲。○咳嗽,加桔梗、半夏。○胸膈紧,加枳实、香附。○三焦不和,加乌药。○气闷,加枳壳、萝卜子。○气滞腰疼,加木瓜、枳壳。○上焦热盛,加黄芩。○下焦热盛,加山栀。○翻胃,加沉香,磨服。○上焦滞气,加黄芩、枳壳、香附、砂仁。○中焦滞气,加枳实、厚朴、三棱、莪术。○下焦滞气,加青皮、木香、槟榔。○膈塞腹满气,倍紫苏、青皮炙、大腹皮、香附炒。○气盛少食,加麦芽、砂仁、山查。○气结,胸胁不利,咳嗽,加瓜蒌、桑白皮炒。○郁气作痛,加青皮、陈皮去白、玄胡索、木香。○郁气,胸膈作痛,加香附子

童便浸炒、抚芎。○气盛久郁，上下胸间游走作痛，吞酸刺心嘈杂，加细辛、山栀子炒黑色。○气郁胸中，心下满闷，加黄连姜汁炒、神曲炒香。○气病感寒作喘，加苏子、麻黄、杏仁去皮尖，炒、荆芥穗。○病后气肿，加大腹皮、五加皮、萝卜子炒入。○气病服诸气药不效，用破故纸引气归肾经，即效。○诸气病，木香不可无，然木香味辛，如气郁不达，固宜用之。若阴火冲上而用之，则反助火邪矣。故必用黄柏、知母，用以为使。○解五脏结气，加山栀子炒黑为末，以姜汁同煎饮，其效甚捷。○开五脏郁气，加苍术、半夏、山栀、香附、川芎、竹茹、枳壳、黄连、连翘、青皮、泽泻。○怒气，调肝，加柴胡、青皮俱用醋炒、枳壳、桔梗、白芍、半夏、白芥子、竹茹、木香、萝卜子。○腰疼气，加木瓜、破故纸、枳壳。○水气面目浮，加猪苓、泽泻、车前子、木瓜、葶苈、麦门冬。○诸气痛甚，用萝卜子甚效。○相火上冲气滞，加知、柏、芩、连、香附。阴虚，四物汤加知、柏。○小肠气，加茴香、川楝子。○梅核气，加桔梗、枳实。○枳壳，利肺气，多服损胸中至高之气。○青皮泻肝气，多服损其气。○木香行中下焦气。○陈皮泻逆气。○紫苏散表气。○厚朴泻胃气。○槟榔泻至高之气。○藿香上行胃气。○沉香降真气。○脑、麝散真气。○香附快滞气。

上下分消导气汤

常患气恼之人可用。

黄连姜汁炒　川芎　半夏水泡，姜汁炮　厚朴姜汁制　茯苓　青皮　香附　泽泻　瓜蒌仁　桑白皮蜜炙，各一两　枳壳二两　桔梗二两　木通　槟榔　炒麦芽各一两

右用生姜一片，水煎服。或以神曲糊为丸，每服七八十，空心白汤送下，淡姜汤亦可，名分消丸。

苏子降气汤

治气不升降，痰涎壅塞，气满气痛等症。

当归去头　甘草炙　前胡去芦　川厚朴姜汁制，各五分　苏子另研　半夏各一钱　肉桂去皮　广陈皮去白，各七分半

右用生姜三片，枣一枚，水一钟半，煎八分，不拘时候。

加味四君子汤

治气虚症。

人参去芦　白术去芦　砂仁　茯苓　陈皮　厚朴姜汁炒　当归　甘草各等分

右用姜一片,枣二枚,水煎服。○如气虚多汗,加黄芪。○如元气虚弱,肺脉小者,只用四君子汤。

正气天香散

治妇人一切诸气痛,或上凑心胸,或攻筑胁肋,腹中结块,发渴刺痛,月水因之而不调,或眩晕呕吐,往来寒热,无问胎前产后,一切气候并治。

乌药一钱半　香附六钱　陈皮　紫苏　干姜各六分半

右水一钟半,煎至一钟,稍热服。

五磨饮子

治七情郁结等气,或胀痛,或走注攻冲。

木香　乌角沉香　槟榔　枳实　台乌药

右各等分,以白酒磨服。

十六味木香流气饮

治男妇五脏不和,三焦气壅,心胸痞闷,咽塞不痛,腹胁胀满,呕吐不食,上气喘急,咳嗽痰盛,面目浮,四肢肿,小便秘,大便结。忧思太过,阴阳之气郁结不散,壅滞成痰,脚气肿痛,并气攻肩背,胁肋走注痛,并宜服之。

紫苏叶　当归　川芎　青皮　乌药　桔梗　茯苓　半夏　白芍药　黄芪　枳实各八分　防风　广木香各五分　甘草三分　陈皮　槟榔各六分

右用水二钟,姜三片,枣一枚,煎一钟,不拘时温服。

木香流气饮

治伤寒积聚,膈胁胀满,脉沉细。

藿香叶　木香　厚朴姜制　青皮去瓤　香附童便浸　麦门冬去心,各四分　甘草二分　陈皮去白,五分　白芷四分　大腹皮乌豆汁洗　木瓜　人参　丁香皮　蓬莪术醋炙　半夏姜制,各一分　赤茯苓去皮　石菖蒲各分半　草果仁二

分半　紫苏叶　槟榔　白术炒　肉桂去皮　木通各三分　沉香四分

右水一盏半，生姜三片，大枣一枚，煎至一盏，去渣温服。

沉香至珍丸

此丸通利湿气，凡气滞而痛者，非此不能除。

沉香劈，石臼捣碎　丁香　广木香各二钱　陈皮洗　川黄连　莪术炕干　青皮醋炒　巴豆霜纸槌　槟榔　乌梅肉火炕干，各五钱

右将巴豆仁滚汤泡，去心，好醋浸一时，煮干，碾，用皮纸除去油入药。药末碾匀，厚糊丸黍米大。每用五七丸或九丸，大人十一二丸，温汤送下。

木香槟榔丸

治气郁脉沉，气满便结，积滞粘痛。

木香一两　苍术炒，五钱　香附炒　槟榔　黄连炒　青皮去穰　陈皮去白，各一两　黑丑头末，一两半　大黄酒蒸，二两

共为细末，醋糊为丸如桐子大。每服二十丸，生姜汤送下。

附　气滞单方

治一切气痰、气痛，用苦柑子捶碎，擂酒，滤去渣，温服效。○治气攻心腹满闷，以陈皮洗净，水煎服。

一方

治气结，用郁李仁四十九粒，研细酒服。

一方

治冷气痛，用羊屎不拘多少，先将水熬滚，方入屎再熬，滤去渣，又入熟猪油，入草果、茴香，如打汁汤状，候滚，或入豆腐、或打鸡子入青气[1]，连汤尽服之。或炒盐布包热揉。

一方

治气痛似刀割，口吐涎，以醋煎滚，入艾叶一把，再煎滚，服之。

1　入青气：义不明。或为"清汁"之误。

心痛 <small>脉宜沉细</small>

心痛者，即胃脘痛也。其痛九种，大抵是旧积有痰，有火也。腹痛者，食积也，痛而有形。气痛，人多满闷。冷痛，满面恶寒。寒热疼痛，往来无定。假若脐上痛、食痛；脐下痛、寒痛。左为气痛，右为血痛。作泻，为风痛。面上起白点，为虫痛。脐出脓水，是肠内有疮痛。肠如绞细，为气滞痛。痛在一处定住不移，为死血痛。有脐下大痛，人中黑色，面上红黑点，此寒热痛也。大抵通则不痛，痛则不通。《内经》曰，心痛原来有假真，真心一痛岂容君。面黑手青脉全伏，口有呻吟是死音。

心痛主方

半夏<small>一钱二分</small>　茯苓　陈皮<small>八分</small>　甘草<small>炙，四分</small>　川芎<small>一钱</small>　栀子<small>韭根汁炒，二钱</small>　苍术<small>一钱</small>　黑干姜<small>炒成炭，七分，存性</small>　生姜<small>三片</small>

右水煎服。如素有痰火，胃脘急痛难忍者，依本方。〇气实者，加牡蛎粉一钱。〇有因平日食热物而后作痛者，去干姜，加桃仁一钱半、玄胡索一钱、牡丹皮五分。〇若心痛日久，郁火内生，去干姜，加香附、黄连、厚朴。〇或因心膈大痛者，加柴胡八分、桔梗五分。〇以手按而痛止者，乃挟虚，去川芎、苍术、栀子。

姜桂汤

治初起胃脘寒痛。

干姜　良姜　官桂<small>各七分</small>　藿香　苍术<small>米泔浸</small>　陈皮　厚朴<small>姜汁炒</small>　甘草<small>炙</small>　木香　茴香<small>酒炒</small>　枳壳<small>麸炒</small>　砂仁　香附<small>炒，各等分</small>

右剉剂，姜三片，水煎，磨木香服。〇痛甚，加乳香。〇手足厥冷，脉沉伏，加附子，去良姜。

通治饮

治九种心疼。

木通<small>中</small>　赤芍<small>中</small>　麻黄<small>上</small>　灵脂<small>上</small>

右剉剂，水煎，临起下盐卤一蛤壳，通口服，即止。

失笑散

治心气痛不可忍，及小肠气痛。

蒲黄炒　五灵脂酒研，淘去砂土，各等分

先以醋调二钱，煎成膏，入水一钟煎，食前温服。

玄桂丸

治死血留胃脘作痛者，左手脉必涩。

玄胡一两半　肉桂　滑石　红花　红曲各五钱　桃仁五十个

右为末，蒸饼糊为丸。每服五十丸，酒下，或桃仁承气汤下之。又脉坚实，不大便者，亦可下。

仙方沉麝丸

治心痛腹痛，气痛不可忍，三服除根。

没药　血竭　沉香　辰砂各五钱，另研　麝香三钱，另研　木香一两

右各研为细末，和匀，用甘草熬膏为丸如芡实大。每服三丸，不拘时，姜盐汤嚼下。妇人产后血气刺痛极效。若加当归、琥珀各一两、乳香五钱，名辰砂聚宝丹。治心腹痛及妇人血气腹痛，其效尤速。亲见服者，永不再发。

沉香化滞定痛丸

专治胃脘及胸中满闷，停痰积块，滞气壅塞，不拘远年，心胃痛服之即效。

沉香三钱　没药五钱　大黄五钱，炒　瓦垄子一个，火煅红醋淬一次　莪术三钱　乳香二钱　玄胡索三钱，酒炒

右为细末，醋为丸绿豆大。每服九丸，壮实者十一丸，滚汤下。行二次，米汤补之即安。

妙[1]香散

治七情抑郁，惊悸作痛。

黄芪蜜炙，一两　白茯一两　远志去心　神曲炒　干山药各一两　桔梗　茯

---

[1] 妙：原作"玅"。同"妙"，据改。后同径改。

神　苍术　广木香　人参　香附子炒　甘草炙,各七钱

共为细末,每末一两,入麝半分。每服二钱,温酒送下。

大红丸

治心腹疼痛。

端午独蒜七头　黄丹七钱

共捣为丸如绿豆大,晒干。每服七丸,热坛酒送下立愈。

降雪丹

治心疼立愈。

陈石灰一两　明矾三钱　枯矾一钱

○共为末,姜汁打面糊为如桐子大。每服三十丸,烧酒送下。

附　心痛单方

用飞矾、飞丹各等分,溶黄蜡和二末,丸加梧桐子大,姜汤送下。或用樟树带土嫩根四两,捣烂窨,热酒临发时任量服。

一方

治蛔虫攻心如刺,吐清水,用草龙胆一两,去头,切细,以水二盏,煮取一盏,去渣。隔宿不食,平旦时一顿服之即愈。或以水蓼煎汁服。

腹痛 脉宜沉细

腹痛者,内有所伤,外有所感,停饮聚结,阻滞不行,郁积不通,所以作痛。经曰:痛者不通,通者不痛。此之谓也。然痛非一种,有寒,有热,有食积,有湿,有死血,有虫,有火,有绞肠痧[1],随症施治。得其症情,无有不愈矣。

腹痛主方

陈皮　半夏　茯苓　炒栀　炒连　炒芩　香附　川芎　厚朴　苍术　良姜　甘草

---

1 痧:原作"纱"。此病名不作"纱"字,故改。后同径改。

右生姜三片，水煎服。

二姜汤

治寒腹痛，绵绵无增减，脉沉迟者。

干姜　肉桂　良姜各七分　枳壳麸炒　陈皮　砂仁　厚朴姜汁炒　吴萸炒，各一钱　香附一钱半　甘草三分　木香五分，另研八分

右剉剂，姜一片，水煎服。○痛不止，加玄胡索、茴香、乳香。○寒极手足冷，加附子，去茱萸、良姜。○泄泻，去枳壳。

散火汤

治火热腹痛，乍痛乍止，脉数者。

黄连炒　芍药炒　栀子炒　枳壳　陈皮　香附　苍术　抚芎　砂仁　茴香　木香另研　甘草

右剉剂，生姜一片，水煎服。○痛甚不止，加玄胡索、乳香。

香砂平胃散

治食积腹痛，痛而泻，泻后痛减者。

香附　砂仁　厚朴姜汁炒　苍术米泔浸　陈皮　枳壳炒　山查　神曲炒，各一钱　官桂　干姜　甘草各三分　木香另研

右剉一剂，生姜三片，水煎服。

活血汤

治死血痛不移处者。

当归尾　赤芍药　牡丹皮　板桃仁去皮、尖　土乌药　香附炙　旧枳壳　玄胡索各一钱　真红花　薄官桂各五分　大川芎七分　小甘草二分

右剉一剂，姜一片，水煎，以木香五分，另研，调服。

二陈合四苓汤

治湿痰，小便不利而痛者。

陈皮　半夏　茯苓　猪苓　泽泻　白术　甘草[1]

右剉剂,生姜煎服。

椒梅汤

治虫痛,时痛时止,面白唇红者。

乌梅　川椒　槟榔　枳实　木香另研　香附　砂仁　川楝　肉桂　厚朴　干姜　甘草

右剉一剂,生姜一片,水煎服。

温中汤

治虚痛,以手按之腹软痛止者。

良姜　官桂　砂仁　木香另研　香附　厚朴　陈皮　益智仁　当归　甘草　玄胡索　茴香

右剉一剂,姜一片,水煎服。

枳实大黄汤

治实痛,腹满硬,手不敢按者,并治食积痛、积热痛,大便不通者。

枳实　大黄　槟榔　厚朴各二钱　木香五分,另研　甘草三分

右剉一剂,水煎服。○如因酒所伤,以致腹痛者,用神妙列仙散[2]。

调气散

治气滞于内,胸膈虚痞,胸中刺痛。

木香　陈皮　紫苏各五分　青皮麸炒　香附各一钱　槟榔七分　半夏八分　乳香　没药　甘草各三分

1　甘草:此前原衍“茯苓”二字,据本方第三味药即“茯苓”,此重复,故删。

2　神妙列仙散:本书未收此方。据明代《赤水玄珠》卷十三载“神妙列仙散”:“神妙列仙散　饮酒所伤,以致遍身疼痛,腰脚强跛,手足顽麻,胃脘疼痛,胸膈满闷,肚腹膨胀,呕吐泻痢,及酒食停久,或一切积聚,黄疸,热鼓,并皆治之。沉香、木香、茴香(炒)、槟榔(各一钱)、扁蓄(三钱)、大黄(微炒,一两)、麦芽(一两半)、瞿麦(五钱)。右末,每服三五钱,五更热酒调下。能饮者多饮二三杯不妨,仰面卧,手叉胸前,至天明,取下大便如鱼脑,小便如血,效。忌生冷、硬物、荤腥,惟啖米粥。”供参考。

右咀片，水二钟，姜三片，煎服。

通草汤

治腹痛，小便不利。

当归　桂枝　通草各一钱　白芍二钱　细辛八分　甘草炙，五分　枳壳麸炒，一钱半

右水一钟半，姜三片，枣二枚，煎一钟，温服。

一捻金

治一切心腹绞痛，四肢逆冷，急欲打沙者，其效如神。

五灵脂　小茴香炒　干姜炒　香附子去毛，炒　当归酒浸，焙干，以上各五钱　陈皮去白，一两　良姜炒，八钱半　官桂去皮，五钱　甘草炙，三钱

右共为末。每服三钱，热酒调下，不拘时，被盖微汗即愈。忌生冷之物。

附　腹痛单方

凡心腹疼痛，用乳香、没药各等分，为细末，每空心温酒送下三钱。或老樟树赤心的锯屑一两，乳、没各一钱，为末，米糊为丸，滚水送下。如绞肠痧腹痛，用明矾五钱，为末，井水调服。如男妇因房事腹脐下痛，用大附子、黄连各一两，炆水服。

一方

治腹痛甚者，用老葱头去皮、须，细研，入芝麻油调之，灌下喉即醒。

一方

治蛔虫攻心腹痛，用薏苡仁根一斤，切细，以水七升，煮取三升，食尽服之，虫死尽出。或以苦楝根煎服。或干漆炒烟[1]尽，为末，酒服。

一[2]方

治肚痛，用盐一撮，滚水调下，即止。

1　烟：原脱。据上文干漆炮制法补。

2　一：原脱。据本书体例补。

胁　　痛

胁下疼痛，乃是肝火盛，木气实，痰与死血相伴，郁积于胸胁，流注于左而左痛，流注于右而右痛。人或有忿怒忧思之气，素含于中，发而上冲，被湿痰死血阻滞，不得宣行，所以作痛。亦有火郁于胸胁而作痛者，又当以开郁降火之法治之，不可混同一例。

胁痛主方

半夏　茯苓　陈皮　白苍术　川芎　青皮　龙胆草　柴胡　黄芩　甘草

生姜煎服。○右胁痛，加枳壳。○左胁痛，加枳实。○火郁者，加黄连、栀子、香附。○痰流者，倍加半夏、南星。○瘀血作痛者，加归尾、生地、赤芍、桃仁、红花，或乳香、没药煎服。○性急多怒之人，时常腹胁作痛，加炒白芍煎服。甚者以煎药送下当归龙荟丸方见耳类。○肥白人气虚，发寒热而胁下痛，用参、芪补气，柴胡、黄芩退热，木香、青皮调气。○瘦弱人寒热胁痛，多怒者，必有瘀血，宜桃仁、红花、柴胡、青皮、芍药、川芎、香附、归尾之类，或加大黄以行之。○气弱人胁下痛，脉细紧或弦，多从怒气劳役得者，宜八物汤，用生地黄加木香、青皮水煎服。或加桂。○发寒热胁痛，似觉有积块，必是饮食太饱，劳力所致，必用龙荟丸治之方见耳门。○或咳嗽胁痛者，二陈汤加南星、青皮、香附、青黛、姜汁，或用四物汤加青皮等药以疏肝气。○若肝火胁痛，又胁下有食积一条扛起者，并用黄连六两、吴茱萸一两，汤泡，为末，蒸饼糊丸如绿豆大，每淡醋汤送下三十。

柴胡泻肝汤

治郁伤肝，胁痛在左者。

柴胡一钱二分　青皮麸炒，一钱　黄连炒，八分　当归酒洗，一钱二分　芍药一钱　甘草五分　山栀子炒　龙胆草酒炒，各八分

右水煎服。○如左胁疼痛不可忍者，用枳实炒、川芎各五钱、粉甘草二钱五分，为末，每二钱，姜枣汤送下。

推气散

治右胁痛，胀满不食者。

枳壳　桂心各一两　甘草一钱半,炙　片子姜黄一两

右为末。每服二钱,姜枣汤或酒调下。

控涎散

治两胁走痛,有痰积者。

甘遂去心　川大戟去皮　白芥子痰在胁下,非白芥不能达

右等分,为末,糊丸如梧桐大。每服五十丸至百丸,食后、临卧淡姜汤下。

加味桃仁承气汤

治积血日久,胸胁疼痛。

桃仁九粒,去皮、尖　厚朴一[1]钱半　枳实炒　郁金　香附　青皮　桔梗　丹皮各五分　黄连　栀子炒　槟榔各七分　生地五分　甘草四分　红花八分

右水一钟半,姜一片,煎一钟,食远服。

附　胁痛单方

用黄连姜汁炒,为末,粥糊丸,温酒下。或小茴炒,一两、枳壳麸炒,五钱,为末,每盐汤调下二钱。或姜虫炒、桂枝各五钱、甘草炙,三钱,为末,米汤下。

腰　　痛

腰乃肾之外候,肾虚者多,或有瘀血,有湿热,有痰气,有挫闪。但肾虚者,宜补肾生精;瘀血者,宜破血行气;湿热者,宜燥湿降火;痰气者,宜豁痰行气;挫闪者,行气和血,下之可也。

腰痛主方

当归六分　川芎八分　白芍酒炒,八分　黄柏酒炒,六分　知母酒炒,六分　杜仲酒炒断丝,一钱　陈皮一钱　沉香二分,另研和药　干姜微炒,五分　牛膝酒洗,六分　甘草炙,五分

1　一:此前原衍"各"字。据文义删。

右剉剂,姜、枣煎服。○如腰疼不已,脉浮而涩,肾气虚,加枸杞子二钱、五味子七个、淮生地一钱、天门冬八分。○腰疼,日轻夜重,脉芤涩者,瘀血也,宜加桃仁粉、红花、苏木各一钱、没药八分。○腰疼,遇天阴或久坐而发,脉见缓者,湿也,宜加防己八分、苍术米泔浸,一钱、防风三分、木瓜八分。○腰间重痛,脉滑者,痰也,加南星泡、半夏泡,各一钱。

当归活血汤
治寒湿,气血凝滞腰痛。

当归酒洗　杜仲姜汁炒去丝,各五钱　赤芍药　白芷　威灵仙各三钱　肉桂一钱

右用水、酒各一钟,煎至一钟,空心服。加羌活二钱、防风一钱,亦好。○如肾气虚弱,为风湿所乘,流注腰膝掣痛,不能屈伸者,亦宜此方。○如寒湿腰痛,见热则减,遇寒则增,宜用五积散加茱萸、杜仲。

肾着[1] 汤
治肾虚伤湿,身重腰冷,如坐水中,不渴,小便自利。

干姜泡　茯苓各四两　甘草炙　白术各二两

右咀片,每服五钱,水煎,空心服。

燥湿清热汤
治湿热腰痛,动止滞重,不能转动,遇天明[2]或久坐则发者。

当归酒洗　杜仲盐酒制,炒去丝　黄柏酒制炒　苍术米泔水浸,炒　川芎　故纸炒,各一钱　白术一钱

右咀片,水煎,空心服。一方无当归、故纸。

豁痰饮
治痰积腰痛,脉滑者。

---

1 着:原字阙。此方为《金匮要略》卷中治"肾着之病"方,据补。原方名为"甘草干姜茯苓白术汤"。方中第一味药"干姜"原亦阙,同据补。

2 明:疑为"阴"之误。

半夏姜制,一钱半　南星姜制,一钱半　茯苓八分　黄柏炒　陈皮各一钱　甘草五分　苍术米泔制,各一钱

右剉,水煎,空心服。

逐瘀饮

治瘀血腰痛,日轻夜重,脉涩者。

川芎七分　芍药一钱　桃仁九枚　当归酒洗,一钱五分　红花酒洗,八分　杜仲盐酒制,炒去丝,一钱　香附一钱

右剉,水煎,空心服。

复元通气散

治剉[1]闪腰痛者。

广陈皮　小茴香　南木香　大甘草　川山甲蛤粉炒,各一两　玄胡索　白牵牛炒,各一两

右为末,每服一钱,热酒调服。〇又方,用生姜一斤,取真汁四两、水胶一两,同煎成膏,厚纸摊,贴腰眼内,极效。

滋肾补阴丸

治肾虚腰痛,动止软弱,脉弦大而虚,疼不已者。

当归　芍药　黄芪　杜仲酥炙去丝　知母酒炒　黄柏酒炒　故纸炒　枸杞　龟板酥炙　五味各一两

右为末,炼蜜[2]同猪脊髓和丸如梧桐子大。每服八九十丸,空心盐汤下。

青娥丸

治肾虚腰膝足痛,滋肾,益阴壮阳,久服奇效。

破故纸川者佳,洗净,酒浸少时,隔纸炒香,四两　杜仲四两,去粗皮,姜汁炒去丝　胡桃肉汤泡,去皮,八两　川草薢真者,四两,一两盐水浸,一两米泔水浸,一两童便浸,一两无

---

1 剉:此处文义欠通。明代李中梓《医宗必读》卷八"复元通气散"作"挫",供参考。

2 蜜:此后原衍"丸"字。据文义删。

灰酒浸,各浸一宿,晒干　知母蜜炒,四两　黄柏蜜炒,四两　壮牛膝去芦,酒洗净,四两

右为末,春夏用糯米糊,秋冬炼蜜,将胡桃肉捣烂为膏,和匀捣千余下,丸如梧桐子大。每服七八十丸,空心盐酒,或盐汤下,以干物厌之。

杜仲散

治肾虚腰痛。

巴戟去心　杜仲炒去丝　肉苁蓉去鳞　大茴香炒　破故纸酒炒　青盐煅,已上五钱

共为细末,每服一钱,放猪腰子内,以豆腐包,湿放灰火煨热,空心热酒嚼下,一服即愈。○闪跌作痛者,用风门左金丹三十丸,空心热酒下,即愈。○风湿作痛,以致遍身肢体兼痛者,宜用当归拈痛汤,一剂而愈。

秘传药酒

专治虚损,腰腿疼痛不可忍者。

海桐米泔水浸洗　牛膝去梗,水洗　薏苡仁水洗,各二两　地骨皮水洗　五加皮米泔水洗　川芎水浸洗　羌活水洗　白术米泔水浸二日　苍术米泔水浸洗,各三两　当归酒洗,二两五钱　甘草去皮,五钱　生地黄酒洗,八两

右剉碎,入绢袋内,用好黄酒二十斤于瓷瓶内浸七日,方将药酒温热服之。上部痛,食后饮;下部痛,空心饮。

附　腰痛单方

用杜仲三钱,药酒制炒为末,以猪腰子一个,薄切五七片,以盐、椒腌去腥水,掺药末在内,包以荷叶,外加湿纸再包,灰火煨热,酒下。

又方

先服发散药一帖,后用新鸡一只,去杂,洗净,将杜仲二两、生姜一两,入鸡腹内,线缝,煮烂,去药滓,吃鸡肉、酒。此二方治肾虚腰疼,屡试有验。

疝气 疝脉弦急,或细或动,牢急者生,弱急者死

疝气者,疝本肝经,宜通勿塞,与肾经无干。或无形无声,或有形如瓜,有

声似蛙。是疝气痛也，始初温热在经，郁久后感寒气，外束不得疏散，所以作痛，不可执作寒论，须用寒热相兼治之可也。

疝气主方

吴萸　木香各七钱　茴香酒炒　玄胡索　苍术米泔浸　香附　当归　川乌泡，去皮，减半　山栀炒　益智仁各一钱　砂仁七分　甘草三分

右剉剂，姜三片，灯心一团，水煎，磨木香调服。○如胀闷痛，加乳香、枳实。○有瘀血胀痛，加桃仁、川芎，去益智、山栀。○肾气注上，心痛闷欲绝者，加沉香、枳实，去益智、山栀。

青皮散

治小肠气，痛不可忍者。

青皮去穰[1]，二两　乌药捣碎，酒浸一宿，炒　高良姜　小茴香各一两

右为细末，每服二钱，热酒下。

二姜饮

治疝气，膀胱肿胀疼痛。

良姜一钱五分　干姜炮，一钱　小茴二钱　青皮一钱五分　乌药泡，一钱　甘草炙，一钱　升麻五分

右剉剂，加姜三片，水煎服。

三味祛疝散

治疝气久而不愈，发作无时，心腹冷痛，肠鸣气走，身寒自汗，大肠滑泄。

附子炒，去皮、脐　玄胡索各一两　木香不见火，五钱

右为粗末，每服四钱，加姜七片，水一盏，煎至七分，温服。

神妙丸

治疝气，小肠气，膀胱气，盘肠气，木肾气，偏坠气。

---

1 穰：原作"瓜"，文义不通。据上文青皮炮制法改。

硫黄溶化,倾入水中,捞起,研细末,三分　荔枝核一钱五分,砍碎,炒黄色　川芎盐水浸,捞起切片,五分　木香一钱　吴茱萸盐酒炒,一钱　大茴香一钱半　沉香　乳香　橘核各一钱

右为末,酒糊为丸。每服五十,空心米汤下,酒亦可。

天真丸

治偏坠寒疝,如神。

沉香　巴戟酒浸,去心　茴香盐炒,去盐　萆薢酒浸炒　葫芦巴炒　破故纸酒浸炒　杜仲姜汁炒　黑丑盐炒,去盐　琥珀各一两　桂心五钱

右为末,用原浸药酒煮糊为丸如桐子大。每服五十丸,加至八十丸止,空心温酒送下。

附　疝气单方

凡遇诸疝,用雄猪腰一对,不见水,去膜切片,用大、小茴香各二两,俱炒,为粗末,与腰子拌匀。再以前猪尿胞入药在内,扎紧,用好酒三碗入砂锅悬煮至半碗,取胞切碎。连药焙干,为末,将煮药剩酒打面糊为丸如梧桐子大。每空心好酒送下七十丸。

一方

治远年近日小肠疝气,脐下撮痛,外肾偏坠,囊间湿痒,抓成疮癣,用泽泻去毛,二两,为末,酒煮面糊为丸如梧桐子大。每服五十丸,盐汤、酒任下。

一方

治血疝,用苦楝七个,炮,为末,空心温酒下。

脚气 附足跟转筋及左右手痛

脚气之症,各有分别。如肿者,名湿脚气。湿者,筋脉弛长而软,或浮肿,或生臁疮之类,谓之湿脚气,宜利湿疏风。不肿者,名干脚气。干即热也,筋脉缩缩挛痛,枯细不肿,谓之干脚气,宜润血清燥。若脉浮无汗,走注,为风胜,宜汗。脉迟拘急,掣痛,为寒胜,宜温。脉细肿满,重痛,为湿胜,宜渗。脉数,燥渴便实,为热胜,宜下。因类施方,未有不效。

脚气主方

苍术米泔浸,炒　白术土炒　知母盐水炒　黄柏盐水炒　条芩酒炒　槟榔　木通　羌活各八分　当归　芍药　生地　木瓜　独活各一钱　防己八分　牛膝八分　甘草三分

有寒,加紫苏。○发热,加黄连炒,八分。○痛多,加木香另磨、山栀炒,六分。○肿多,加大腹皮黑豆汤洗,炙,六分、滑石研,一钱、半夏汤泡,八分。○如湿热重者,加泽泻、香附、枳壳。

五味绝胜饮

治脚气屡验。

麻黄三两,去根留节,炒　黄姜蚕三两,炒　乳香　没药各五钱　丁香一钱

右各为末,和匀,每服一两,好酒调下,即取醉,汗出至脚为度,俟汗干即愈。后再用桃、柳、槐、梅、桑五样软枝煎汤,先饮好酒三碗,乘热再洗,以脚住痛为妙。

独活寄生汤

治肾气虚弱,中湿而脚膝偏枯冷痹。

独活　桑寄生　牛膝　杜仲　秦艽　桂心　细辛　川芎　白芍　熟地黄　茯苓　当归　人参　软防风　甘草

右剂生姜三片煎服。外用金凤花、柏子仁、朴硝、木瓜煎洗浴,每日三次。

清燥汤

治脚气,发热红肿。

黄芪蜜炙,七分半　黄连五分　苍术米泔浸,五分　五味子四粒　白术　橘红各二分半　人参一分半　麦门冬去心,二分　当归酒洗,一分　生地一分　神曲炒,一分　白茯去皮,一分半　泽泻二分半　猪苓二分　黄柏二分,酒炒　柴胡去芦,五分　升麻一分半　甘草炙,一分

右剉剂,水二钟,煎至一盏,去渣,空心稍热服。

蒌实汤

治风痰流脚膝肿痛。

全蝎去头足,炒,一钱　姜蚕土炒,直者　陈皮去白　瓜蒌仁去油　软石膏　黄连炒,各一钱　蓬术醋炒　半夏姜制,各七分　桔梗炒　青皮去穰,各八分　甘草三分　神曲炒,八分　枳实炒,八分

右剉剂,水二钟,姜三片,煎一钟,空心热服。

治手脚风[1]气如神

当归　威灵仙　海风藤要真者　生地　牛膝　杜仲炒去丝,各五钱　枸杞子　汉防己各四钱　苍术　芍药　川芎各三钱　五加皮六钱　人参五钱　木瓜五钱,如手风则木瓜不同

用好酒十五斤,将前药用绢袋盛之,煮三炷香,将泥封固,埋土三日后服之。

治鹤膝风方

主膝头痛,砑子骨肿痛者。

真蕲艾,每一次用半斤,煎水,乘热蒸洗,洗一次即消,一日洗数次尽消。

治鹤膝风方

年久石灰　芙蓉叶　生姜　菖蒲各四两

右为末,打成一块,分作膏药一般贴在患处,三次即安。

治鹤膝风

骨节肿痛,两腿不能动者。

防风　熟地　白术　人参　川芎　黄芪　香附　羌活　牛膝　杜仲　当归　甘草

右水二钟,空心服。

附　脚气单方

治脚气风湿肿痛,不拘久近,用生姜捣烂铺患处,艾灸之,如热疼,又取

1　风:原作"疯"。据方内用"风"字改。

起，又灸，以愈为度。

一方

治孕妇脚痛肿，用橘柑叶煎水洗之。

一方

治脚软，用商陆根切如小豆大，煮令熟；更入绿豆，同烂煮为饮。每日以此煮服，以愈为度。

一方

治肾虚脚软，用杜仲一两，切片，酒炒，酒水共盏半，煎服。

一方

治足跟痛及转筋，皆属血热，但跟痛宜四物汤加黄柏、知母、川牛膝；转筋，宜四物汤加酒芩、红花煎服。筋动于足大指上至大腿近腰结了，此奉养厚，困风寒而作，再加苍术、南星。

出　汗

出汗之证，为病虽一，其源不同。自汗者，乃阳虚、气虚，有湿也。阳气虚，则不能保护肌表，故醒时津津然而汗出矣，治宜实表燥湿。盗汗者，乃阴虚、血虚，有火也。阴血虚则不能荣养于中，故睡时凑凑然而汗出矣，治宜滋阴降火。又有无病而常自汗出，与病后多汗皆属表虚，卫气不固，荣血泄漏也，治宜益气养血。若汗出发润，汗出如油，汗凝如珠，其难治明矣。

自汗主方

治气虚自汗，脉微而缓，或大而虚微者宜之，或兼梦遗者亦宜之。

黄芪蜜炙　白术土炒　知母蜜炒　酸枣仁微炒　柏子仁微炒　牡蛎煅，研　白茯各一钱　熟地一钱　麻黄根八分　龙骨煅，研末，五分　人参五分

右剉剂，煎服。○若觉阴虚火盛者，加玄参一钱。○若无伤风，卫气不与营气而自汗者，加桂枝三分外，以雌鸡、猪肝、羊胃作羹，牛羊脂酒服，皆有益于汗。

盗汗主方

治阴虚盗汗，脉细而数，或弦涩虚数微者宜之，无梦遗者亦宜之。

当归身　熟地黄　白芍药煨　黄柏蜜炒　白术土炒　柏子仁炒,各一钱　牡蛎粉一钱　白茯神一钱　黄连酒炒,五分　甘草炙,五分　麦门冬去心,一钱　浮小麦微炒,一撮

右剉剂,煎服。○若盗汗甚者,亦加麻黄根五分、龙骨五分,或单以黑豆、浮麦各一把,煎服。

黄芪白术汤

治自汗阳虚。

黄芪一钱半　人参一钱　白术麸炒,一钱一分　当归八分　甘草炙,五分

右用浮小麦一撮,水一钟半,煎七分,食远服。忌五辛热物。○若自汗时常而出者,加熟黄、白芍、枣仁、煅牡蛎各一钱、陈皮五分、乌梅一个。

当归六黄汤

治盗汗阴虚作热。

当归　生地黄　熟地黄各一钱　黄连炒　黄柏炒　黄芩炒,各八分　黄芪一钱半　牡蛎煅,五分

右用水二钟,煎一钟,临卧通口服。○若患盗汗虚极,每夜湿被数重,六脉沉伏,加人参七分、黄芪三倍,再以童便煮附子三分,一二服必愈。愈后用八物汤加黄柏、知母调理。

黄芪汤

治因喜怒惊恐,房室虚劳,以致阴阳偏虚,或发厥自汗,或盗汗不止。

黄芪蜜炒,一钱　白苓八分　熟地黄一钱五分　天门冬去心,一钱　麻黄根八分　防风一钱　龙骨煅,八分　五味子二十粒　当归身　浮小麦各一钱　甘草炙,五分

右剉剂,水煎服。

牡蛎散

治体虚,常常自汗,惊惕不宁者。

牡蛎煅，末，一两　黄芪蜜炙　麻黄根各一两　白术土炒，五钱　甘草炙，二钱半　浮小麦百粒

右为粗末，每服五钱，滚白汤临卧温服。

清肺汤

治痰病有汗者。

山栀酒炒　贝母去心　天门冬去心　甘草各八分　黄芩酒炒，二钱　麦门冬去心，一钱　黄芪蜜炒，一钱

右剉剂，水煎服。

漏风汤

治饮食则汗如洗。

牡蛎童便煅，一钱　白术一钱半，炒　防风二钱半

水一钟半，煎一钟，食后服。

白术散

治自汗、盗汗，通用效力。

白术四两，以浮麦半斤，同用水五碗煮干，炒黄，去麦不用，将白术为末听用。每服三钱，浮麦汤送下，不拘时，神效。○此症惟虚汗，发润如油，气喘，汗珠下流，目中无神者不治。

附　汗症单方

凡自汗盗汗，服药不便，可用五倍子为细末，以唾调填脐内，绢帛缚定，立效。如别处无汗，独心孔一片有汗，宜养心血，用艾煎汤，调茯苓末一钱服之。如阴囊出汗，用蜜陀僧研令极细，加蛤粉，扑患处。如遍身汗出不止，乘露采新桑叶烘干，为末，每服二钱，米汤下。

恶　寒　发　热

夫恶寒发热，或倏寒而倏热者，有外感、内伤、火郁、虚劳、疟疾、疮疡等

症之分。若外感风寒者，以邪气在表，法当散之。半表半里者，和解之。火郁者，则发之。疟病寒热者，初则解之，久则截之。疮疡寒热者，则以外科法治之。惟虚劳内伤，时寒时热者，非阳虚则阴弱也，何则？阳气虚则阴往从之，以阴乘阳分，故恶寒也；阴气虚则阳必乘之，以阳乘阴分，故发热也。此阴阳自相戕贼为病，亦非邪之所为，虽有寒热，无乃阴虚阳弱所发之标，惟治其本，则标自蔑矣。若欲妄治，以湿胜寒，则阴火有妨，以寒攻热，则脾胃愈弱。虚虚实实，咎将谁归。

恶寒发热主方

寻常外感，恶寒头痛，羌活冲和汤微汗即止方见伤寒。内伤阴虚，恶寒自汗，全不任风寒者，宜人参、甘草、白术、桂枝、黄芪之类，或加附子。○若尽夜恶寒者，单用人参、黄芪、桂枝、附子，峻补其阳。○若久病，阳气郁陷，恶寒者，宜用升麻、干葛、人参、附子、白芷、草蔻、苍术、甘草、葱，煎服。○若挟痰恶者，宜用苦参、赤小豆各一钱，为末，韭汁调服探吐，吐后以川芎、南星、苍术、黄芩糊丸，白汤下。冬月去芩，加姜汁为丸。○若素病虚热，忽觉恶寒，须臾战栗如丧神守，乃火炎痰郁，抑遏清道，不能固密腠理，四物汤加黄芩、黄连、黄柏，或合二陈汤。○若火克肺，洒淅恶寒者，治宜甘草、酒芩、桔梗、山栀、麦门冬、五味子之类。○若恶寒粪燥者，当归、川芎、地黄、芍药、大黄下之。○若久病过服热药恶寒者，先探吐痰后，治宜防风通圣散加生地、当归。○若酒热内郁恶寒者，宜用黄芪一两、葛根五钱，煎服，大汗而愈。○若阴虚微恶寒而发热者，治宜四物加陈皮、半夏、白茯苓、知母、黄柏、地骨皮。○若阳明症发热，发于未申时，其脉大而长实，宜大承气汤主之方见火门。○若阴虚症发热，发于子午后，其脉浮细而数，四物汤加知母、黄柏、地骨皮、牡丹皮。○若血分积热，发热于下半日，其脉沉实而数，当归、白芍、地黄、柴、芩、甘草主之。○若气分积热，发热于上半日，柴胡饮子、白虎汤主之方见伤寒。○若内伤劳役发热，脉虚而弱，倦怠无力，不恶寒，乃胃中真阳下陷，内生虚热，补中益气汤主之方见内伤门。○若内伤色欲，阴虚发热，便硬能食者，治宜当归、川芎、地黄、芍药、知母、黄柏、前胡、柴胡、贝母、杏仁，或滋阴降火汤方见火门。○若内伤思虑，血虚发热，及神昏恍惚，眼烧者，归脾汤主之方见健忘门。○若凡饥饱劳役，伤胃阳虚，口中无味，昼热夜轻者，俱宜补中益气汤，甚加附子见内伤门。○若凡房劳思恐伤肾，阴虚，口中有味，夜热昼轻者，俱宜四物汤加知母、黄柏、黄芩，甚者加童便、龟板。○若阴阳两虚，昼夜发热，烦渴不止者，宜当归一钱、黄芪五钱，煎服。○若因饮酒发热，用青黛、瓜蒌，入姜汁，每日数匙入口中，三日而愈。

黄芪建中汤

治内伤表分，卫虚恶寒者。

黄芪　肉桂　芍药　当归　甘草

○姜、枣、饴糖煎服。

火郁汤

治内伤生冷，郁遏阳气，及脾虚伏火，只手足心热，肌肤不甚热，自汗不食者。

升麻　葛根　柴胡　白芍各一两　防风　甘草各五钱

右剉，每服五钱，入连须、葱白三寸煎，稍热，不拘时候。

地参散

治骨蒸肌热，一切虚烦。

地骨皮　防风去芦，各一两　人参　鸡苏　甘草各二钱半

右剉，每服一两，生姜三片，淡竹叶五片，水二盏，去[1]滓，通口服，不拘时候。

人参地骨皮散

治脏中积冷，荣中热，脉浮，阴不足阳有余之症。

茯苓去皮，五钱　知母　石膏　地骨皮　人参　柴胡去芦　生地　黄芪各一两五钱

右剉，每一两，姜三片，水二盏，煎一盏，去滓，通口服，不拘时候。

1　去：此前当有脱字，或为"煎一盏"三字。

防风当归饮子

治烦渴发热，虚烦蒸病。

柴胡　人参　茯苓　甘草各一两　滑石三两　大黄九蒸九晒　当归各五钱　芍药　防风各半两

右剉，每服一两，水二盏半，姜三片，煎至一盏半，去渣，通口服，不拘时候。如有痰，加半夏。泄者，去大黄。

附　恶寒发热单方

一方

治挟痰湿，恶寒，苦参、赤小豆末，各一钱，韭汁调服，探吐。

一方

治因酒发热者，宜青黛、瓜蒌仁，入姜汁，每日服数时，效。

卷之八

金溪　龚居中　应圆父编辑

潭阳　刘孔敦　若朴父参订

痨瘵

男女二十前后，色欲过度，损伤精血，必生阴虚火动之疾，或发热盗汗，咳嗽吐痰，甚则带血，日轻夜重，饮食无味，倦怠无力，肌肉消瘦，毛发枯槁，此为痨瘵之疾也。轻者期以岁月，重者期以弥年。服凉药则薄胃口，服热药则消烁肌肤。此病之难治也。必清心寡欲，薄滋味，戒房事，日日服药，庶得延生。不然，则难矣。调养之法，滋阴降火，有热清热，有痰化痰，有嗽理肺，有汗止汗，随症施治。丹溪之法最善，葛可久十药神书为良，择而取之，得其旨矣。

痨瘵主方

川芎一钱　当归一钱三分　白芍药一钱三分　黄柏蜜水浸，火炙，七分　陈皮去白，七分　白术炒，一钱二分　干姜炒紫色，三分　天门冬去皮心，一钱　知母一钱，蜜水拌匀，炒　甘草炙，五分　生地黄五分，酒洗　熟地黄一钱

右用生姜三片，水一钟半，煎八分，空心服，加减于后。○咳嗽盛，加桑白皮蜜炒、马兜铃各七分、五味子十粒。○痰盛，加半夏姜制、贝母、瓜蒌各一钱。○盗汗多，加牡蛎、酸枣仁各七分、浮小麦一钱。○潮热盛，加沙参、桑白皮、地骨皮各七分。○夜梦遗精，加龙骨、牡蛎、山茱萸各七分。○赤白浊，加白茯苓一钱、黄连三分。○衄血、咳血，出于肺也，加桑白皮一钱、黄芩、山栀各五分，炒。○涎血、痰血，出于脾也，加桑白皮、贝母、黄连、瓜蒌仁各七分。○呕血、吐血，出于胃也，加山栀仁炒、黄连、干葛、蒲黄炒，各一钱、韭汁半盏、姜汁少许。○咯血、吐血，出于肾也，加桔梗、玄参、侧柏叶炒，各一钱。○如先血症，或吐、衄盛大者，宜先治血。治法：轻少者，凉血止血；盛大者，先消瘀血，次止之、凉之。盖血来多，必有瘀于胸膈者，不先消化之，则止之、凉之，必不应也。葛可久方，宜次第检用。内唯独参汤，止可施于大吐血后昏倦，脉微细，气虚者。气虽虚而复有火，可加天门冬三四钱。盖此病属火，大便多燥，然须节调饮食，勿令泄泻。若胃气复坏，泄泻稀溏，则前项寒凉之药又难安矣，急宜调理脾胃，用白术、茯苓、陈皮、半夏、神曲、麦芽、甘草等药。俟胃气复，然后用前本病药收攻[1]后，可常服补阴丸及葛可久白凤膏等药。

1　攻：通"功"。《墨子·非攻》："易攻伐以我国，攻必倍。"

清热化痰汤

治虚劳嗽，发热吐血。

当归　川芎　白芍　地黄各一钱　陈皮　厚朴　苍术各五分　甘草五分　半夏四分　茯苓四分　黄芪蜜炒,三分　栀子酒炒　白术各二分　黄芩酒炒,三分　黄连酒炒　黄柏蜜炙　柴胡　五味子　杏仁麸炒　桑白皮炒,一分　天门冬去心,一分

右作一剂，加姜三片，枣二枚，煎出，加童便一盏，临晚食速服。○如痰清，加瓜蒌仁。○肿，加枳壳、厚朴。○饮食不进，加神曲、麦芽。

滋阴降火汤

治虚劳发热，饮食少进。

当归　芍药　川芎　生地黄　熟地黄　陈皮　天门冬去心　半夏　甘草　茯苓　麦门冬去心　知母　白术　牡蛎　黄柏　五味子各七分

右剉剂，姜三片，煎服。○饮食少，加留白陈皮、神曲、麦芽、山查肉各五分。

保和固真汤

治虚劳病。

生地黄酒洗　地骨皮水洗　白芍药各一钱　当归酒洗　川芎　前胡　紫苏　天门冬去心,酒洗　麦门冬去心,酒洗　北柴胡　阿胶麸炒,七分　厚黄柏酒炒,六分　鲜知母炒,六分　半夏泔洗七次,姜汁制　陈皮　茯苓各五分　马兜铃去膈,四分　瓜蒌仁三分　五味子十粒　甘草二分

右剉剂，姜三片，煎服。○发热，加童便一小盏。

清金汤

治一切劳嗽。

桑白皮　薏苡仁　陈皮　半夏　阿胶麸炒　百合　贝母　款冬花夏布包　白茯苓　甘草炙　粟壳去筋、顶盖,蜜炒黄色　杏仁去皮、尖,麸炒　紫苏各一钱　人参五分

右剉一剂，加姜三片，乌梅一个去核，枣一枚，水煎服。

柴前乌梅连散

治骨蒸劳热，三服而除。

柴胡[1]　前胡　乌梅　胡黄连各等分

右每服四钱，加猪胆汁□□[2]、猪脊髓一条，韭白、童便煎服。

地仙散

凡人年四十以下，患劳怯，且不必补，只先退潮热，调理可愈。此方退潮如神，方外有接天梯之术，宜先用此方。

地骨皮二钱五分　防风一钱五分　薄荷叶一钱五分　甘草梢炙，一钱　乌梅七分半

右用水煎三次，午后顿服。

消化丸

治热嗽，痰甚壅盛。

青礞石煅　白矾飞过　牙皂去皮弦　南星　半夏　茯苓　广陈皮各三两　枳壳　枳实各一两半　薄荷　黄芩各一两　沉香一钱

右姜汁打神曲糊为丸。每服百丸，饴糖伴服，次嚼太平丸[3]，二药相攻，嗽必除根矣。

黄芪鳖甲散

治虚劳客热，肌肉消瘦，四肢烦热，心悸盗汗，减食多渴，咳嗽有血。

鳖甲浸去裙，醋煮　天门冬去心，各五两　知母焙　黄芪　赤芍各三两半　秦艽　地骨皮　白茯苓　柴胡去芦，各三两三钱　桑白皮二两半　生干地黄酒焙，三两　半夏黄　甘草炙　紫菀各二两半　人参六分，肺热忌用　肉桂　苦梗各一两六钱五分

右剉，每服五钱，水一盏，煎七分，食后温服。

秦艽鳖甲散

治气血劳伤，四肢倦怠，面黄肌瘦，骨节烦疼，潮热盗汗，咳嗽痰唾者。

1　柴胡：原为二字阙。据方名补。

2　□□：原为二字阙。参上文猪胆汁用量为"一匙"，供参。

3　太平丸：此方见卷五"血症"。

　　荆芥　贝母去心　天仙藤　前胡去芦　秦艽去芦,洗　青皮去白　柴胡去芦　白芷　甘草炙　广陈皮　鳖甲醋浸,炙,各一两　白干葛二两　肉桂去皮,半两　羌活半两

　　右为末。每服二钱,加三钱,水二盏,姜三片,煎至八分,热服。

痨症仙方

专治五劳七伤,吐血咳嗽,子午生潮。

　　黄芩　胡黄连　汉防己　知母　羌活　独活　生地黄　归尾　熟地黄　牛蒡子　贝母　杜仲　扁柏　桑白皮　枸杞　天门冬　麦门冬

　　右为散,白木槿花如无花以根代之、茅根煎服。

转手断根仙方

紫河车一个,焙,用新丸,须初胎者佳,焙干,宜童男者　白茯苓二两　桑白皮粉一两　荆芥三钱　家葛粉五钱

　　用猪肺一具,不可落水,将肺涿[1]混皮同用,新瓶一个,上用粗碗盖定,炊至熟烂,取出焙干,入前药,再加核桃肉二两。若冷汗,加热蒸椒末一钱、茯神五分、贝母一钱。右为细末,炼蜜为丸如梧实子大。每三五十丸,白汤送下。

地肤子汤

治痨瘵,五心烦潮,小便不通,疼痛有浊,腰胀。

　　当归　白芍　瞿麦　地肤子　木通　黄柏炒　知母炒,各一钱　赤茯一钱　甘草五分

　　右剉剂,水二钟,灯心五十,竹叶三十,煎一钟,空心服。

玄参栀子汤

治痨喘急,身腿发班,乃因痨多动火气,正凝滞则为喘发班,此药主之。

　　当归　生地　麦门冬炒　白术炒　黄柏炒　知母炒　黄芩　白芍　川芎　陈皮　地骨皮各一钱　甘草四分　山栀子炒黑　玄参各一钱二分

---

1 涿:zhuō,敲打。"将肺涿混皮"意为敲打猪肺,使之外皮呈混浊状。

右剉剂，水二钟，姜一片，煎一钟，食远服。

十二味柴胡汤

治痨瘵发战如疟，先热后寒，饮食少进，皆气血虚极发战，战则动火，前热后寒，乃气中有热在前也。此药主之。

柴胡　白术炒　白茯　紫苏　当归各一钱　黄柏　知母各盐水炒，各八分　玄参五分　茯神猪心血炒，一钱　天门冬去心，一钱　甘草炙，三分

右剉剂，水二钟，姜一片，枣一枚，煎一钟，食远服。

十一味附子汤

治痨瘵发寒如疟，先寒后热，气血衰极，此药主之。

当归　黄柏炒　知母炒　山药　白芍　熟地　陈皮　白术各一钱　肉桂五分　川芎五分　熟附子三片

右剉剂，水二钟，姜三片，枣二枚，煎一钟，空心服。

人参茯神汤

治痨瘵，痰喘急，不知人事，自汗如水不止，亦是血虚火动之故，此药主之。

人参　黄芪炙　白术炒　白茯　栀子炒　青黛　黄芩炒　远志去心　茯神猪心血炒　天花粉各一钱　甘草炙，三分

右剉剂，水二钟，姜三片，煎一钟，温服。

附　痨瘵单方

凡遇痨瘵，服自己小便最好，童便亦可。每以黑枣过口更妙。

一方

治痨瘵，用核桃肉四两[1]，泡，去皮、杏仁四两，泡，去皮、芝麻四两，炒退皮、人参四钱，为末，共捣，以炼蜜一斤和匀，盛瓷器内。每服二钱，烧酒下。

一方

治痨病吐脓血，取乌鸦洗净，入瓜蒌瓤一个、白矾少许于鸦腹中，煮熟，四物食之。

———————

1　四两：此前原衍"各"字。此为本方第一味药，据删。

一方

治虚劳，气冲心胁，块瘰满起，用雄黄、大蒜各一两，为丸如弹子大。每服一丸，热酒送下。

虚　损

虚损者，阴阳俱虚之谓也。日轻夜重，口中无味，阳虚之症也；午后发热，夜半则止，口中有味，阴虚之症也。阳虚者，责在胃，饥饱伤胃则阳道虚，而以补气为主；阴虚者，责在肾，房劳伤肾则阴气虚，而以补血为主。若气血俱虚，日夜不安，发热烦燥，又当以补气血为主也。

虚损主方 附阴痿

黄柏去皮，盐酒炒　知母去皮，盐酒炒　龟板去弦，酥炙，各□两，净　北五味子去梗，一两　怀庆熟地黄酒蒸九次，干晒，五两　甘州枸杞子去梗，三两　锁阳酥炙，二两　白芍药酒炒　天门冬去心，各二两　干姜炒黑色，三钱，冬月五钱

右为细末，炼蜜丸如梧桐子大。每服八九十丸，空心炒盐汤送下，冬月温酒。不饮酒者，清米汤下。○理脾胃，加山药、白术、白茯苓各二两、陈皮一两。○固精，加牡蛎煅童便淬，七钱、山茱萸肉二两、白术七钱。○壮暖脐腹膝，加虎胫骨酥炙、汉防己酒洗、牛膝去芦，酒洗，各一两。○梦遗精滑，加牡蛎童便煅七次、白术各一两、山茱萸肉、椿根白皮炒，各七钱。○赤白浊，加炒栀仁、炒黄连各五钱、白术、白苓各二两半。○软弱无力者，加牛膝酒洗，二两、虎胫骨酥炙，二两、防己酒浸洗、木瓜各五钱。○疝气，加苍术盐酒炒，一两半、黄连姜汁炒、炒栀仁各六钱、川芎一两、吴茱萸炒、青皮各五钱。○眼目昏暗，加当归、川芎、菊花各一两、酒炒黄连、柴胡、乌犀各五钱、蔓荆子、防风各三钱。○左尺虚，右尺微，命门火衰，阳事不举，加黑附子小便泡，去皮、肉桂各七钱、沉香五钱。○脾胃虚弱，畏寒易泄，加白术一两、陈皮一两、干姜炒，七钱。

人参饮

人遇劳倦，辛苦过多，即服此方，免生内伤发热之病，主于补气。

黄芪蜜炙　人参各一钱半　甘草炙,七分　陈皮去白,一钱　白术一钱二分　麦门冬去心,一钱　五味子二十粒,打碎

右用生姜二片,大枣二枚,水一钟半,煎八分,食前服。劳倦甚,加附子四分。

当归饮

人遇劳心思虑,损伤精神,头眩目昏,心虚气短,惊悸烦热,即服此方。补血为主。

当归身　人参各一钱半　麦门冬　白芍药酒炒　酸枣仁炒,各一钱　山栀五分　白茯神去皮、木,一钱　五味子十五粒　生地黄姜汁洗　广陈皮　炙甘草　川芎各五分

右用姜二片,枣一枚,水一钟半,煎八分,食远服。

四君子汤

治一切脾胃虚弱,饮食减少,诸虚不足,无问内伤外感,病之新久,不论诸病服药无效,宜用此剂以补之。脾胃渐充,诸病皆愈。

人参二钱　白术三钱　白茯苓一钱　炙甘草五分

右水钟半,姜五片,枣一枚,煎七分,食远服。○血虚,加当归、川芎。○气虚表不固,加黄芪、桂枝。○有痰,加陈皮、半夏。○心虚,加茯神、酸枣仁、益智仁。○呕吐,加砂仁、藿香。○泻泄,加山药、白扁豆。○虚寒久泻者,加肉豆蔻、干姜。○咳嗽,加麦门冬、五味子。○胸腹胀满,加枳实、白豆蔻。○有潮热,加软柴胡。○身体肿满,加大腹皮、厚朴。○胸腹疼,加吴茱萸、广木香。○大便秘结,加枳壳、桃仁、槟榔。○小便不利,加泽泻、木通。○遍身酸疼,加羌活、紫苏。○走气痛,加玄胡索、木香。○小儿痘疹不出,加升麻、葛根。○女人腹疼,加香附、玄胡索。

十全大补汤

治一切虚损如神。

人参去芦　白术炒　白茯去皮　黄芪蜜炒　当归酒洗　熟地　白芍各一

钱　川芎　肉桂去皮　甘草去皮尖[1]，各五分

右剉剂，水二钟，大枣一枚，生姜一钱，煎至一钟，去渣温服。

补中益气汤

治一切元气不足，中虚之症，或肥或瘦，身体沉重，四肢倦懒，心烦不安，皆可服之。

黄芪一钱，炙　人参　陈皮炒　当归各五分　五味子七分　白芍四分　甘草炙　升麻　柴胡各三分

右剉剂，水一钟，生姜一片，煎一钟，食远温服。

十四味建中汤

治赢弱少力，面色黧黑。

当归　白芍炒　白术炒　麦门冬去心　人参　黄芪蜜炙，各五分　甘草炙，二分　川芎　肉桂去皮　大附子炮　熟半夏各三分　肉苁蓉去鳞　大熟地各七分　白茯五分　生姜一钱

右剉剂，大枣一枚，水一钟半，煎一钟，去渣，空心温服。

固真饮子

治中年以上之人，阴阳两虚，血气不足，诸虚百损等症。

人参　干山药　当归身　黄芪　黄柏炒，各一钱　熟地黄一钱五分　白术　泽泻　陈皮　白茯各八分　杜仲炒　甘草炙，各七分　补骨脂　山茱萸肉各五分　五味子十粒

右㕮咀，一服，水二钟半，砂锅内或银器煎至八分，食前温服。此药最能益气、补气血、和脾胃、固肾水、添精、壮筋骨、消痰降火、清气治痰，平和无偏僻，久服耐[2]老壮气血，妙不尽述。

六味地黄丸

治肾气虚损，形体憔悴，寝汗，潮热发热，五脏齐损，瘦弱虚烦，骨蒸痿

1　去皮尖：疑误。据《太平惠民和剂局方》卷五"十全大补汤"作"甘草炙"，义长。

2　耐：原作"奈"。当为"耐"之音讹，据文义改。

弱，下血，亦治肾消泄泻、赤白浊，俱效。

山药姜汁炒，四两　山茱萸去核，净肉四两　白茯苓去皮　泽泻去毛　牡丹皮去木，各三两　怀庆熟地黄酒蒸，八两

右为末，炼蜜为丸如梧桐子大。每服八九十丸，空心白汤下。加附子制、桂心各一两，名八味丸，治下部虚寒。

人参[1]固本丸

清金补水，养血滋阴。

天门冬去心　麦门冬去心　生地黄　熟地黄俱怀庆者，各二两；四味熬膏，晒干，取净末四两　人参去芦，一两

右为末，炼蜜为丸如梧桐子大。每服八九十丸，空心白汤送下。按古方四味酒煮捣膏，人参末和丸，不能用蜜，且渣滓滞隔，胃弱痰火人用，多作痞闷，今易此法甚效。再加知母、黄柏、枸杞子各一两、五味子五钱，尤妙。

固本肾气丸

治人多因酒色，脾肾所伤。

人参一两　麦门冬去心　天门冬去心　怀熟地酒煮　怀生地酒洗，各三两　泽泻一两，白者　白茯苓　山茱萸净肉　牡丹皮酒洗　枸杞子各二两　怀山药四两，炒

右为末，炼蜜为丸梧桐子大。空心淡盐汤吞百丸。

加味坎离丸

能生津益血，升水降火，清心明目。盖此方取"天一生水，地二生火"之意，药轻而功用大，久服而取效速，王道之药无出于此。上盛而下虚之人，服之极效。

川芎大而白者，洗净，小的不用　当归全，用好酒浸三日，洗净晒干　白芍药好酒浸一日，切片，晒干　甘州枸杞子去梗　女贞实即冬青子，冬至日采，蜜水拌，九蒸九晒，净，各四两　甘菊花去梗叶净，三两，野的不用　怀庆熟地黄八两；一半和砂仁一两，以

---

1 人参：二字原漫漶。据《普济方》卷二百二十六"人参固本丸"补。

绢袋盛之，放罐底，用酒二碗煮干，去砂仁不用；一半用白茯苓二两研末，如前用酒一碗煮干，去茯苓不用　知母肥大者，八两，四制与黄柏同　川黄柏去皮，八两；二两酒浸，二两盐水浸，二两人乳浸，二两蜜浸，各一昼夜，晒干，炒茶褐色

右九味修制如法，合和一处铺开，日晒夜露二昼夜，取天地之精，日月之华。再为细末，炼蜜为丸如梧桐子大。每服八九十丸，空心滚水打炒盐汤送下。

安神定志丸

清心肺，补脾肾，安神定志，消痰去热，台阁勤政劳心，灯窗读书刻苦，皆宜服之，奇效。

人参一两五钱　白茯苓去皮　白茯神去心　远志去心　白术炒　酸枣仁去壳，炒　菖蒲去毛，忌铁　麦门冬去心，各一两　辰砂二钱五分，草伏水飞过，另研为衣　牛黄一钱，另研

右为末，圆眼肉四两，熬膏，和炼蜜三四两为丸如梧桐子大，朱砂为衣。每服三十丸，清米汤下，不拘时候，日三服。

滋肾丸

平补气血，滋阴降火。少年气血素弱人服极效，女人亦宜。

川芎一两　当归身酒浸，烘干，二两　白芍药酒炒　怀熟地黄　川牛膝去芦，酒洗　白术土炒　白茯苓去皮　甘州枸杞去梗　人参去芦，各二两　知母去皮，蜜水拌炒，二两　黄柏童便浸炒，二两　赤、白何首乌黑豆蒸七次，各四两　甘草炙，一两

右为末，炼蜜为丸如梧桐子大。每服九十丸，空心盐汤送下。

大补阴丸

温补下元，滋阴降火。酒色人年五十以上服之，极效。

川黄柏净四两；一两盐酒浸炒，一两蜜水浸炒，一两童便炒，一两醋浸炒，俱要炒褐色，勿令焦　锁阳一两　女贞实即冬青子，冬至日采，蜜水九蒸九晒，四两　牛胆槐子净八两，腊月装入牛胆，至仲春取出听用　鹿角胶二两　鹿角霜四两　龟板胶二两　龟板霜四两　熟地黄四两　干姜炒过，三两　虎胫骨一两，酥炙　知母四两，四制，同黄柏一样制　北五味子去梗，一两　山茱萸去核，二两　雄猪脊髓一条

右为末，炼蜜一斤，先将龟鹿胶化开，和为丸梧桐子大。每服九十丸，空心煨盐汤送下。一方有乌药叶四两。

班龙百补丸

此药不寒不热，性温平，实为补养圣药。

鹿角霜十两　鹿角胶　白茯苓　干山药炒　人参　川牛膝酒洗　怀生地酒炒　芡实粉　鲜知母盐水炒　黄芪酒炒　黄檗[1]夏月加，各四两　五味二两　川当归酒洗　甘枸杞　川杜仲姜汁拌，炒去丝，各三钱

右炼蜜和胶丸如梧桐子大，空心盐汤下百余丸。

保真丸

补心神，固肾精，坚筋骨，润肌肤，泽容颜，乌须发，久服亦能续嗣延年，功难尽述。

牛膝十两，用黑豆三升铺甑内，九蒸九晒九露，黑豆一蒸一易，如数完，竹刀切片听用　菟丝子三两，酒浸，去壳　生地黄十二两，酒洗；用一半拌砂仁，去皮、白茯苓末各五钱，蒸一昼夜，熟透锤[2]用　柏子仁八两，汤泡七次，去油　补骨脂四两，用核桃肉二两研碎，拌匀，按实瓷器内一日，炒干用　何首乌二十两，忌铁器，同牛膝蒸之　白茯苓用牛乳二碗浸透，晒干　白茯神人乳二碗浸透，晒干　天门冬去心　麦门冬去心　枸杞子去蒂　当归酒洗，各六两　人参三两，去芦　杜仲炒去丝　山药各四两

右为末，炼蜜为丸如梧桐子大。每服七十丸。如阳气弱而精不固者，加山茱萸四两、锁阳四两、肉苁蓉四两。如健忘者，加九节菖蒲三两、远志三两。如思虑过度，损心太甚而不能寐者，加炒熟枣仁三两为度。

山精丸

健脾除湿，去火消痰，神效。

苍术二斤，茅山者，先用米泔水浸三日，竹刀刮去粗皮，阴干　甘枸杞一斤，去梗　地骨皮去木、土，一斤　桑椹紫熟者一斗，取自然汁，去渣，将苍术浸入汁内令透，取出晒干，

---

1 檗：原作"蘖"。同"檗"，据改。后同径改。
2 锤：原作"鎚"。同"锤"，据改。后同径改。

又浸又晒,如此者九次,用水臼捣为细末

右并晒为末,与苍术末和匀,炼蜜为丸弹子大。每服二丸,百沸汤下。按此方强脾益肾,老少极效。

十精丸

补血明目,多用极效。

甘菊花家园者,去梗叶,二两　石斛去根　五加皮去木,洗　柏子仁去壳,炒　人参去芦　菟丝子去砂,酒煮捣饼,晒干　白术土炒　肉苁蓉去心膜　川巴戟去心　鹿角霜各二两

右为末,将鹿角胶酒化开,加炼蜜为丸如梧桐子大。每服九十丸,空心滚白汤送下。

启阳固精丸

治精气衰于下,阳虚于上,精绝阳痿之症。

人参　熟附子　川芎各一两　破故纸四两,炒　黄芪酒洗,二两　小茴香炒　山药炒,各四两　官桂二两　菟丝子八两,酒煮,捣为饼　巴戟天二两,去心　锁阳二两,火炕　川杜仲三两,姜汁炒去丝

右为末,炼蜜为丸如梧桐子大。空心酒吞百丸。

增损黑锡丹

治一切上盛下虚,火上水下,阴阳不交,或头目眩运无常,上重下轻,头大头重,心慌神乱,睡卧不安。

黑锡丹　磁石各一两　巴戟天[1]　附子　破故纸　木香　桂心　黑沉香　川楝子　肉豆蔻各一钱　小茴香二钱

右为末,酒糊为丸如梧桐子大。每服五十丸,盐姜汤下。

八宝丹

平调气血,滋补五脏。

1　巴戟天:原作"天巴戟"。据《证类本草》卷六"巴戟天"药名乙正。

何首乌赤、白各一斤，竹刀刮去粗皮，米泔水浸一夕，用黑豆一斗，每次三升三合，以水泡涨，每豆一层在底，何首乌一层在上，重重铺毕，用砂锅柳木甑蒸之，以豆熟为度，拣去豆，晒干，又蒸如此九次，将何首乌晒干为末，听用之　赤茯苓用竹刀刮去粗皮，木槌打碎为末，用盆盛水，将药倾入盆内，其筋脉浮水上者去之，沉盆底者留用。如此三次，湿团为块，就用黑牛乳五碗，放砂锅内慢火煮之，候乳尽入茯苓内为度，仍晒，研为细末，净用一斤　甘枸杞晒干为末，净用八两　川牛膝去芦，酒浸一宿，待何首乌蒸至七次，再将牛膝同铺豆上，蒸二次，研为细末，净八两　白茯苓制如赤苓法，用人乳煮，候煮乳尽，晒干为末，净用一斤　川当归酒浸一宿，晒干，为末，净用八两　破故纸用黑芝麻如数同炒，芝麻熟为度，去芝麻，将故纸研为细末，净四两　菟丝子去沙土净，酒浸生芽，捣为饼，晒干为末，净用八两　怀庆山药姜汁炒为末，净用四两　一方有杜仲去粗皮，姜汁炒断丝，为末，净用八两

右药不犯铁器，各为末，秤足和匀，炼蜜为丸如弹子大，一百五十丸，每日三丸，空心酒浸下一丸，午前姜汤浸下一丸，晚下盐汤浸下一丸。余药，丸如梧桐子大，每服七八十丸，空心盐汤或酒送下。此药乌须黑发，延年益寿，专治阴虚阳弱无子者，服半年，即令有子，神效。忌黄白萝卜、牛肉。

十珍膏

补养血气，调理脾胃，清肺滋肾。寻常预服调补，及大病后调补要药。

人参去芦，八两　白术洁白者，净一斤　北五味子去梗，四两　川归身酒洗净，去头足，烘干，净用八两　黄芪去芦梢　麦门冬去心净　甘枸杞子去梗，各八两　怀熟地黄肥大，沉水不枯者　怀生地黄肥大，沉水不枯者，各十两　天门冬去心净，八两

右药切片制净，入铜锅内用水浸，高于药二寸，文武火熬至药面上无水，以新布绞取清汁另放，将渣入臼内捣如泥。下锅内，仍用水高二寸再熬，候药面上水干，又绞取清汁。将渣又熬，如此三次，以渣无味为度，去渣不用。将前后三次药汁再入锅内，文火熬如稀糊样，下炼蜜八两，再熬二三沸，收起。隔宿，必有清水浮上，亦宜去之。其膏放井水缸内，出火毒三日。每服半盏，滚白汤空心食远时调服，一日二次，极有奇效。

八仙早朝糕

专补脾胃虚弱，膨闷泄泻，不思饮食，服之神效。

白术炒，四两　白茯苓去皮，二两　陈皮去白，二两　山药姜汁炒　莲肉去皮心，各四两　芡实去壳净　薏苡仁炒，各四两　人参去芦，二两　桔梗炒干，一两

右为末。白粳米五升半、糯米二升，共七升半，同粉。共药和匀，用蜜三斤，如无蜜，沙糖四斤代之，拌匀，如做糕法，入笼中画片，蒸熟焙干，瓦罐封贮。饥时取三五片食之，白汤漱口。小儿用加山查肉四两、麦芽麸四两，去人参。按此方不拘男女大小，皆可用，出外甚便。

仙灵酒

此方壮阳，固筋健骨，补精髓，广嗣延年。中年之人及老人气血不足者宜服之。

仙灵脾　金樱膏各四两　川牛膝　大川芎　巴戟天去心　厚官桂　小茴香炒　补骨脂炒　川杜仲姜炒，各一两　黑沉香五钱　菟丝子制，二钱　当归身二两

右用细花烧酒，二十斤一坛，上药为粗末，绢袋盛，悬胎煮三炷香，放土地上三宿，作十小瓶，以泥封口。时服必有奇效，久服有通仙之巧。

中进炁

能治一切虚损，上中下之三消，内有取坎填离，枯树接枝之妙。

大附子一两三四钱重者用　细辛三钱　当归五钱　白芷三钱　葱头七根　木通二钱半　防风二钱　甘草二钱　人参三钱　黄芪五钱　乳香三钱半

○其附子用童便浸七宿，取起。将前药同附子一处入瓷罐内，加阴阳水二三碗煮大半日，取起。削去皮脐，临用之时切如铜钱厚片，用簪脚刺七个眼。用丝绵包之，放脐上，用童女对药钱以口气呵之。进气一次，用壮实女子三四人方可。不然，用方不到，则非呵炁，乃吹炁也。诀云：吹则生风寒战来；呵为暖气入三台。倘室女不便，即少壮妇人不食葱蒜者亦可用也。一药用三五次，即另换新药钱，不用旧药，恐力弱不能助炁耳。

口诀云

住命机，归魂窍，采先天，长生道。觅真铅，二八妙，审潮源，探玄兆。
霎时间，先天到，游天日，身不靠。出漕溪，窍对窍，入吾廷，立见效。

赏中秋，日日奥，遁阴蓸，无老貌。密密行，休语言，七十二，倾天道。

金丹说

曰：凡人未生前无相无形，太虚一体，光明朗照，焉有生死。盖缘因妄有生，因生有灭，因妄想中立。因缘性得干父之真精，阳中之阴，坤母之真血，阴中之阳。以真神真意，灵气交感，金水相停，一铸成功。先生左肾为精区，既生右肾为命门。精区属水，命门属火；水为玄，火为牝。此水火之中是为橐钥，即炁往来之根，又名先天祖炁。先从祖炁根源，后生百脉四肢。一炁鸿蒙，随母呼吸，自一月而至十月，五行相全，天地数足，如天船转柁之象，囤的一声，任督分位，先天元神，自虚无中来。二声落地，剪断脐带，哇哇不已。此后吞津食乳，日复一日，渐生知觉，喜怒哀乐，百般变幻，尽属五行，故有生死。人至十六岁，乌兔药物，以全二八一斤，天机自然，知觉乾体自破，乾中一点，走入坤宫，以成离卦。女子十四岁，天癸至，受乾中一点，坤卦成坎卦。故乾坤先人之象，坎离后天之象。真人还丹先筑基炼己，次取坎填离，后一得永得。子进阳火，午退阴符，朝迎暮蒙，如龙养珠，一日功完，脱胎神化，默朝上帝，才是大英雄得志之秋也。噫！此个玄机无处诉，惟有天边明月知。

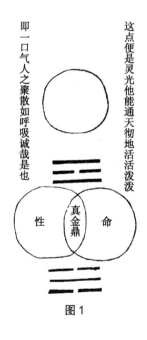

图1

附　虚损单方 并附阴痿效方

一方

治虚损，以枸杞子三升，打碎，好酒十壶浸七日，任意饮之。或用菟丝子酒浸煮，为丸服。

凡阳事不举，人多以为命门火衰，精气虚冷，不知内有郁火致痿者多矣。治宜以清热之剂，坚肾之药，使郁火散而原气生，自然复旧。用四物合凉膈，加山药、枸杞、知母、黄柏各一撮，煎服，自效。

养老 男年八八喜尺旺，女年七七喜寸旺。若脉濡气虚，脉涩血虚，细濡涩多寿，弦紧洪多病，甚则带歇。

老人无非血液衰也。当知两肾中间，白膜之内，一点动气，大如箸[1]头，鼓舞变化，火阖周身，熏蒸三焦，消化水谷，外御六淫，内当万虑，昼夜无停，至年老精血俱耗，平居七窍反常，啼号无泪，哭如雨流，鼻不嚏而出涕，耳无声而蝉鸣，吃食口干，寐则涎溢，溲不利而自遗，便不通而或泻，昼则对人瞌睡，夜则独卧惺惺。此老人之病也，亦有阳虚阴虚，气虚血虚，痰症火症之分，治宜因类。

养老主方

怀熟地黄酒蒸，四两　山茱萸去核，净二两　山药姜汁炒，一两　牡丹皮去木，一两五钱　益智仁去壳，盐水炒，一两，古方泽泻　五味子去梗，一两　麦门冬去心，一两

右为末，炼蜜为丸如梧桐子大。每服七八十丸。空心盐汤下。○如老人阴虚，筋骨痿弱无力，面无光泽或黯惨，食少痰多，或嗽或喘，或便溺数涩，阳痿，足膝无力，形体瘦弱，因肾气久虚，憔悴寝汗，发热作渴，依本方。○夏月，不用盐。○腰痛，加鹿茸、当归、木瓜、续断各一两。○消渴，去茯神，倍用麦门冬、五味子。○老人下元冷，胞转，不得小便，膨急切痛，四五日困笃垂死者，用泽泻二两，去益智仁。○诸淋数起不通，倍用茯苓、泽泻，益智减半。○脚气痛连腰胯，加牛膝、木瓜各一两。○夜多小便，依本方，茯苓减半。

---

1 箸：原作"筯"。同"箸"。

○虚壅牙齿疼痛，浮而不能嚼物，并耳聩及鸣，去麦门冬，加附子炮、桂心净，各一两。○耳聋或作波涛钟鼓之声，用全蝎四十九枚，炒微黄色，为末，每服三钱，温酒送下一百丸[1]，空心服。

三子养亲汤

老人形衰，苦于痰喘咳嗽，气急胸满，艰食，不可妄投荡涤峻利之药，及耗真气。是有三人求治其亲，静中精思以成此方，随试随效。又谓三子者，出自老圃，性度和平芬畅，善佐饮食，善脾胃，使人亲有勿药之喜，故仁者取焉。

紫苏子主气喘咳嗽，用紫色，真正年久者佳　萝卜子主痞闷兼理气，用白种者　白芥子消痰下气宽中，白者佳，紫色不用

右各洗净，去砂土，晒干，纸上微炒，细研。看何经病多，以所主为君，余次之。每剂不过三钱，用生绢或细布小袋盛之，煮汤可随甘旨饮啜，亦不拘时。勿煎太过，令味苦辣口。若大便素实，入熟蜜。一时冬寒，加姜一片，尤妙。

调老饮

治老人奉养太过，饮食伤脾，时或泻痢。

白术　白芍酒浸略炒，如后重腹痛，用生的　甘草炙　当归　陈皮　枳壳　黄芩　黄连　茯苓

右作一剂，水煎，不拘时候。

养老散

养胃顺气，化痰健脾，定喘止嗽。老年人并孀妇，兼有滞郁者甚宜。但中气弱者，不宜服之。

陈皮　青皮　枳壳　柴胡　白术　当归　芍药　桑白皮　杏仁　人参　天门冬　苏子　茴香　白芥子　麦门冬　香附　三棱　萝卜子　莪术　大黄酒炒　青木香　天花粉　山查　厚朴姜炒　甘草　神曲　知母　贝母　麦芽　瓜蒌仁　阿胶　枳实　渴加乌梅

1　一百丸：疑衍。

右为末，以天、麦二冬，各搅汁，慢火熬煎，少注白蜜再熬，收瓷器内。每服一二匙，入滚白水内调散服之。

补肾旺气丹

能肥体健身，固精旺气，黑发乌须，延年种子。

怀熟地八两　山茱萸去核，净四两　白茯苓三两　巨胜子四两　韭菜子四两，微炒存性　肉桂一两　枸杞子去核，三两　冬青子四两　柏子仁三两　升麻五钱　五加皮三两　何首乌六两，如干者，米泔水浸，竹刀刮去皮，黑豆拌蒸；鲜者止用六两一个　沙苑蒺藜四两，如羊肾样者　旱莲膏四两，熬法：取旱莲草数十斤捣汁，砂锅内熬成沙糖样，瓷碟盛，晒干　续断　莲蕊各二两　人参一两　当归三两　菟丝子去沙土，净四两，酒浸煮三日夜令透熟，捣为薄片，晒干　楮实子三两，净去皮，酒浸，浮者不用　覆盆子四两，去蒂，东流水浸一夕，净干四两

右俱忌铁器，共为末，炼蜜为丸如梧桐子大。每服六七十丸或百丸，空心盐汤或温酒送下。

还元丹

养脾补肾最妙，老人尤宜常服，脾泄肾泄俱效。

山药姜汁炒　白茯苓去皮　小茴香　莲肉去皮、心　砂仁炒　薏苡仁炒　家神曲　粉草各半斤，二味共炒一时，不可焦

右为末，用黄牛胎犊一条，一斤以下者佳，熬膏。入糯米粉四两，和成硬糊样，为丸如弹子大。每服，大人二丸，小儿一丸，饥时饮汤嚼下。

经验何首乌丸

专治老人衰弱，血气不足，遗尿失禁，须发斑白，湿热相驳，腰背疼痛，齿酸脚软，行步艰难，眼目昏花，此药皆可治之。久服轻身延年耐久，添精补髓，益气强筋。修合务要精制，无不应效。

何首乌六两，用黑豆水浸煮七次，晒干，再煮，又晒，如前七次　黄柏四两，一两酒炒，一两乳汁炒，一两童便炒，一两青盐水炒　松子仁去壳净，一半去油，一半不去油　柏子仁去壳　肉苁蓉酒焙，晒干　牛膝酒洗，去芦　菟丝子酒煮，烂碾为细末　天门冬去心，焙干　麦门冬去心，焙干　白茯苓去皮　白芍药　小茴香酒炒　白术净，不用油

者,去梗　甘州枸杞子酒洗,炒干　熟地黄酒洗,焙干,各二两　当归酒洗,炒干　生地黄酒洗焙干,各二两　人参去芦　黄芪蜜炙,各一两二钱

右为细末,加核桃仁,去壳并仁上粗皮,研如泥,和炼蜜为丸如梧桐子大。每服五十丸,空心酒、米饮任下。半月半效,一月全效。

四制黄柏丸

此药与前药相兼服。

用黄柏去粗皮,一斤。四两酒炒,四两童便炒,四两乳汁炒,四两青盐水炒。共合为一处,每日用乳汁浸,晒干;复用乳浸晒,无度。待臭味甚作无厌,至连秤得二斤,则内有干乳一斤矣。然后为细末,炼蜜为丸如梧桐子大。每服五七十丸至百丸,空心酒下,或淡盐汤下。

一秤金

能为老年人填精益肾,润燥生津。

没石子五钱　沉香二钱　大茴香三钱　五加皮三钱　枸杞子三两　破故纸新瓦炒　熟地黄　槐子各三两

右药共一斤,胡桃肉一斤,白糖半斤,共为末,炼蜜为丸如弹子大。每服二丸,空心盐汤送下。

却病延寿丹

年高老人,但觉小水短少,即是病进,宜服此方。

人参　白术　牛膝　白芍药　白茯苓　陈皮　山查去核,各一钱　当归　小甘草各五分

右用姜二片,空心服。○春加川芎七分。○夏秋加黄芩、麦门冬各五钱。○冬加干姜二分,倍当归,服至小水长止药。如短少,又服此,丹溪养母方也。为人子者,不可不知此。或用糊丸如梧桐子大,每服七八十丸,空心、食远清米汤下。

任太史秘传延寿方

鹿角霜一斤　覆盆子日干,半斤　菟丝子半斤　余甘子去核,净肉日干,二两

右为末，取鹿角胶半斤，用无灰好酒化开，入前末搅匀，和为丸如梧桐子大。每早空心酒下五十丸。

取鹿角霜法：用鹿角不拘多少，截做一二寸长，于长流水内泡洗七日夜，尽去尘垢。取一大瓷坛，用猪毛泥固外，晒干，将角入内，以桑白皮铺底盖面，每十斤，用黄蜡四两、好酒四大壶，同装坛内，仍用水溚合，以桑柴用文武火煮三昼夜，徐徐添热水。第三日取出角，晒干，为末，即霜也。将煮角之水再慢火熬成稀胶，收瓷器内阴干，即胶也。

乌须养老丹

此药滋阴养血，固精神，强筋骨，明目止风泪，黑发乌须功效甚大。此方传之包五友者。友见宠于世宗，时百有余岁，强健于少年，此其服食方也。

旱莲草一斤，六月六日采起，采至七月，选壮大者用之，阴干，去根，忌铁器　熟地黄四两，选怀生地壮大者，四两五钱，用酒煮黑如漆色，捣烂和前三味，揉匀　草决明子半斤，捣姜汁同炒，去姜用。不用姜炒，生用亦可　何首乌四两，如常法，以黑豆用柳木甑九蒸九晒　人参一两　当归酒洗，四两　枸杞子去蒂，一两

右六味同为末，先将地黄捣烂和匀，再入炼蜜为丸如梧桐子大。每服五六十丸，空心、临卧时皆可服，或盐水或酒皆可。

仙方点白还玄丹

秘传神方，拔白换黑。

生地黄取汁　桑椹子取汁　旱莲子取汁，三味各用汁一盏，共放铁锅内熬之干，碾为末，用一两　没石子煨，五钱　母丁香　真黑铅炒，五钱

右四味共研为末，以新小瓷罐贮之，塞口，勿令泄气，依后开拔白日期，用小镊子拔去白须，即以墨笔点记，然后用鲜姜汁调前药少许，点孔中。六七日后再出黑，永不白。

拔白日期

正月甲子日　二月初八日　三月十三日　四月十六日　五月廿五日　六月十四、十九日　七月廿八日　八月十九日　九月十六日　十月初十、十三日　十一月初七、十二日　十二月初七日

补脾羹

治老人脾虚，或大病后胃口虚弱怯食。

用糯米五升，浸一昼夜周时，淋干，入锅内慢火炒香燥，不可　外用花椒炒出汗，去目及闭口者，净二两　薏苡仁一斤　莲肉一斤，去皮、心，各炒黄熟

共和为末，再用白糖二斤和匀，瓷罐密贮。每日清晨用一白盏沸汤调服，善能补胃进食。

牛髓膏

老人常服补肾消痰。

用熟牛胻骨内髓四两　核桃仁去皮，二两

右二味各擂成膏。空心、食少，入些盐。

猪肚羹

老人常服，能补脾胃不足，虚羸乏力。

獖猪肚一具，洗净　人参五钱　干姜一钱，泡　葱白五茎，去须、叶　川花椒一钱，炒出汗，去目、闭口者　糯米五合

右药研为末，以米合和相得，入猪肚内缝合，勿令泄气，以水五升，用砂锅内慢火煮令极烂。空心服之，次饮酒三五杯。

猪腰子粥

老人常食，能治耳聋及补肾脏气惫。

猪腰子二对，约八两　葱白四茎，去须切碎　人参五分　防风五分　粳米八合　薤白少许

右五味和米煮粥，入盐空心食之。

羊肉粥

老人常服，补虚损羸瘦，助元阳，壮筋骨。

羊肉二斤，去骨　人参去芦，一两　黄芪一两，生用　茯苓去皮，一两　大枣去核，五枚　糯米三合

右先将羊肉去皮脂,取精肉四两,细切豆大。余一斤十二两,并药四味,用水五大碗煎取汁三碗,绞去渣。入米煮粥,再下前细切生羊肉同煮熟,入五味调和,空心食之。

羊脊髓粥

老人常食,能补脾胃气弱,虚损不下食者。

用大羊脊髓一条透肥者,捣碎、用青粱米四合,淘净。以水五升煮取汁一升,下米煮作粥,入五味和匀,空心食之。常用极有补益。

莲肉粥

老人常食,能补脾胃,养心肾。

用莲肉三两,去皮心、净糯米三合和匀,作二次煮粥,空心食之。

薏苡仁粥

老人常服,补脾胃,疏风湿,壮筋骨。

用薏苡仁四两、粳米三合,照常煮粥,不拘时服。

鸡头实粥

老人常食,益精强肾,聪耳明目。

用鸡头实不拘多少,去壳净粉三合,粳米三合,照常煮粥,空心食之。

固本酒

老人常服,补脾清肺,养心益肾,大补阴血。

人参一两　甘州枸杞子　天门冬去心　麦门冬去心　怀庆生地黄各一两　怀庆熟地黄一两

右好烧酒十二斤浸,春秋半月,夏七,冬二十一日,密封固瓶口,待浸日完取出,绞去渣。每日空心、食远各饮二盏。其渣再用白酒十斤煮熟,去渣,每日随意用之。

菊花酒

能为老人清心明目，养血疏风。

家菊花五斤　　生地黄怀庆者，五斤　　地骨皮去木土，净五斤

右三味捣碎，一处用水一石煮取净汁五斗，次用糯米五斗炊饮，细面曲五斤拌令匀，入瓮内，密封三七日，候熟澄清去渣，另用小瓶盛贮。每服二三杯，不拘时候。

菖蒲酒

老人常服，通血脉，调荣卫，聪耳明目，壮旺气力，益寿延年。

用五月五日、六月六日、七月七日取菖蒲，不拘多少，捣烂取清汁五斗。糯米五斗，蒸熟，入细酒曲五斤，南方只用三斤，捣碎拌匀，如造酒法，下缸密盖。三七日榨起，新坛盛，泥封固。每次温服二三杯，极妙。

紫苏子酒

老人常服，调中益脏，下气补虚，润心肺，消痰顺气。

用紫苏子三升，炒香，研细，清酒三斗，坛贮，将苏子纳入酒中，密封，浸一七，滤去渣。每日随意饮三五杯。

求　嗣

求嗣之理，非玄微，只妇人要调经，男子要神足。男子阳精微薄，虽遇血海虚静，流而不能直射子宫，多不成胎。盖因平时嗜欲不节，施泄太多所致。宜补精元，兼用静工存养，无令妄动，候阳精充实，依时而合，一举而成矣。女人阴血衰弱，虽投真精，不能摄[1]入子宫，虽交不孕，虽孕而不育。是以男女配合，必当其年。未笄之女，阴气未完；欲盛之妇，所生多女。性行和者，经调易挟；性行妒者，月水不匀。太肥脂满，子宫不能受精；太瘦子宫无血，精不能聚。俱不宜乎，不可不知。且男精女血者，皆兼气血阴阳，总属肾与命门。精血充盛，别无杂病，宜交会得时，乃成胎孕。凡经尽一日至三日，

---

1 摄：原作"捴"。同"摄"，据改。

新血未盛,精胜其血,男胎成矣。四日至六日,新血渐长,血胜其精,女胎成矣。六日至十日,鲜有成者,纵成亦皆女胎。欲求子者,全在经尽三日以里,于夜半子时。及平日调经补肾,至如服药求嗣,阴阳必贵得宜。若见命门脉微细似绝,阳事痿弱,法当补阳。若见命门脉洪大鼓击,阳事坚举,是为相火妄动,法当滋阴。若或肾脉浮大芤紧,遗精尿血,法当补阴。若带洪数,兼以泻火。若见肾脉微甚欲绝,别无相火为病,法当阴阳双补,依法调之,庶为妥当。

求嗣主方

清河参　麦门冬　生地黄　熟地黄　厚杜仲　天门冬　甘枸杞　巴戟天　厚黄柏　白茯神　白茯苓　杭白芍各四两　川牛膝　大当归　黑桑椹　芡实肉　圆眼肉　鹿角胶各五两　白术不油者　沙苑蒺藜各五分

右制为末,用雄鹿血和蜜丸如梧桐子大。每空心温汤、盐汤任下。

壮阳种子方

人参一钱五分　当归一钱

右二味碾为细末,用雄猪腰一个,切为二半,去血与筋净,将腰子内花为细纹,用前药掺入,合为一个,以豆腐皮一个水湿包裹,外加湿草纸又包,灰火内稍远用炭火炙之,候熟,侵晨用酒数杯食之。每三日用一次,共用四次为妙,寻常用之更妙。

长春广嗣丹

此方专治男子劳损羸瘦,中年阳事不举,精神短少。未五旬,须发早白,步履艰难。妇人下元虚冷,久不孕育者。

枸杞子甘州者,去蒂　柏子仁　五加皮各三两　旱莲膏四两,熬法在后　人参一两　何首乌六两,如干[1]者,米泔水浸,竹刀刮去皮,黑豆拌蒸。鲜者,止用六两一个　沙苑蒺藜四两,如羊肾样者　菟丝子去沙土,净四两,酒浸煮三日夜,令透熟,捣为薄片,晒干　肉桂一两　升麻五钱　续断二两　莲蕊二两　当归三两　覆盆子四两,去蒂,东

---

1 干:原作"柑",文义不通。与下文"鲜"字相对应,当为"干"字音误,因改。

流水浸一宿,净干四两　柏实子三两,净去皮末,酒浸浮者不用

右药俱忌铁器,共为末,炼蜜为丸如梧桐子大。每服六七十丸或百丸,空心汤或温酒送下。

熬旱莲草膏法:取旱莲不拘多少,或百十斤,捣汁,用砂锅熬成沙糖样,瓷盘盛,晒干。

还少丹

治阳脱痿弱,精冷而薄,或来慢,不能直射子宫,命脉微细无子者。

牛膝肉酒浸三日　石菖蒲桑枝同蒸　巴戟肉枸杞子汤浸软,再酒浸一时,同后菊花焙黄　小茴香　五味子蜜蒸一日　白茯神水飞去浮浊　楮实子水浸去浮者,用酒浸一日　肉苁蓉酒蒸,去甲　枸杞子酒洗　熟地黄酒蒸　厚杜仲盐酒炒断丝　山茱萸去核　肥远志甘草水煮,去骨　淮山药　家菊花

右各等分,去各制药,共为末,炼蜜和枣肉为丸如梧桐子大。每三五十,空心盐汤、温酒任下。

巨胜子丸

治命门脉虚欲脱,阳痿不举,无子者。

怀熟地四两　怀生地四两　巨胜子　何首乌　牛膝肉　天门冬去心　枸杞子　菟丝子　肉苁蓉　白茯苓　柏子仁　破[1]故纸　五味子　酸枣仁　淮山药　巴戟天　川续断　楮实子　覆盆子　天雄各一两　川花椒　芡实肉　莲花蕊　胡巴各五钱　木香二钱半

右各制为末,炼蜜为丸如梧桐子大。每空心温酒下七十丸,虚甚者百丸。

壮阳丹

治男子阴痿多致无子者。

熟地黄四两　巴戟天去心　破故纸炒,各三两　桑螵蛸真的,焙　阳起石煅,别研,水飞,各半两　仙灵脾一两

1　破:原作"合"。据规范药名改。

已上六味合阴之数,研末,炼蜜丸如梧桐子大。每三十丸,空心只一服酒下。

补阴丸

治因误服壮阳辛燥之药,鼓动命门之火,煎熬北海之水,以致邪火妄动,真水渐涸,失其养生之道,去死不远矣。

黄柏盐水炒,四两　知母酒洗,四两　熟地黄酒蒸,焙,六两　天门冬焙,三两,各勿犯铁

右各取末和匀,炼蜜丸如梧桐子大。每服五十丸,空心食前百沸汤下。

螽斯丸

治男子阳道不强,阴痿不起,或阴起而不坚、不振,或交接之时,其精泄流而不射,散而不聚,冷而不热者。

当归　牛膝　杜仲姜汁炒　巴戟　续断　肉苁蓉　菟丝子酒蒸　枸杞子　茱萸去核　山药　芡实　柏子仁各一两　破故纸黑麻油炒　熟地黄二两　益智去壳　五味子各半两

已上十六味,各制研末,秤定和匀,炼蜜丸如梧桐子大。每服五十丸,空心酒下。

延龄育子丸

治南人少年斫丧,中年无子,妇人血虚,不能孕育者。

天门冬去心　麦门冬去心　怀生地肥大沉水者　怀熟地肥大沉水者　甘枸杞去梗　川巴戟去心　菟丝子酒浸酒蒸,捣成饼,晒干　人参去芦　川牛膝去芦,酒洗净　鹿角霜　白茯苓去皮、心,乳浸,晒　白茯神去皮、心,乳浸,晒　白术陈土炒　柏子仁炒,去壳净　鹿角胶真者　山药姜汁炒　山茱萸去核净　肉苁蓉去内心膜　莲花蕊开者不用　沙苑蒺藜炒,各五两　酸枣仁炒,净　远志去芦,甘草灯心汤泡,去心净　北五味子去梗,各二两　石斛去根,一两

右药二十四味合二十四气,一百单八两合一年气候之成数,为生生不息之妙。各制净为末,将鹿胶以酒化开,和炼蜜为丸如梧桐子大。每男人服九十丸,女人服八十丸,空心滚白汤下。忌煎、炙、葱、蒜、萝卜。按此方南人服效。

秘传六神丸

治北人斫丧无子,妇人血虚,不能孕育者。

莲蕊须未开者佳,渐采渐晒,勿令器净,用四两　生芡实大者五百个,去壳　覆盆子净二两　龙骨煅,五钱　沙苑蒺藜炒,四两,要真者五两[1]　山茱萸鲜红者,去核,净肉二两

右先将蒺藜捣碎,水熬膏,滤去渣,其渣仍晒干,和众药为末,炼蜜和蒺藜膏为丸如桐子大。每服九十丸,空心煨盐汤下。按此方北人服效,但宜夫妇齐服,服尽即孕,累经奇验。

三子二香丸

治老年无子,阳事痿弱者。

肉苁蓉酒浸　菟丝子酒炊　蛇床子　五味子　莲花蕊　广木香　淮山药　黑沉香　远志　益智各一两

右为细末,炼蜜为丸如梧实大。每服三十丸,空心酒汤送下。久服房事胜常,必致孕育。

大补丸

能养血气,滋肾水,固元阳,添精髓,壮腰膝,润肤体,育心神,及种中年无子者。

甘州枸杞子择去枝蒂,酒拌蒸,四两　沙苑蒺藜酒洗,蜜酒拌蒸,三两　山药人乳拌晒三次,二两　当归身酒洗,三两　人参去芦　黄芪蜜炙,二两　山茱萸水洗,去核,童便拌晒　龟板酒洗,酥炙　白茯苓去皮,漂去筋膜,人乳拌晒三次　牡丹皮去心,酒洗　怀生地黄酒洗　怀郭地黄酒洗　天门冬水洗,去心　麦门冬水洗,去心　杜仲去粗皮,姜汁炒断丝,各二两　补骨脂酒浸蒸,二两　黄檗以秋石入酒,炒褐色,一两五钱　知母用秋石入酒,炒褐色,一两五钱　肉苁蓉酒洗,炙,一两五钱　牛膝去芦,酒洗,黑豆蒸二时,去豆,二两　菟丝子水淘去炒,酒浸蒸,捣成饼,焙干,二两　鹿角霜四两　虎胫骨酒浸,酥炙,二两　锁阳酒浸,酥炙,一两二钱

1　五两:二字疑衍。

右各为细末，先以鹿角胶用无灰好酒溶开，和炼蜜为丸如梧桐子大。每服三钱，空腹微盐汤送下。

龟鹿二仙胶

治男妇真元虚损，久不孕育，或多女少男。

鹿角用新鲜麋鹿杀，角解的不用，马鹿角不用，去角稍□[1]骨二寸绝断，劈开，净用二斤　龟板去弦，洗净，五斤，捶碎

右二味袋盛，于长流水内浸三日，用铅坛一只，如无铅坛，底下放铅一大块亦可，将角并板放入坛内，用水浸高三五寸，黄蜡三两封口，放大锅内，桑柴火煮七昼夜。煮时，坛内一日添热水一次，勿令沸起，锅内一日夜添水五次。候角酶取出，洗滤净，去渣，即鹿角霜、龟霜也。将清汁另放，外用人参十五两、枸杞子三十两，用铜锅以水三十六碗熬至药面上无水，以新布绞取清汁。将渣石臼木槌捣碎细，用水二十四碗，又是如前又滤、又捣、又熬，如此三次，以渣无味为度。将前龟汁并参杞汁和入锅内，文火熬至滴水成珠不散，乃成胶也。候至初十日起，日晒夜露至十七日，七日夜满采日精丹月华之气。如本月阴雨缺几日，下月补晒如数，放阴凉处风干。每服初一钱五分，十日加五分，加至三钱止，空心酒化下。此方专生无子，全要精专，常服方能延年育子。

益阳广嗣丹

男服。

山茱萸水浸，去核　天门冬水浸，去心皮　麦门冬水浸，去心净，各五两　黄芪去皮，蜜炙，二两　补骨脂酒浸，水洗，炒黄，八两　枸杞三两　菟丝子拣净，酒浸二夕，晒干，二两　大当归酒洗，全用，二两　蛇床子水洗净，微炒，三两　覆盆子微炒，三两　淮山药洗净，一两　川巴戟酒浸，去心，四两　熟地黄酒浸，捣如泥，三两　白龙骨火煅七次，童便、盐酒浸淬，布包悬井底三日，三两　黄犬肾蜜炙，焙干，三副　清河参一两五钱　家韭子酒洗净，三两，炒　真锁阳酒洗，酥炙，二两　不油白术水洗去白，微炒，一两　厚杜仲去皮酥炙，一两五钱　广陈皮水洗，去白，微炒，一两　紫河车一具，

1　□：原字残缺。残迹似"脑"字。

初生方胎者佳，将米泔水洗，用银针挑破，挤去紫血，待净入水坛内，好酒五斤，封固，重阳煮炼，捣如泥

右为极细末，入炼蜜，木臼内捣极匀，丸如梧桐子大。每服六十丸，渐加至百丸止，空心盐汤下。出外减半服之。

补阴广嗣丹

女服。

山茱萸酒浸，去核，五两　香附子去毛，四制，五两　川芎酒洗，三两　益母草三两　条芩酒炒，二两　熟地黄酒洗，捣极烂，三两　白芍药去皮，酒炒黄，五两　蛇床子水洗净，微炒　玄胡索微炒　覆盆子微炒　陈皮去白，各二两　大当归酒洗，去芦，全用，三两　茅山苍术米泔浸一夕，三两　缩砂仁去壳，一两半　丹参水洗，二两

右用白绿毛乌骨雄鸡一只，预先喂养一月，不令与雌鸡同处，临合将线缢死，不出血，干去毛，剖开去肠内污物件，并膝内宿食，肫内黄皮，用酒洗净。一应事件，仍装入鸡肚内，不令见水，置坛内，入酒二斤，封固，重汤煮烂。取出，刮下净肉，捣如泥。仍将鸡骨酥油和原汁或酒，炙酥为末，入药末拌匀，同鸡肉、地黄、入醋煮米糊拌匀，木臼内捣极细，丸如梧桐子大。每服四五十丸，渐加至八九十丸，空心清米饮下。○如月信先期而至者，加黄芩、地骨皮、黄连各一两五钱，清米饮下。○如月信后期而至者，加黄芪一两、人参、白术各一两五钱，温淡盐汤任下。○如下白带者，加苍术、白术、柴胡、升麻、白芷各一两五钱，淡姜汤送下。

附　种子单方

凡遇侍妾等辈，多郁不畅，经水不调，久不能孕，必须开郁。用香附[1]子去毛，每斤入陈艾四两，于砂锅内以陈醋煮之干，则添醋[2]，以煮烂为度。去艾，将香附焙干为末，醋面糊为丸如梧桐子大。每服百丸，白汤送下。○凡遇妇人曾生育后，年久不复生者，用白土牛膝根、檽树根二味，俱要忌铁器，将木插去，取各一两，用白毛乌肉小雄鸡一只。重一斤斤半为止，线绳缢死，去毛，

1　香附：原二字漫漶。据本方功用为开郁而皮外有毛之特点补出二字。
2　添醋：原字漫漶。据文义补。

篾刀割开，取去肠屎，将前药及心、肝、肾、腔俱入在鸡肚内，瓦罐盛之，陈好酒炆熟，取黄土埋倒瓦罐，去火气。停二三日后，每早将药酒与鸡同食，酒随人量饮。但有寒在身者，宜先服发散一贴。

凡遇男子阴痿无子，用雄鸡肝一具、鲤鱼胆一枚，阴干百日，为末，雀卵和为丸。每服一丸。如吃素者，只用五味子一斤为末，酒服，百日效。忌猪、鱼、蒜、醋。

校后记

　　明代龚居中《内科百效全书》8卷，约成书于明末崇祯（1628—1644）年间，是一部实用内科书。此书在国内失传已久，近年才从日本复制回归其明刊藜光堂刻本，今用此本作为校点底本。

一、作者与内容

（一）作者与成书

　　作者龚居中，字应圆，号如虚子、寿世主人。豫章云林（今江西金溪）人。龚氏"初习举子业，能属文。髫年善病，因弃而学医[1]"。本书喻文子序中也提到，龚居中"始攻儒术，未遂，则以此道旋乎物我之间，而尽调燮阴阳、裁成天地之略，并归此道。"可见龚氏具有一定的儒学根基，因仕途无望，才转而业医。明末虞桂形容他"似儒流，亦似散人；似大医王，又似玄宗主。包涵无限，莫可名状"。也就是说他在人眼里是一个亦医、亦儒、亦道的人物。

　　龚氏在明末颇有医名。明崇祯间，龚氏"夙游金陵，往来建阳书林，声名藉藉。达官贵人多下榻投辖，奚囊甚富[2]"。可见其主要医学活动地域是在金陵（今江苏南京）和建阳（今属福建）一带。他既以医术游走于达官贵人之间，又和出版界来往密切。至崇祯之时，"先生之书，前后数十万言。布之海内，已户诵家传之"。

　　现知龚居中留存下来的著作甚多，计有《痰火点雪》4卷、《女科百效全书》4卷、《幼科百效全书》3卷、《外科百效全书》4卷（附《经验全书》）、《小儿痘疹医镜》2卷、《外科活人定本》4卷、《万寿丹书》（1624年刻）5卷、《万寿仙书》2卷、《五福全书》（1630年序刊）6种7卷、《经验良方寿世仙丹》10卷、《内科百效全书》8卷等。综观龚氏所撰诸书，多撰成于明天启（1621—1627）、崇祯（1628—1644）中，颇有章法，且各书形成自己的一个体系。虽然其书中和明代大多数的著作一样，也不免要抄辑一些前人著作的内容，但毕竟还是融贯了作者自己的临床经验和学术见解。在他所有的医书中，以《内科百效全书》成书最晚，故该书应当更能体现作者晚年的治疗经验和学术水平。

　　分析龚居中的行医场所，可知他并不是一名普通的乡村甚至市镇医生。

1　见明·龚居中《万寿丹书》崇祯刻本虞桂序。
2　见明·龚居中《万寿丹书》崇祯刻本周懋文序。

他善于社会交际，周旋于当时江南士林官场之间，故《内科百效全书》序中称他"善涉世，罔人不可相善，尤笃友谊"。龚氏既混迹于上层社会，自然也会迎合达官贵人的时俗。明万历前后，社会权贵阶层中盛行服红铅、谈采战的淫风邪术，许多著名的医家也卷入这股风潮。龚居中是这股风潮的推波助澜者之一。他因为撰写了《福寿仙丹》一书，同时代医家萧京将其列为"淫医"，云该书"教人采战之法，详列方论，诲淫败德，绝人长命，真岐黄之罪人也[1]"。

但龚氏毕竟是当时一位著名的医家，医学造诣很深。从《内科百效全书》可以看出龚氏实际上对临床疾病治疗非常在行。他的《内科百效全书》中除了个别之处（如"中进癍"一方），一般与淫邪之术无关，仍可说是一部甚有益于内科临床的好书。

关于该书的成书年代，书中的喻文子序并未署作序时间，但其文字却可以提供重要的年代考证依据。该序称："先生之书，前后数十万言。布之海内，已户诵家传之。此书则近以新得成。讫成，委文子序之"。可知此书撰成之时，晚于已知的龚氏其他医书。又喻文子序中言："今国家方有大病，圣明旰宵。先生方抱忠悃，熟民故，学兵法，行将以医人之心医国，而寓意于此者。孰谓先生医隐而已哉！"所谓"国家方有大病，圣明旰宵"，当指明朝在崇祯后期已经是风雨飘摇，内忧外患。虽然崇祯皇帝"旰宵"勤政，也无法挽回大厦将倾的局面。据此，该书大约成书于明崇祯（1628—1644）末期。

（二）其书内容及特色

此书8卷。卷一相当于总论，而卷二至卷八是病症各论，这是全书的重点内容。

1.首出总论，汇诊断、辨证、用药等基本知识于一卷

卷一共有四大内容：持脉节要、药性纂要、引经报使、病机总略。

"持脉节要"主要包含了脉诊基本内容，其中主体内容是"四言脉要"。这部分内容是在元·张道中《玄白子西原正派脉诀》（后世托名为宋《崔嘉彦脉诀》）基础上，再加以充实改编。例如该"四言脉要"之前，加了一段铺陈："脉乃血脉，气血之先。血之隧道，气息应焉。其象法地，血之府也。心之合也，

1　见明·萧京《轩岐救正论》卷六"淫医"，清初萧震氏刻本。

皮之部也。资始于肾，资生于胃……"龚氏将脉学内容放在全书之首，表明了他临证重视脉诊的特点。这一特点在以后各卷疾病诊治方面再次予以突出。

"药性纂要"的主体是转录明·龚廷贤《万病回春·药性歌》，共录四言药性歌240首。

"引经报使"中不仅转录金元诸家的学说，而且涉及药物的十八反、十九畏、各种用药宜忌等。其中的"煎药则例"，简要介绍各种性质的药物煎煮法。例如"凡用沉香、木香、乳、没一切香末药味，须研极细，待汤熟，先倾汁小盏，调香末服迄，然后尽饮汤药"。类似的记载较好地总结了中医传统的煎药法。此后还有"服药序次""因时用药"等节，均与临床用药紧密相关。

"病机总备"首先用四言歌诀的形式，介绍了各种病因病机辨证以及立法施治的要点。其后又附"诊百病生死脉诀"。上述内容虽然有不少是引自前人之书，但却将与临证密切相关的诊断、辨证、用药等基本知识汇于一卷，颇有益于初学者。

2.各论病症，以脉验证、因证立治、由治定方，简捷实用

全书的重点内容是卷二至卷八。这部分医学知识以病症为单元，介绍各种内科相关疾病的诊治。此7卷共有病证69篇。首为伤于风、寒、暑、湿乃至瘟疫诸证，次为痛风、痹、咳嗽、霍乱、疟、痢等，乃至于鼻、口舌、牙齿、喉等身体部位的疾病、各种痛证、虚损等证，末以养老、求嗣终卷。所选病症，皆为当时的常见多发病。

该书论证的特色，与龚氏另一名著《痰火点雪》有相似之处，都是沿着以脉验证、因证立治、由治定方的思路。其论证简捷实用，体现了作者深厚的临床功底。

各病症的论证体例一般是先在病名之下用小字注出脉诊要点。其特色是用寥寥几个字，突出该病脉象的宜忌、吉凶。例如："中风　脉浮大而迟者吉，实大洪数急疾者死。治则总以活血利气为主"；"疟 脉宜弦迟，若脉散而歇不治"；"霍乱 脉多伏绝。洪浮易治"；"喘 脉滑静而手足温者易愈，脉浮涩身冷难治"，等等。这样提纲挈领地凭脉预后，对临床内科疾病的诊治具有重要的参考作用。

书中各病症的论说内容大多短小精悍。例如一般内科书把各种出血症都分别立条，然后分别讲述其病因病机，难免重复冗沓。但《内科百效全书》则不然，该书设"血症"一篇，将各种出血症揉合于其中。今不妨以该篇为范例，

来说明此书论证的风格特色。

"血症"一病之下，照例是双行小字谈脉之宜忌吉凶："脉宜沉细而芤，忽浮大者死。又云：见血，身热脉大者难治。血证复下恶痢者，易得愈也。"

然后将常见出血症逐一述其病因病机：

吐血者，血从上出。阳盛阴虚，有升无降，血不下行，随火而上出。呕血者，呕出全是血。咳血者，嗽动便有血，或与痰相伴。咯血者，随咳而出，皆是血疙瘩。衄血者，血从鼻出是也。名虽不同，均为热症。故经曰：火载血上，错经妄行。阳气拂郁于上，所以血出也。

在简要分析各种上部出血症之后，该篇立即转入治法的议论：

法当以清热降火之剂，以下其逆热之气。其后以行经和血之药，以散其上行之火。若虚劳吐、咯血者，以滋阴降火、兼以清肺为主。

此后又再议论下部出血症的诊治：

如小便血出，热结于小肠，移于膀胱，而为血淋。凉血降火，利小便为主。大便下血，热结于大肠，随粪而出，为之脏毒。又当清火、除湿、凉血，以解脏毒，清其源而塞其流耳。但身热脉大者难治，血症复下恶痢者易愈。

以上总共不过200多字，就将主要出血症逐一介绍停当，简明易行。在议病之后，首先出一主方。这是《内科百效全书》《痰火点雪》二书共同的特点。该主方之后，一般都有多种加减用药法，藉以适应多种兼症的治疗。主方之后，又附诸方，其方数量比较丰富，组方药味、剂量、炮制、煎服法等均很齐备，最适合临床选用。

该书所论疾病大多都像"血症"一样，理法方药俱全。其编写体例很近似临床实用诊疗手册，既便查索，又实用有效。

3.方重配伍，药重炮制，制法丰富，服法多样

书中的方剂也很有特色。首先，龚氏很重视药物之间的配伍，有时甚至会把方解（即各药在方剂中所发挥的作用）逐一点明，以显示其处方中的每一味药都能各司其职。如卷六《眼目》之"石膏羌活散"的方药组成：

治久患两目不见光明，远年近日内外气障，风热上攻，昏暗，拳毛倒睫，一切眼疾，并宜服之。

羌活治脑热头风　密蒙花治羞明怕日　木贼退翳障　白芷清利头目　甘菊花明目去风　麻子起拳毛　细辛起倒睫　川芎治头风　苍术行气开郁　石膏去胃热　甘

草和诸药　荆芥治目中生疮　片黄芩退肺火　蒿本治偏正头风，各等分

而方剂中的药物炮制也非常讲究精细，如卷八《虚损》"八宝丹"：

何首乌赤、白各一斤，竹刀刮去粗皮，米泔水浸一夕，用黑豆一斗，每次三升三合，以水泡涨，每豆一层在底，何首乌一层在上，重重铺毕，用砂锅柳木甑蒸之，以豆熟为度，拣去豆，晒干，又蒸如此九次，将何首乌晒干为末，听用之　赤茯苓用竹刀刮去粗皮，木槌打碎为末，用盆盛水，将药倾入盆内，其筋脉浮水上者去之，沉盆底者留用。如此三次，湿团为块，就用黑牛乳五碗，放砂锅内慢火煮之，候乳尽入茯苓内为度，仍晒，研为细末，净用一斤　甘枸杞晒干为末，净用八两　川牛膝去芦，酒浸一宿，待何首乌蒸至七次，再将牛膝同铺豆上，蒸二次，研为细末，净八两　白茯苓制如赤苓法，用人乳煮，候煮乳尽，晒干为末，净用一斤　川当归酒浸一宿，晒干，为末，净用八两　破故纸用黑芝麻如数同炒，芝麻熟为度，去芝麻，将故纸研为细末，净四两　菟丝子去沙土净，酒浸生芽，捣为饼，晒干为末，净用八两　怀庆山药姜汁炒为末，净用四两　一方有杜仲去粗皮，姜汁炒断丝，为末，净用八两

该书中的药物在不同的方剂中，可能有不同的炮制方法。现举两例，如熟地黄：怀庆熟地黄酒蒸九次，干晒，五两（虚损主方）、熟地黄酒浸，捣如泥，三两（益阳广嗣丹）、熟地黄俱怀庆者，各二两；四味熬膏，晒干，取净末四两（人参固本丸）、怀熟地黄酒洗，同生地黄煮烂，二味同入石臼内捣如泥（育神夜光丸）、熟地黄四两，选怀生地壮大者，四两五钱，用酒煮黑如漆色，捣烂和前三味，揉匀（乌须养老丹）、怀庆熟地黄八两；一半和砂仁一两，以绢袋盛之，放罐底，用酒二碗煮干，去砂仁不用；一半用白茯苓二两研末，如前用酒一碗煮干，去茯苓不用（加味坎离丸）。

又如菟丝子：菟丝子酒煮，二两（搜风顺气方）、菟丝子去砂，酒煮捣饼，晒干（十精丸）、菟丝子三两，酒浸，去壳（保真丸）、菟丝子拣净，酒浸二夕，晒干，二两（益阳广嗣丹）、菟丝子二两，酒浸三宿，煮菟丝子干为度（治遗精方）、菟丝子水淘去炒，酒浸蒸，捣成饼，焙干，二两（大补丸）、菟丝子酒洗去土，再以酒浸经宿，煮烂捣成饼，晒干听用（育神夜光丸）、菟丝子去沙土净，酒浸生芽，捣为饼，晒干为末，净用八两（八宝丹）、菟丝子去沙土，净四两，酒浸煮三日夜令透熟，捣为薄片，晒干（补肾旺气丹）。

一般来说，养生强壮方药，需要长服者，炮制会更为考究。

此外，在服药法方面，亦非一成不变。这种变化包括服药的剂量、服丸药所用的汤液，以及附加药物等，还可能根据服药人的体质提出不同的要求。如卷四《积块》之"肥气丸"："初服二丸，一日加一丸，渐加至大便微溏，再从二丸加，周而复始。积减大半勿服。"卷六《眼目》之"万选方"："初服用大黄，

痛加羌活，或加些雄黄。"卷四《鼓胀》之"三香愈蛊丸"："每服，看人虚实加减，壮者二钱，虚者五分。初服姜汤下，五更空心；二次服，陈皮汤下；三次，桑白皮汤下。"

二、底本与校本的挑选确定

（一）本书的流传与版本

龚氏的著作甚多，今存于国内者亦复不少，但《内科百效全书》却在国内早已失传，明清书志中均未见著录。该书在大约300年前通过海上输入日本，得以珍藏。今从日本国立公文书馆内阁文库将此书复制回归，并将其影印，以飨读者，使之重新为当代中医的发展服务。

（二）底本的选择与来源

本次校点的底本是从日本国立公文书馆内阁文库复制回归的明刊本，今存世者惟此明刻本一部。该本扉页载"龚应圆先生手授／内科百效全书／藜光堂梓"，说明作者为龚应圆，书名为《内科百效全书》，由藜光堂梓行。全书8卷3册。书框高25.6厘米，宽14.5厘米。每半叶10行，行25字。白口，无鱼尾，四周单边。上书口载书名"内科全书"。书前有藏书印4枚，其中"多纪氏藏书印""跻寿殿书籍记""医学图书"三印，表明该书原藏明和二年（1765）日本医家多纪氏所创跻寿馆，该馆于宽政三年（1791）转为江户幕府官办医学馆。另有"日本政府图书"印，乃日本明治间该书转藏内阁文库时所钤。此本首为喻文子"内科百效全书序"。次为目录、正文。卷一之首题署为"太医院手授经验内科百效全书卷之一／金溪龚居中应圆父编辑／潭阳刘孔敦若朴父参订"。刘孔敦是明崇祯间福建潭阳（或作"建阳"）人，曾于崇祯元年（1628）增补绘图刻本《本草蒙筌》，也曾"汇正"龚氏《五福全书》（1630年序刊）中的《修真要图》。藜光堂是明天启间福建潭阳人刘钦恩的书坊名。据本书喻文子序，以及卷首题署载刘孔敦参订、扉页载藜光堂刊行，则此《内科百效全书》藜光堂本应该也是崇祯间的刻本。全书软体上版，书品尚佳，全书均有句读，虽有不少错误之处，但对初学者来说，还是更便阅读。

三、本次校点的若干说明

该书虽为明末医书，但在国内已无收藏。虽然其书中和明代许多医书一样，不免要抄辑一些前人著作的内容，可其中毕竟融贯了作者自己的临床经验和学术见解。除卷一总论部分来源相对清晰之外，病症各论很少能从其他前代医书中找到完全相同的处方与论述文字，在常用的前代内科学著作及大型方书几乎检核不到，其方剂出处难以追溯。因此，对校与他校的方法均不适用于校勘本书。基本只能通过本校和理校的方法来完善此书，也留下少量存疑之处。

本书原目录非常简单，惟有各卷篇名，而无处方名。为了方便读者检索使用，也为了更符合现代出版物的体例，本次校点，据正文重新编制包括方名在内的具体目录。仅将原目录作为一项内容编进目录之中。原书无名方无检索意义，新编目录中则不予收录。

最后要说明的是，本书所载方剂限于当时的用药习惯与认识水平，还存在与现代用药不一致之处，以及一些封建迷信及巫术的用药治法内容，甚至某些现代看来是没落的东西，为保持古文献原貌，均未予改动，再次提请读者在阅读引用时注意鉴别。